RUEDIGER DAHLKE

UNTER MITARBEIT VON EVA GASSMANN

Mein Individualgewicht

GOLDMANN

Buch

Welchen Körper braucht unsere Seele, damit wir wirklich glücklich und mit uns im Reinen sind? Wirklich den, der in eine bestimmte Kleidergröße passt? Und was, wenn wir zu wenig Kilos auf die Waage bringen? Um genau dieses individuelle Figur-Optimum geht es Fastenguru und Peace-Food-Pionier Ruediger Dahlke mit seinem innovativen ganzheitlichen Ernährungskonzept vom Individualgewicht. Er zeigt, welche ungesunden (Ess-)Muster sich hinter Gewichtsproblemen, Belohnungs- oder Kummerspeck verbergen und welche Lebensthemen und Lernaufgaben auf uns warten. Indem wir im Einklang mit unserer Seele essen, söhnen wir uns mit unserem Gewicht aus und legen den Grundstein für ein neues und erfülltes Leben.
Mit 60 Rezepten, Meditationen zum Audio-Download und 4-Wochen-Ernährungsprogramm für das ganz persönliche Individualgewicht.

Autor

Dr. med. Ruediger Dahlke arbeitet seit über 40 Jahren als Arzt, Autor und Seminarleiter. Mit Büchern von »Krankheit als Weg« bis »Krankheit als Symbol« begründete er seine ganzheitliche Psychosomatik, die bis in mythische und spirituelle Dimensionen reicht. Die Buch-Trilogie »Die Schicksalsgesetze«, »Das Schatten-Prinzip« und »Die Lebensprinzipien« bildet die philosophische und praktische Grundlage seiner Arbeit. Ruediger Dahlke nutzt seine Seminare und Vorträge, um die Welt der Seelenbilder zu beleben und zu eigenverantwortlichen Lebensstrategien anzuregen.

Eine Zusammenfassung der Titel von Ruediger Dahlke finden Sie ab Seite 448.

Ruediger Dahlke
unter Mitarbeit von Eva Gassmann

MEIN *INDIVIDUAL*-GEWICHT

ZUR WOHLFÜHLFIGUR FINDEN – OHNE HUNGERN, FRUSTESSEN UND FALSCHEN VERZICHT

GOLDMANN

Die geführten Meditationen des Zusatzcontents wurden auch separat als Download 2015
unter dem Titel »Mein Idealgewicht« veröffentlicht.

FSC
www.fsc.org
MIX
Papier | Fördert
gute Waldnutzung
FSC® C021956

Penguin Random House Verlagsgruppe FSC® N001967

1. Auflage
Vollständige Taschenbuchausgabe April 2023

Lektorat: Ralf Lay
Umschlaggestaltung: ki 36 Editorial Design, München, Sabine Krohberger
Umschlagillustration: © Jessica Durrant
Layout: ki 36 Editorial Design, München, Bettina Stickel
Bildredaktion: Jessica von Saucken
Rezeptfotos und Requisite: © Meike Bergmann
Foodstyling: Caroline Franke
Satz: Buch-Werkstatt GmbH, Bad Aibling
Druck und Bindung: Alcione-Litotipografia srl., Lavis
Printed in Italy
SC · CB
ISBN 978-3-442-22367-1

Zum Geleit zwei Gedanken von meiner
Lieblingsheiligen Teresa von Ávila:

Lasst uns gut sein zum Körper,
damit die Seele gern in ihm wohne.

Und die Bitte um Verständnis:

Mein umfangreiches Wissen sollte eigentlich
nicht brachliegen, sondern weitergegeben werden.
Aber du verstehst, Herr, dass ich mir
ein paar Freunde erhalten möchte.

VORBEMERKUNG

Das vorliegende Buch ist sorgfältig erarbeitet worden. Es fußt auf neueren Erkenntnissen und enthält darauf basierende Empfehlungen, die nicht in jedem Fall dem Stand der Schulmedizin entsprechen. Deshalb erfolgen alle Angaben ohne Gewähr. Weder Autor noch Verlag können für eventuelle Nachteile oder Schäden, die aus den im Buch gegebenen Hinweisen resultieren, eine Haftung übernehmen. In Zweifelsfragen erkundigen Sie sich bitte bei Ihrem Hausarzt oder medizinischen Spezialisten.

HINWEISE

Dieses Buch will zum einen Erleichterung für *Übergewichtige* bringen und ihnen dazu verhelfen, geistig-seelische statt körperliche Schwergewichte zu werden. Es soll ihnen die Chance einräumen, den ersehnten Raum im übertragenen Sinn einzunehmen.

Zum anderen will es *Untergewichtigen* das notwendige Gewicht verleihen, um ihre hochfliegenden ehrgeizigen Träume zu verwirklichen und ihr Leben statt ihren Körper leichter zu nehmen.

Diese beiden Markierungen werden für schnelle Orientierung sorgen: Unmarkiertes geht alle an, ein ⊖ die einen und ein ⊕ die anderen.

INHALT

EINLEITUNG

I. DIE SEELISCHE EBENE DER GEWICHTSPROBLEME

II. DIE KÖRPERLICHE EBENE DER GEWICHTSPROBLEME

III. DIE PRAXIS DER INDIVIDUAL-GEWICHTVERWIRKLICHUNG

IV. DIE REZEPTE FÜR DAS INDIVIDUALGEWICHT

ERKLÄRUNGEN, AUSBLICK UND VISION

ANHANG

EINLEITUNG

VORSICHT VOR WERTUNGEN!

Von zentraler Wichtigkeit ist es, unsere Gewichtsmuster auf allen Ebenen aufzuspüren, sie zu deuten, um sie verstehen und anschließend wandeln zu können. Aber es geht keinesfalls darum, sie zu werten oder gar zu (ver)urteilen. Und Achtung: Von außen betrachtet können wir nie sicher sagen, ob etwas Entsprechung oder Kompensation ist.

Beim Buddha nehmen wir automatisch an, dass ein runder Bauch einem ebenso runden Leben entspricht. Möglicherweise und gar nicht selten verbergen sich hinter physischen Schwer- aber auch seelische Leichtgewichte im Sinn von Kompensation. So kann ein runder Körper auch ein rundes Leben ersetzen statt spiegeln.

Bevor wir uns bei dieser Symptomatik ins Werten oder Urteilen oder gar Verurteilen verirren, müssen wir diesen Punkt klären. Ein Muster ist nur zu deuten, wenn es mit Leid verbunden ist und wir zur Deutung aufgefordert sind. Also immer an Buddha denken – und dass sein runder lachender Bauch Ausdruck runder Vollkommenheit ist. Und immer Vorsicht vor Wertungen! Sie gehören weder zur Krankheitsbilder- noch zur Musterdeutung.

Wer genauer hinschaut und -horcht, findet oft bei einer Psychotherapie heraus, wie die körperliche Ebene des Übergewichts andere Themen nur überdeckt und lediglich Bühne für tiefere seelische Themen ist. Dann ist es notwendig, diese tiefere Ebene freizulegen und das eigentliche Problem dort zu lösen. Ähnlich wie bei archäologischen Ausgrabungen ist dabei achtsam und zugleich konsequent Schicht für Schicht abzutragen, bis sich in der Tiefe die wesentlichen Strukturen zeigen. Diese Arbeit muss leisten, wer sein Gewichtsthema nachhaltig lösen will.

Wertungen ganz zu vermeiden ist andererseits schwierig bis unmöglich, da auch unser Werkzeug, die Sprache, ausgesprochen wertend ist. Dem herrschenden Zeitgeist folgend spricht sie gegen dick und für dünn. Das gilt es bei der Suche nach dem eigenen Individualgewicht im Auge zu behalten, um uns nicht schon von der Sprache auf Irrwege leiten zu lassen. Oft habe auch ich eine aufrüttelnde und herausfordernde Sprache gewählt und den diesbezüglich besonders drastischen Volksmund und die Mund*art* als Kunst des Mundes zu Wort kommen lassen, das aber geschieht immer nur in der Absicht, das Thema bloßzulegen, aber niemals, um jemanden bloßzu*stellen*. Es geht darum, mit treffenden Bemerkungen Betroffenheit auszulösen, um daraus Erkenntnis zu gewinnen, die ins neue Land des Individualgewichts führt.

Immerhin kennt unsere Sprache neben der modernen Abwertung alles Dicken auch noch dessen frühere Hochschätzung. Die Kunst der Stummfilm-Ära zeigt uns mit den Schauspielern Stan Laurel und Oliver Hardy als »Dick und Doof« das Umkippen der Sympathie. Der dicke Ollie ist zwar gemütlich, aber versucht doch ständig, den armen, doofen und dünnen Stan zu dominieren. So gewinnt der geplagte und gehetzte Stan bald die Sympathien der Zuschauer. Die Mehrheit dürfte sich damals eher mit seiner Rolle identifiziert haben. Mit der Zeit wurde Dick immer doofer. Wer schwer war, hatte es nach dem sich wandelnden Zeitgeist zunehmend schwer, vor allem auch weil es ihm immer schwerer gemacht wurde. Sein Leben wirkte beschwerlich, er galt als »Fresssack« und »Nimmersatt« wie der gefräßige, überblähte Kapitalist des 19. Jahrhunderts, der Archetyp des Aussaugers. Ab den Zwanzigerjahren des 20. Jahrhunderts galt solch dickes Dasein als »dicker Hund«, nur Abnehmen konnte hier Erleichterung schaffen. Heute, wo selbst Schweine schlank tragen, ist »fett« ein Schimpfwort oder doch zumindest anrüchig. Die fetten Schlagzeilen etwa deuten auf unseriöse, eingedickte Wahrheit hin. In der Mode werden die Dicken trotz ihrer *Masse* und wohl gerade wegen ihr auch in Zeiten von »Curvy Models« weitgehend ignoriert. Vollschlanke, madamige Moden sind wirtschaftlich sicher ein Renner angesichts großer Kundenscharen, doch es scheint, als herrsche Angst unter den Couturiers, ins Fettnäpfchen zu treten, ein fettiges oder gar ranziges Image zu bekommen. Sie tragen und respektieren den Trend wie ein Mann.

»Dick ist chic« bleibt da als gewollte Verteidigung im Fett stecken. Ältere Ausdrücke kennen jedoch die Hochschätzung des Runden noch. Eine »runde Sache« ist eben eine gute, ihr kann man »Gewicht und Bedeutung beimessen«. Jeder hat noch heute lieber eine »dicke Chance« als eine hauchdünne, und wir schätzen es noch immer, wenn unsere Meinung »Gewicht hat« in der *Runde*. »Das Dicke hat es«, wissen die Älteren. Wird die Schwangerschaft medizinisch als »Gravidität« bezeichnet, was »Schwere« heißt, weist das darauf hin, wie ehrenwert und ersehnt Gewicht früher war. Im Ausdruck »guter Hoffnung sein« schwingt Ähnliches mit. Zu seiner Zeit wollte Cäsar, laut Shakespeare, nur »wohlbeleibte Männer« um sich haben. Ein wohlbeleibter deutscher Politiker sagte: »Dünnleibige und griesgrämige Askese verleitet zu widerlicher Besserwisserei. Zu ihrem guten Gedeihen braucht vernünftige Heiterkeit ein kleines Polster.«

In grauer Vorzeit war Fett das mit Abstand wertvollste Material, unsere Urvorfahren nahmen nur das Fett der Mammuts mit, das Fleisch ließen sie zurück, wie uns Funde im ewigen Eis zeigen. Eiweiß lohnte den Transport nicht.

Bevor wir uns aber ganz in alten Zeiten verlieren, nochmals als wichtigste Vorbemerkung: Es geht hier weder um Wertung noch erst recht Bewertung von Mustern, sondern ausschließlich darum, sie zu finden, zu ent-decken. Fett ist Fett und nicht schlecht. Schon Paracelsus wusste, die Dosis macht das Gift. Der Volksmund sagt: »Zu wenig und zu viel ist der Narren Ziel.« Das richtige Maß aber ist wieder überaus individuell.

Leid ist oft, vor allem wenn es nicht geteilt wird, schwer nachvollziehbar. So kann jemand an drei Kilo Übergewicht durchaus leiden, während sich ein anderer mit 30 noch ganz wohlfühlt. Während sich eine Frau mit Größe und Gewicht ihrer Brüste einfach nicht abfinden kann, mag eine andere sie gerade darum beneiden. Wo einer noch stolz auf seinen Bierbauch verweist, mag ein anderer unter ein bisschen Hüftspeck deutlich leiden. Der einen Traumfigur mag für die andere durchaus unweiblich und kränkend sein.

Es ist einfach davon auszugehen, dass alles, was Betroffene leidvoll erleben, Symptom ist, damit Be-Deutung hat und folglich Deutung verdient. Insofern behandeln wir auch Symptome, die zum Beispiel medizinisch gar nicht als solche gelten, wie etwa Untergewicht. Auch sollte aus den Beispielen klar werden, dass der Einzelne immer nur für sich entscheiden kann, wie sehr etwas bei ihm Symptom ist. Ein Bierbauch könnte eines sein, aber ist er mit Freude akzeptiert, wäre es unsinnig und übergriffig, seinem Besitzer die entsprechende Bedeutung aufzudrängen. Nur wo Betroffene bereit sind, sich von der Botschaft ihrer Symptome betreffen zu lassen, ergeben Deutungen wirklich Sinn. Anderenfalls gehen sie eher in Richtung Einmischung und aufdringliche Besserwisserei. Im Übrigen werden sie in solchen Situationen, gerade wenn sie stimmen, heftigste Abwehrreaktionen auslösen – und das mit Recht.

Insofern ist es schon hier, zu Beginn unseres Unterfangens, wichtig, darauf hinzuweisen, dass dieses Buch für Betroffene geschrieben ist, um ihnen zu helfen, sich selbst in ihrem Symptom zu erkennen. Nur deswegen sind die Formulierungen so locker und oft umgangssprachlich hart gewählt. Gerade in der Übertreibung – etwa der Karikatur – liegt etwas Überdeutliches, Aufrüttelndes, und das ist hier beabsichtigt.

Wer schon bis hierher gelesen hat, darf sich klarmachen, dass er höchstwahrscheinlich betroffen ist. Und gerade von unangenehmen Wahrheiten profitieren wir, denn sie enthalten mehr Schattenanteile. Schatten aber ist der größte Schatz auf dem Weg der Selbsterkenntnis. Möglicherweise liegt die Betroffenheit auf einer anderen Ebene, aber sie wird da sein – sie zu entdecken ist eine Frage der Ehrlich- und der Findigkeit.

FRAGEN

1. Wie bewerte ich mein Gewicht?
2. Was sage ich darüber zu mir und zu anderen?
3. Was denke ich über mein (Aus)maß?

PRAKTISCHE HILFSMITTEL ODER TOOLS

Die Entdeckungsreise zur eigenen Gewichtsproblematik und ihr zugrunde liegenden Mustern ist ein Stück Selbsterkenntnis, die Verwirklichung des Individualgewichts ein Stück Selbstverwirklichung – der Weg zum Individualgewicht also Teil der Individuation nach C. G. Jung. Er wird von allem Anfang an sehr durch Aufzeichnungen – wenigstens in *Stich*worten – gefördert. Diese können wirklich stechen und in diesem Spiel zum entscheidenden *Stich* werden. Wann immer im weiteren Verlauf solch ein (Stich)punkt auftaucht, der piekst, trifft und betroffen macht, lohnt es sich also, ihn stichwortartig festzuhalten. Ähnliches lässt sich natürlich auch durch – farbig sogar abgestuftes – Unterstreichen oder »Highlighten« oder beides erreichen. Innerhalb der Stichworte ließen sich diese noch farblich beim Hervorheben differenzieren. So könnte Rot besonders heiße und persönlich betroffen machende Punkte herausheben, Orange immer noch treffende und Gelb wichtige. Grün könnte für Hoffnungsschimmer stehen und Blau für Beruhigendes.

So wird sich auf der Reise durch die Welt der Gewichtsprobleme nebenbei eine Art Steckbrief aus *Stich*punkten des eigenen Musters ergeben.

PRAKTISCHE HILFEN

- 5 Leuchtstiftmarker,
- 1 gefaltetes DIN-A4-Blatt als handliches Lesezeichen und für Stichworte,
- mehrere DIN-A4-Blätter,
- ein Muster-Tagebuch,
- Download mit den zugehörigen geführten Meditationen (siehe den Link auf Seite 453).

FRAGEN

1. Bin ich bereit, mich so wichtig zu nehmen, dass ich mir diese Mühe mache?
2. Leiste ich mir, dieses Buch zu meinem ganz persönlichen zu machen?
3. Traue ich mich, es richtig bunt zu treiben und anzugehen?

4. Habe ich Mut, mein Gewichtsmuster mittels meines eigenen Steckbriefs zu ent-decken? Den Deckel zu lüften?
5. Bin ich bereit, auch meine weibliche Seite der inneren Seelen-Bilder-Welten dazu zu nutzen, um mich zu durchschauen und umfassend zu erkennen?

AUF DEN SPUREN VON MISS MARPLE UND MR STRINGER

Wo wir unterwegs Anleihen bei der Kriminalistik machen, hat das gute Gründe: Wenig ist schwerer, als sich selbst auf die Spur und die Schliche zu kommen. Diese Spur gilt es als roten Faden auf dem Weg zum eigenen (Lebens)muster zu finden und ihr zu folgen. Das ideale Vorgehen gleicht dem genialer Kriminalkommissare. Damit der Steckbrief zum Schluss alle wichtigen Hinweise enthält und zur Basis wird, um aus dem Puzzle der verdächtigen Elemente ein Gesamtbild zu entwickeln, braucht es zwei wesentliche Aspekte. Aus dem steckbrieflich gesuchten Muster der einzelnen treffenden Stichpunkte ergibt sich die eine Lösung, wenn wir etwa dem Weg von Agatha Christie oder Arthur Conan Doyle folgen.

Traditionell verlässt sich Agatha Christies Miss Marple auf ihren brillanten Intellekt, beachtet im Film aber auch die Intuition ihres männlichen Vertrauten Mr Stringer. Ähnlich kooperieren beide Aspekte im Gespann von Sherlock Holmes und Dr. Watson. Pater Brown vereinigt beide notwendigen Seiten in sich, die archetypisch männlich-logische und die gefühlsbetont-weibliche.

Zur logischen Seite können die Ausflüge durch die Zeiten und Kulturen beitragen, Besuche bei den Essenstypen und Deutungen der Speisen. Da geht es darum, für das eigene persönliche Muster wesentliche Aspekte zu finden, wie aus der Analyse der Gegenwartskultur Hindernisse und mögliche Stolpersteine.

Der Stringer- und Watson-Effekt kann aus geführten Meditationen kommen (siehe Anhang), die die Intuition eigener Seelen-Bilder-Welten anzapfen. Tatsächlich geht es darum, sich selbst auf die Schliche zu kommen und sich zu überführen. Das zusammen führt – angereichert durch das Verständnis der Umstände – zur Grundlage für wirklich nachhaltige Wandlung.

Danach erst lässt sich erfolgreich mit sinnvoller Resozialisierung auf dem Boden des durchschauten Musters, aber in einem sinnvolleren konstruktiveren Rahmen beginnen. Dabei werden die Ur- oder Archetypen, Lebensmuster oder -bühnen helfen. Sie finden sich einerseits in den *12 Lebensprinzipien,* andererseits als *Reisen nach Innen* auf den CDs des gleichnamigen Sets (siehe Anhang). Sie bringen bei diesem meist *schwerwiegend*en Thema die Ebene der Ideen ins Spiel, die schon Plato (ca. 428–348 v. Chr.) empfahl, als er hinter jedem Ding eine Idee postulierte. Einstein sagte, Problem- sei nie Lösungsebene, wir müssen also tiefer schürfen bei unserer Mustersuche. Paul Watzlawick (1921–2007) gab uns mit, immer mehr vom selben führe nie zu Lösungen, wie die Diätschwemme so anschaulich belegt.

FRAGEN

1. Habe ich den Mut, mein Gewichtsmuster mittels meines eigenen Steckbriefs zu finden?
2. Bin ich bereit, auch meine weibliche Seite der inneren Seelen-Bilder-Welten zu nutzen, um mich zu erkennen?
3. Traue ich mich, dazu geführte Meditationen zu machen beziehungsweise auf *Reisen nach Innen* zu gehen (siehe Anhang)?

MUSTER AUS ALLEN ZEITEN UND EIN MODERNES PROBLEM

Zahlenspiele

Ehe wir uns unter die Oberfläche, in die seelischen Tiefen der Fettberge wagen oder in den unausgefüllten luftigen Raum, den Untergewicht offenlässt, wollen wir sie oberflächlich und in Zahlen betrachten. Über die Hälfte der EU-Bürger ist übergewichtig. Die EU will angeblich dagegen angehen, dabei sind es gerade ihre in Brüssel tätigen Lobbyisten, die dem *schweren* Elend mit ihren industriefreundlichen Gesetzen und Bestimmungen den Weg ebnen. 60 Prozent der deutschen Bundesbürger sind übergewichtig, über 60 Prozent der Frauen in Deutschland wollen dringend abnehmen. Österreicher liegen noch knapp vor den Deutschen. Über sechzig gravierende Krankheitsbilder stehen im Zusammenhang mit Fettleibigkeit. Sie ist selbst ein gravierendes Risiko, erhöht aber auch das für Bluthochdruck und damit Herzinfarkt, das für Insulinresistenz und damit Diabetes Typ 2 – und stellte sich von daher als entscheidender Risikofaktor bezüglich Corona beziehungsweise Covid-19 heraus. Erhöht aber auch die Wahrscheinlichkeit für Krebs und Demenz, Asthma oder Allergien und vieles mehr.

Krankhafte Fettleibigkeit kostet Betroffene viele Lebensjahre und das Gesundheitssystem in Deutschland jährlich je nach statistischer Methode bis zu 60 Milliarden Euro.

Gewichtsprobleme sind in der reichen Welt vor allem Übergewichtsprobleme, wobei Untergewichtige natürlich nicht minder leiden, ganz zu schweigen von den Hungernden in der armen Welt.

Bevor wir weiter auf archetypisch männliche Art mit Zahlen spielen, ist der Frage nachzugehen, wo das Statistiken entspringende Übergewicht beginnt, und was ist überhaupt Normal- und was Idealgewicht?

Die gängige Methode zur Bestimmung des Normalgewichts verwendet eine vom französischen Anatomen und Chirurgen Pierre Paul Broca (1824–1880) eingeführte Formel: *Körpermaß in Zentimetern minus 100 gleich Normalgewicht in Kilogramm.*

Ein 170 Zentimeter großer Mensch hat demnach (170 minus 100) das Normalgewicht 70 Kilogramm. Idealgewicht ergibt sich durch nochmaliges Abziehen von zehn Prozent, also 63 Kilogramm (70 minus 7). Übergewicht fängt aber erst zehn Prozent über dem Normalgewicht an, also in unserem Fall über 77 Kilogramm (70 plus 7). Dazwischen ist definitorisches Niemandsland. Bei 20 Prozent über Normalgewicht sprechen Mediziner von »Fettsucht« (Adipositas), also in unserem Fall ab 84 Kilogramm (70 plus 14).

Diese Definitionen ergeben an sich wenig Sinn. Warum etwa beginnt Übergewicht nicht über dem Normalgewicht, sondern erst bei zehn Prozent darüber? Konsequenten Fragen halten die Definitionen kaum stand, und doch sind sie die Basis für viele medizinische Aussagen und so auch für die Selbsteinschätzung Betroffener und das daraus erwachsende Elend.

Statt uns mit weiteren Formeln und deren Kritik zu verzetteln, ist einfach festzustellen: *Unser Individualgewicht ist jenes Gewicht, bei dem wir uns am wohlsten im Körper fühlen.* Eine Normalgewichtsdefinition, die vom Idealgewicht abweicht, besagt im Übrigen, dass das bei uns Normale nicht ideal ist und das Ideale nicht normal. Das heißt das übliche, normale Gewicht verweist auf eine kranke Situation, und das Ideal ist bei uns inzwischen eher selten. Das Spiel mit Normalwerten ist zur Domäne der Schulmedizin geworden. Dabei werden die – überhaupt erst 1843 eingeführten – Normalwerte der kranken Gesamtsituation angepasst. So wird das Kranke plötzlich normal und groteskerweise das Gesunde unnormal. Dieses Schicksal ereilte auch schon Blutdruck- und Cholesterinwerte. Aber auch die Normalwerte sind relativ, der für Vitamin B_{12} etwa ist in Deutschland doppelt so hoch wie in England.

Das alles mag verdeutlichen, wie wenig Normalwerte über die Gesundheit Einzelner aussagen. Tatsächlich sagen sie nicht einmal viel über den Gesundheitszustand der Gesellschaft aus, vielleicht noch am ehesten über den herrschenden Geisteszustand.

Am besten fühlen wir uns, wenn Körper, Seele und Geist in Harmonie sind, das heißt zusammenpassen oder sich in Balance befinden – das ist tatsächlich unser aller Wohlfühl-, Ideal- oder am treffendsten Individualgewicht. Formeln und Namen sind noch viele entwickelt worden bis zum Body-Mass-Index (BMI). Aber letztlich geht es beim Idealgewicht um unser persönliches Gewicht, das nicht mit Zahlen und komplizierten Formeln einzufangen ist. Ich nenne es »Individualgewicht«, da es eben keiner für alle gültigen Formel gehorcht, nicht mal einer besonders komplizierten. Es gilt nur für uns ganz individuell und entzieht sich schon deshalb Formeln. Wer es dem Zeitgeist entsprechend unbedingt messen will, kann es besser im Spiegel ermessen oder erkennen oder auch noch in den Augen seiner Mitmenschen, aber jedenfalls nicht in einer Zahl. Es ist das Gewicht, bei dem wir persönlich uns gesund und wohlfühlen, und Wohlfühl- und Gesundheitsgewicht sind individuell.

Schon das Wort macht es deutlich: Die Vorsilbe »in« ist gleichbeutend mit »un«, also eine Verneinung, das lateinische *dividere* meint »teilen«. Insgesamt also meint In-dividualgewicht »ein mit niemandem teilbares, ganz persönliches Gewicht«, das nur für einen selbst gilt. Insofern hat es auch gar keinen Sinn, sich an fremden Idealen zu orientieren und mit ihnen zu quälen. Das anzunehmen sollte generell gar nicht so schwer sein. Tatsächlich gibt es unter Billiarden keine zwei gleichen Kieselsteine, warum sollte es unter Milliarden

Menschen zwei gleiche geben? Nicht einmal eineiige Zwillinge haben die gleichen Fingerabdrücke, wie wir heute wissen. Wieso sollte es also auch nur zwei gleiche Gewichtsmarken geben?

Mit der Tendenz, alles zu verallgemeinern und Urprinzipiensysteme wie das Periodensystem nach Mendelejew oder das der Antike mit seinen zwölf Urprinzipien zur besseren Orientierung und Angstminderung zu (er)finden, kam als Schatten das Bedürfnis, alle und alles über einen Kamm zu scheren. Die Französische Revolution hat hier mit der Einführung allgemeinverbindlicher Maßeinheiten ganze Arbeit geleistet, der aber auch der erwähnte Schatten anhaftet. Die Menschen in Bali haben dem widerstanden. Bevor dort ein Gehöft gebaut wird, nimmt man das Maß von der *Elle* des Hausherrn und richtet alles daran aus. Aber moderne Hotelburgen ließen sich so natürlich nicht erstellen.

Natürlich hat das Metermaßsystem auch enorme Vorteile und ganz entsprechend auch die Ur- oder Lebensprinzipien, deren wir uns noch intensiv bedienen werden. Das Individuelle und das Kollektive sind die beiden Seiten der Medaille, die Ganzheit darstellt.

Ideale

Alte Ideale – etwa der Antike – waren nie in Zahlen, sondern in Bildern gehalten wie der aus Schulzeiten vertraute Spruch »Mens sana in corpore sano«: »Ein gesunder Geist in einem gesunden Körper.« Bei genauerer Betrachtung heißt er allerdings: »Orendum est, ut sit mens sana in corpore sano«: »Es ist zu beten, dass ein gesunder Geist in einem gesunden Körper wohne.« Wenn darum gebetet werden musste, war es wohl schon damals meist eher nicht der Fall. Und obendrein blieb die Frage offen, was ein gesunder Geist und Körper sei.

Nehmen wir das Ideal der Antike, wie es sich in den Skulpturen eines Praxiteles spiegelt, war es ein schlanker, muskulöser männlicher Körper und ein eher vollschlanker weiblicher mit sehr weiblicher Beckenform und – gemessen an heutigen Vorstellungen und Vorlieben – vergleichsweise kleinen Brüsten. Dieses weibliche Ideal hielt sich bis in die Renaissance und darüber hinaus, wie Bilder von Leonardo, Raffael und Tizian spiegeln. Das Männliche wurde in Michelangelos Darstellungen in der Sixtinischen Kapelle eher noch männlich-muskulöser, wenn er auch seinem David in Florenz eine schlanke drahtige Gestalt gab. Während das allgemeine männliche Ideal recht ähnlich durch die Zeiten blieb, unterlag das weibliche durch die Zeiten und Kulturen häufigem Wandel.

Die drei Grazien von Rubens, damals Schönheitsideale, leiden aus heutiger Sicht schwer unter schwerster Cellulite, also in der Moderne völlig aus der Mode gekommenem weiblichem Gewebe. Die Frage ist nun: Sind Rubens' Grazien schwer krank oder das ausgesprochen unweibliche Ideal der Moderne? Ist möglicherweise das Weibliche an sich in der Moderne aus der Mode gekommen?

In meinen guten vierzig Arztjahren habe ich viele Menschen zu ihrem persönlichen Idealgewicht, das heißt ihrem Individualgewicht, begleiten dürfen. Es war immer berührend, wie glücklich dessen schlussendliches Erreichen sie machte.

Das gilt auch für diejenigen, die sich scheinbar und angeblich mit erheblichem Übergewicht abgefunden hatten, wie viele US-AmerikanerInnen, die für den europäischen Geschmack trotz dramatischer Ausmaße verblüffend selbstbewusst und -sicher auftreten. Aber gerade sie waren besonders froh, wenn sie das Überspielen dieser Beschwerden machenden Schwere aufgeben konnten und sich in mehrerer Hinsicht erleichtert fühlen durften. Es ist ihnen offensichtlich doch schwergefallen, ihre Schwere leichtzunehmen und -zureden und ihre überbordende Figur schönzureden. Sobald sie sich erleichtert und befreit hatten, kam eine oft geradezu euphorisierende Erleichterung auch auf seelischer Ebene in ihr Leben und zum Tragen. Individualgewicht ist wahrscheinlich immer ungleich erträglicher als alle Rationalisierungen.

Im Erleben ihrer neuen Leichtigkeit, naturgemäß ungleich leichter zu (er)tragen, war ihnen, als fielen ihnen langsam, aber sicher große und manchmal gewaltige Lasten von ihren Schultern, vom Herzen und von den Hüften.

Ähnlich, nur umgekehrt, erlebten es Untergewichtige, die zu ihrem Wunsch- beziehungsweise Individualgewicht aufstiegen und endlich den Raum einnehmen konnten, der ihnen zusagte und vor allem behagte.

Das eigene Wunsch- und Individualgewicht hat offenbar auch Bezug zum Gefühl, sich wichtig nehmen zu können und eine (ge)wichtige Position im Leben einzunehmen. Als ausgesprochenes Leichtgewicht fühlen sich viele ebenso wenig wohl, wahrscheinlich nach dem Spruch »Gewogen und zu leicht befunden«. Wir wollen offensichtlich wichtig sein und eine (ge)wichtige Stellung einnehmen. Aber Übergewicht will praktisch niemand. Wer das behauptet, hat – nach meinen Erfahrungen – meist einfach resigniert und den Kampf um sein Leben schon weitgehend aufgegeben. Wobei die Leichtgewichte sogar noch eher resignieren. Das heißt, praktisch alle Menschen sehnen sich nach ihrem persönlichen Individualgewicht, auch wenn das – wie gesehen – nicht objektiv, sondern kultur- und zeitabhängig ist.

Leider ist das Idealgewicht aber gar nicht immer identisch mit dem Individualgewicht. Letzteres ist wie gesagt hauptsächlich vom eigenen Wohlgefühl abhängig, das Idealgewicht jedoch in einem Kulturraum wie dem der westlichen Moderne vor allem von Modeidealen. In von Nahrungsmangel geprägten Zeiten waren vollschlanke Figuren besonders bei Frauen, aber auch Männern in Mode, wenn wir etwa an den Prototypen des Kapitalisten denken. Das vollschlanke Damenideal reicht sehr lange zurück, tatsächlich über die Frauengestalten von Peter Paul Rubens bis direkt zur Venus von Willendorf und ähnlich gewaltigen Figuren der Großen Göttin, die in fast allen Kulturen die frühe Zeit nicht etwa dominierte, sondern wohl eher »feminierte«. Es gab lediglich zwischenzeitlich kurze Einbrüche bezüglich dieses vollschlanken Ideals wie zur Zeit der Reformation, als die Gläubigen vor allem Buße tun und sich vor Gott geißeln sollten. Da malte Hieronymus Bosch dürre Gestalten, die vor dem Jüngsten Gericht zitterten. Seitdem hat sich die Menschheit aber scheinbar nie mehr ganz von dieser Elendsphase erholt. Unsere von kollektivem und individuellem Ehrgeiz geprägte Zeit verlangt offenbar ebenfalls ausgehungerte Gestalten, wie wir sie von hungernden Kindern aus Afrika kennen mit obendrein hohen Backenknochen, die auch dem Gesicht etwas Leidendes verpassen. Das spiegelte sich bald in magersüchtigen Models nach dem Vorbild Twiggys wider, die das neue nicht nur krank wirkende, sondern wirklich kranke Ideal wie keine andere prägte.

Da Figurideale von Zeitströmungen geprägt sind, ist es notwendig, sie zu durchschauen, um nicht kranke Figurmuster zu kopieren, die tatsächlich weit vom Individualgewicht entfernt sind. Twiggys spätes Bekenntnis, dass ihre Figur dem Krankheitsbild Magersucht geschuldet war, kam viel zu spät. Die fast die ganze westliche Welt erfassende Prägung war längst erfolgt. Das Eingeständnis ihrer damals (lebens)bedrohlich kranken Situation konnte das Elend nicht mehr von den Laufstegen holen.

Rückwirkende Einsicht kommt auf allen Ebenen meist zu spät. Auch politisch hat es wenig genutzt, zurückschauend die absurden Geschichten zu durchblicken, die als Vorwände für Kriege herhalten mussten.

Wie konnte es zu so einer Verkehrung, diesem regelrechten Un-Sinn kommen? Ganz einfach: Im Patriarchat erfordern alle Spitzenpositionen Männer. Das gehört zum Wesen des Patriarchats, das sich nun wohl endlich dem Ende zuneigt. Aber noch ist es am Ruder und wohl der Grund, warum sich im Fernsehen praktisch nur männliche Spitzenköche den Löffel in die Hand geben, obwohl weltweit sicher ungleich mehr Frauen kochen. Nach dieser einseitigen Logik mussten eben auch die Spitzenschneider Männer sein, obwohl offensichtlich weltweit ebenfalls viel mehr Frauen viel mehr Kleider und auch Hosen schneidern. In der Wirtschaft haben weiterhin Männer die Hosen an. Und wenn Frauen Spitzenpositionen anstreben, müssen sie sich auch in jeder Hinsicht Hosen anziehen und männlich geben und agieren – wie auch die männlichen Polit-Frauen von Indira Gandhi über die Eiserne Lady Thatcher bis zu »Mutti« Merkel. Immerhin gibt es seit Neuestem vor allem in Skandinavien, aber auch in Neuseeland und Schottland Präsidentinnen, die sich auch öffentlich (arche)typisch weibliche Gedanken leisten (dürfen).

Nun hat es aber wenig Sinn, etwa aus weiblicher Sicht auf männliche Modeschöpfer, Medien und die patriarchale Gesellschaft zu projizieren. Die Mainstream-Medien und Mode-Linien kommen damit nur durch, weil wir ihnen diesen Unsinn – im wahrsten und doppelten Sinne des Wortes – abkaufen. Würden wir den Couturiers ihre einseitig-patriarchale Mode nicht abnehmen, das Fernsehen abdrehen, wenn es nur männliche Köche präsentiert, wäre sehr rasch Schluss mit dem einseitigen Un-Sinn. Industriekonzerne produzieren garantiert nur, was wir ihnen abkaufen, die Mainstream-Medien können nur Einseitigkeiten senden, die wir uns (an)bieten lassen. Sobald wir damit aufhören, müssen auch sie aufhören. Wir haben als Konsumenten in einer völlig auf Konsum abgestellten modernen Welt ungeheure Macht. Was wir nicht konsumieren, ist out, und konsumieren meint hier nicht nur kaufen, sondern auch akzeptieren und uns gefallen lassen.

Insofern hat es auch keinen Sinn, beziehungsweise ist sogar Unsinn, einem völlig kranken Mode-Figur-Ideal nachzueifern, das so daneben ist, dass es wohl die meisten Mädchen und Frauen unglücklich macht.

FRAGEN

1. Traue ich mich, meinen eigenen Weg zu meinem ureigenen Individualgewicht zu finden?
2. Wie abhängig fühle ich mich von der Einschätzung anderer?
3. Welche Rolle erlaube ich den Idealen der Modeschöpfer in meinem Leben zu spielen?
4. Traue ich mich, zu meinem persönlichen Geschmack in der Partnerwahl zu stehen?

Das Ideal der Antike

Das bis heute in Bildungsbürgerkreisen anerkannte, obwohl dem modernen Zeitgeschmack widersprechende Form- und Figurideal der Antike mag helfen auf dem Weg zum Individualgewicht. Das Formgeheimnis der Antike liegt in der Harmonie des Ganzen, die das Detail vergessen lässt. Nicht das Gewicht steht hier im Mittelpunkt, sondern der Gesamteindruck, den dieser Mensch ausstrahlt. Die Griechen verwendeten noch keine Fettwaage, ihnen ging es um Ausgewogenheit. Das rechte Maß entstammte offensichtlich nicht Tabellen und Statistiken, sondern war eine ästhetische Frage des Gleichgewichts und Geschmacks. In der Moderne hungern und kasteien sich Menschen oft zu »ihrem« Ideal- oder Normalgewicht, ohne körperlich oder seelisch im Gleichgewicht zu sein.

Die Antike liefert uns so einen weiteren Hinweis, dem modernen, quantifizierenden Blick zu misstrauen, und neuerliche Anregung, lieber nach dem eigenen individuellen Maß, der persönlichen goldenen Mitte, Ausschau zu halten. Der Goldene Schnitt ist heute nicht zufällig in Vergessenheit geraten. Der Muschelspirale und damit der Natur nachempfunden bringt er formvollendete Ausgewogenheit und Proportion ins Spiel (des Lebens) und ist in jedem Fall für jedes Maß ganz individuell und nicht durch Zahlen, sondern deren Verhältnis zueinander bestimmt.

FRAGEN

1. Welche Rolle spielen Harmonie, Gleichgewicht, Balance in meinem Leben?
2. Sagt mir der Goldene Schnitt noch etwas?
3. Welche Rolle spielen Proportionen für mich?
4. Was weiß ich über meinen Geschmack?
5. Habe ich Geschmack und zeige das auch?
6. Habe ich keinen und weiß das gar nicht?
7. Habe ich keinen und weiß es, kann mich also beraten lassen?

Das Runde über das Kantige

Das Runde ruht in seiner Existenzfülle eher in der Mitte und steht für Zufriedenheit, Selbstsicherheit und Großzügigkeit, während das Dünne, Dürre aus der Mitte gefallen wirkt und so von Heimat- und Ruhelosigkeit und der Sehnsucht nach Rückkehr zur Vollkommenheit spricht. Dem in sich ruhenden Buddha steht da der unbefriedigt nach Erfüllung hungernde Asket gegenüber, getrieben von seiner Sehnsucht, die fehlende Hälfte zu finden.

Der ruhende Pol der Mitte und der danach jagende, sich aufreibende Streber sind zwei archetypische Musterbeispiele. Ersteres ist im Westen heute kaum zu finden, Letzteres dafür massenhaft im Heer der »Workaholics«.

Den fetten Jahren entsprechen die wohlgenährten, rundlichen, gemütlichen Menschen, die es sich leisten können, aus dem Vollen zu schöpfen und geradezu verschwenderisch aus der Fülle zu leben. In der Dürre aber müssen sich die entsprechend Dünnen im Schweiße ihres Angesichts plagen, um ihr Leben zu fristen, sich überhaupt durchzubringen. Sie erinnern uns besonders drastisch an die Halbierung der ursprünglichen Plato'schen Kugelmenschen durch Zeus (siehe weiter unten): geteilt, vereinzelt, von der Ganzheit getrennt.

Diese grundsätzliche und für die heutige Zeit ungewohnte Hochschätzung der rundlichen Figur hat ihre Entsprechung in der klassischen Homöopathie. Diese rechnet rundliche Typen der lymphatischen Konstitution zu, die sich durch ihr pralles, vitales Gewebe auszeichnet, das noch die Regenerationskraft des Kindesalters bewahrt. Am Anfang des Lebens gehören wir fast alle zu diesem Naturell. Die dem hageren, ausgezehrten Menschen entsprechende Konstitution wird – *nomen est omen* – »destruktiv« genannt. Hier bleiben bei aller Zähigkeit kaum Regenerationskräfte und eine deutlich verminderte Vitalität.

Die grundsätzlich bessere Lebensperspektive des Runden kommt – allen Risikofaktoren bei seiner Übertreibung zum Trotz – auch in ihren vielfältigeren Möglichkeiten zum Ausdruck. Rundliche Pykniker sind imstande, durch bewusste Entscheidung die Figur und Form ihrer Wahl anzunehmen. Hageren, leptosomen Typen fehlt diese freie Wahl im selben Maße.

Wichtig bei all diesen Vorgedanken als Basis für spätere Deutungen ist die Erkenntnis, dass es offensichtlich sinnvoll ist, Gewichtssymptome nur im Zusammenhang des jeweiligen Lebensmusters zu deuten.

Leibesfülle kann, wie beim Buddha gesehen, innere Fülle und Rundheit spiegeln nach dem Motto »Wie innen, so außen«. Sie kann aber auch die innere Verzweiflung und Frustration ausdrücken nach dem heute gängigeren Motto »Wenn schon nicht innere, dann wenigstens äußere Fülle und Ganzheit«.

FRAGEN

1. Spricht mein Übergewicht eher für Kompensation eines Problems?
2. Was fällt mir spontan mit dem ersten aufsteigenden Gedanken dazu ein, wovon?
3. Oder spiegelt es meine innere Rundheit?
4. Warum lese ich dann dieses Buch?

FRAGEN

1. Drücke ich als schlanke Ranke meinen Ehrgeiz aus?
2. Oder kompensiere ich etwas damit?
3. Oder spiegelt meine superschlanke Figur einfach meinen Wunsch und Willen aufzusteigen, ohne viel Ballast mitzuschleppen?

Individualgewicht in Raum und Zeit

Bevor wir uns den Mustern widmen, die uns vom Erreichen unseres Individualgewichts trennen, ist es wichtig, sich klarzumachen, wie relativ Figur- und Gewichtsideale zu allen Zeiten und in allen Kulturen waren. Beim Betrachten solch unterschiedlicher Ideale geht es aber auch schon immer darum, in allen Zeiten und Kulturen eigene Anteile zu identifizieren und zu markieren.

Auch wenn es für so individuelle Wesen wie uns Menschen kein für alle gültiges Ideal-, sondern nur ein Individualgewicht geben kann, haben wir alle ein Gefühl, was mit Über- und Untergewicht gemeint ist, wann wir jemanden dick und wann dünn finden. Interessanterweise hat aber jeder von uns sein eigenes Gefühl in dieser Hinsicht. Generell werden unsere Gefühle beziehungsweise Geschmäcker einige Ähnlichkeit aufweisen und sich in ihrer Gemeinsamkeit wiederum vom Geschmack anderer Kulturen, anderer Länder und erst recht anderer Zeiten unterscheiden. Wer könnte bezweifeln, dass einige von uns schlanke und andere üppige Formen bevorzugen. Es ist ein Glück und hat seine Gründe.

Wir könnten argumentieren, mit anderen Zeiten und Kulturen nichts mehr zu tun zu haben, aber tatsächlich schwingen in uns noch so viele Einflüsse aus anderen Zeiten und Kulturen wesentlich und bestimmend mit. Wer nur 35 Generationen zurückgeht, ist schon mit allen Menschen auf Erden verwandt und sogar mit allen, die je hier auf ihr gelebt haben. Insofern ist es wichtig, sich beim Lesen zu beobachten und zu erspüren, was bei uns selbst aus anderen Zeiten und Kulturen da ist und auf dem Individuationsweg zum Individualgewicht helfen kann.

Da unser Individualgewicht in gewissem Ausmaß zeit- und kulturabhängig ist, lohnt es sich, diese geistig zu bereisen, um zu erkennen, was da von wann und wo hängengeblieben ist und unseren Weg und Geschmack mitbestimmt.

Im Osten, etwa Indien, treffen wir auf ein unserem heutigen konträres Ideal: Runde, üppige Formen und Fettpolster gelten als schön, stehen sie doch für Reichtum und Überfluss. Gewicht wird noch direkt mit (Ge)wichtigkeit assoziiert und zeigt, dass man es nicht nötig hat, sich zu bewegen oder gar zu arbeiten. Reiche Inder ließen sich gern von ihren dünnen, gehetzten Dienern tragen. Die runde Frau drückt obendrein noch den Reichtum ihres Mannes aus, ist sein stattliches Aushängeschild, seine Trophäe, und dokumentiert sein gesellschaftliches Gewicht. Frühere Hollywoodfilme kamen hier nicht an wegen der »unattraktiv dünnen« Frauen – für uns erstaunlich angesichts sprichwörtlicher Kurvenstars à la Jayne Mansfield, Marilyn Monroe oder Sophia Loren.

Aber auch schon in Italien, dem beliebtesten Urlaubsziel der Deutschen, durfte die »Mamma« bis vor Kurzem eine Üppigkeit zur Schau stellen beziehungsweise tragen, die bei uns schon längst verpönt war. »Mamma« war noch Matrone, was ein heruntergekommener Ausdruck für »Große Mutter« ist, figürlich rund wie ihre Pizza und Zentrum der Familie. Die Familie ihrerseits war von zentraler Wichtigkeit, von der kleinen eigenen bis zur großen der Mafia. Mütterlichkeit aber wurde, in Anlehnung an den Überfluss von Mutter Natur, mit wogenden Brüsten und überfließender Fülle assoziiert, breitem, gebärfreudigem Becken und einem Schoß, auf dem »Mann« und die Kinderschar noch ausruhen konnten. In unserer Gesellschaft, die für Mütterlichkeit und Warmherzigkeit kaum noch Raum bietet und der Mutter bei weitem keine so tragende und schwerwiegende Rolle zugesteht, wurde solche Fülle nie so wohlwollend betrachtet.

Die moderne Industriegesellschaft gesteht, ihrer Wertskala entsprechend, (schwer)gewichtige Behäbigkeit noch am ehesten erfolgreichen Männern nach der Lebensmitte zu. Bei männlichen Politikern etwa akzeptieren wir zum Teil erhebliches Übergewicht. In intakten Indianerkulturen wäre so etwas undenkbar. Wer möchte sich Ludwig Erhard oder Helmut Kohl zu Pferd vorstellen? Abgesehen von der damit einhergehenden Tierquälerei wirkten Anführer von solch unförmiger körperlicher Aufgeblasenheit für indianische Augen wohl grotesk.

Reisen durch Raum wie Zeit bringen uns sehr schnell zu verschiedensten Mustern und Idealen. An Zeiten, in denen figurlose Mannequins im Gefolge der bereits genannten Twiggy den Trend bestimmten, erinnern wir uns gut. Um die vorletzte Jahrhundertwende wäre sie auch bei uns noch als mitleiderregend und chancenlos bedauert worden. Im Gegenzug bekämen die vollschlanken Idealfrauen jener Zeit heute in jeder Modellagentur die Tür gewiesen. Sie wären jetzt wohl alle »auf Diät«.

Ähnlich ginge es wohl dem Schönheitsideal der italienischen Renaissance, Leonardo da Vincis Mona Lisa. Kaum besser erginge es Schönheitsidealen der klassischen Antike. Idealfrauen unserer Vergangenheit – wie die Bavaria in München oder die Freiheitsstatue in New York – erinnern figürlich ebenfalls an Wagners Walküren und wären heute als Models chancenlos. Auch an mittelalterlichen Idealfrauen, in unserer Zeit als Denkmal gegossen, ließe sich eine Menge Bronze sparen. Insofern könnte der Verdacht aufkommen, statt allen anderen Zeiten unserer ein Figurproblem beim Weiblichen zu attestieren.

Dabei gab es auch das Twiggy-Ideal lange vor unserer Zeit schon einmal im späten Mittelalter, wie die Malerei verrät. Auf Bildern von Hieronymus Bosch und niederländischen Zeitgenossen leiden gepeinigte abgemagerte Sündergestalten wie gesagt an ihrer eigenen skeletthaften Erscheinung. Die Kunst spiegelt jenen Totentanz, den das Leben unter Einfluss des zu jener Zeit besonders lebensfeindlichen Christentums darstellte. Aber bald darauf schwemmte sprichwörtliche Rubens'sche Fülle das dürre Askese-Ideal auf einer Welle von Üppigkeit und Lebenslust davon. Die spindeldürren Spinnenwesen mussten der Grazie der Vollschlanken wieder weichen.

Sowohl für das Leben generell wie auch für das individuelle Leben der Damen der Zeit muss diese Revolution eine unvorstellbare Befreiung gewesen sein – nach atemberaubender Enge solche Weite. Das Aufatmen lässt sich geradezu in den malerischen Dokumenten der Zeit spüren.

Im Spiegel der Zeiten zeigt sich ein beständiger Wechsel der Ideale. Auf dürre Ästhetik im Büßergewand der Reformationszeit folgt eine füllige Zeit, die das mütterliche Ideal betont, um im 18. Jahrhundert wieder in ein graziles zur »Wespentaille« zusammengeschnürtes Ideal überzugehen, im folgenden Jahrhundert wieder überbordender Fülle zu weichen, wo es sich die Damen nicht verkneifen konnten, Po und Hüften noch künstlich aufzubauschen. Es ist wie zu Josephs biblischen Zeiten in Ägypten: Auf sieben fette Jahre folgen sieben dürre.

Einem schwingenden Pendel entsprechend zeigt sich ein Rhythmus, dessen Durchschauen es uns erlauben könnte, statt zu leiden, sich seiner Zeit voraus zu fühlen oder auf figürliche Nostalgie zu setzen und sich in seinem Individualgewicht zu etablieren und so richtig wohlzufühlen.

Wer durchschaut, wie Figurideale das weltanschauliche Menschenbild ihrer jeweiligen Zeit spiegeln, könnte sich über diesen Durchblick von diesem Ideal ein gutes Stück distanzieren. Das würde ein weiteres Stück Freiheit schenken auf dem Weg zum eigenen Individualgewicht. Das asketische Büßerchristentum der Reformationszeit frönte dem dürren, gepeinigten Sünder, der bekennend und bereuend sein Leben durchlitt. Die folgende Zeit neigte ganz selbstverständlich dazu, Langversäumtes genussvoll nachzuholen und sich voller Sinnlichkeit Leben und Kunst hinzugeben. Die Figuren durften sich sogleich wieder befreien und zeigen, dass von nun an Kostverächter auf jeder Ebene weniger gefragt waren. So bilden sich Ideale und Werte einer Zeit konsequent in Erscheinungsbild und Figurideal ihrer Menschen ab. Aber müssen wir da um jeden Preis, etwa den unseres Lebensglücks, mitmachen?

Setzt die Gesellschaft etwa auf Nachkommen, wird sie Mütterlichkeit und Gebärfreudigkeit hochschätzen und in der Mode betonen. Steht sie dagegen auf Nullwachstum in dieser Hinsicht in ökologisch so verantwortlichen Zeiten wie unserer, werden Mütterlichkeit und entsprechend ausgebaute Figuren gering geachtet.

Das durchschauend und den Hintergrund verstehend läge es nicht nahe, sich persönlich von solchen Strömungen frei zu machen und abzukoppeln? Und lieber eigene persönliche Wege zum Individualgewicht einzuschlagen und darauf auch noch stolz zu sein?

FRAGEN

1. Meine jetzige Figur passt in welche Kultur?
2. Und in welches Zeitalter?
3. Könnte es sein, dass ich etwas aus dieser Zeit und Kultur mitbringe und körperlich ausdrücke?

4. Wie könnte ich das noch, außer figürlich?
5. Kann ich den Mut aufbringen, bei der Mode gegen den Strom zu schwimmen?
6. Welches Frauenideal bestimmt mein Leben als Frau? Als Mann?
7. Wie kann ich mein Ideal mit meiner Figur verbinden?

Mitgift auf dem Weg zum Individualgewicht

Wie aber wurde dieses Desaster möglich? Pykniker sind das Erfolgsmodell der Evolution, und insofern sind sie heute die überwältigende Mehrheit. Das beschert uns inzwischen ein Thema mit Übergewicht, denn seit circa siebzig Jahren stehen erstmals für fast alle in unseren Gesellschaften mehr als genug, wenn auch zunehmend leere Kalorien zur Verfügung. Es war deren Jahrtausende währende Knappheit, die uns zum Erfolgsmodell der Entwicklungsgeschichte machte. Denn wir machen etwas aus dem, was wir essen. Man sieht das bei uns auch gleich, zeigen wir doch, was wir haben, indem wir rasch Fett ansetzen. Das war die längste Zeit ein großer Vorteil. 99,9 Prozent der Vergangenheit war die Venus von Willendorf das Schönheitsideal. Die dünne Gestalt Twiggys ist es seit fünfzig Jahren. Folglich haben Pykniker sich genetisch auf breiter Front durchgesetzt. Die schlanke Linie ist viel zu neu, als dass die Leptosomen damit schon hätten zahlenmäßig punkten können.

Noch heute gilt in der islamischen Welt der Satz, eine Frau ohne Bauch sei wie ein Himmel ohne Sterne. Und was wäre ein Himmel ohne Sterne, ein Bauchtanz ohne Bauch?

Pykniker legen Vorräte an, um immer ein gutes Polster zu haben. Das war über Jahrmillionen unser Vorteil. Die Leptosomen können futtern, so viel sie wollen, alles wird gleich verbrannt, und Vorratsbildung bleibt ihnen körperlich fast verwehrt. Sie haben sich nur durch ihre Zähigkeit in der Entwicklungsgeschichte durchgeschlagen.

Athleten lernen, Nahrung in Muskeln umzuwandeln. Die aber brauchen weiterhin viel Futter, was die längste Zeit schwierig zu beschaffen und also kein Vorteil war. Außerdem müssen Athleten ständig hart (an sich) arbeiten. Als Vorteil hatten sie früher die Demonstration ihrer Kraft bei der Partnerwahl. Das ließ ihre Gene überleben.

Aber in Wirklichkeit überlebten in der Evolution gar nicht die Stärksten. Dieser Irrtum geht auf Darwins Fehlübersetzung im Deutschen zurück. Bei ihm heißt es *survival of the fittest,* nicht *the strongest.* Sonst müssten die Dinos noch da sein, nicht die Insekten. Den Pfau etwa machen seine langen Schwanzfedern keineswegs physisch stark, nicht mal fit, denn sie behindern ihn beim Laufen wie beim Fliegen. Aber da Frau Pfau auf das Rad, das er damit schlagen kann, so sehr steht, hat er eine starke, anmachende Ausstrahlung. Diese machte ihn fit – wie den Athleten – im Partnerschaftswettbewerb und sicherte ihm so sein Überleben durch die Zeiten. Darwin hat das Überleben der Schönsten übersehen. Ihm zuliebe könnten wir aber auch Attraktivität als einen Aspekt umfassender Anpassung anerkennen.

Allerdings ist das athletische Ideal lange nicht mehr so hilfreich wie bei der frühen Partnersuche, zählen doch heute ganz andere Werte mehr. Frauen schauten immer mehr auf Ansehen als auf Aussehen. Letzteres hielten nur Männer immer für so wichtig, weil sie selbst so funktionieren und ihnen Aussehen oft über alles geht. Ansehen ist heute insgesamt – jedenfalls für Menschenmänner – viel wichtiger und kommt dadurch zustande, dass einen viele ansehen. Im Tierreich ist das ganz offensichtlich. Das Tier, auf das sich am meisten Augen richten, ist der Chef des Rudels, Schwarms oder der Herde. Insofern hat sich da auch bei uns nicht so viel verändert. Allerdings punkten im Tierreich die Männer mehr mit Schönheit, die Weibchen mehr mit Fruchtbarkeit.

Wo wir entwicklungsgeschichtlich herkommen, bleibt weiterhin wichtig. Die pyknische Konstitution können wir, wann und wie immer wir wollen, in eine athletische umwandeln. Dazu müssen wir uns nur entsprechend anstrengen und trainieren, was das Zeug beziehungsweise die Muskeln halten. So lässt sich Nahrung in Muskulatur verwandeln. Wir können aber auch durch Reduktion der Kost oder deren geschicktes Management schlank werden. Pyknikern stehen also alle Optionen offen. Das können wir dankbar annehmen, denn an unserer Konstitution lässt sich sowieso nicht wirklich etwas ändern.

Wer sich etwa als kleiner Pykniker mittels Eingriffen vonseiten übergriffiger Mediziner strecken lässt durch viele absichtliche Beinbrüche und anschließendes Auseinanderziehen der Bruchstücke, wird lediglich zur pyknischen Witzgestalt. Auf seinen Eigenbaustelzen wirkt er disproportioniert, beim Gehen und Laufen behindert. Wer dieses Elend auf sich nahm, weil Größere (im Partnerschaftswettbewerb) erfolgreicher sind, hat sich im wahrsten Sinne des Wortes ins eigene Fleisch geschnitten beziehungsweise schneiden lassen. Auch hier ist es viel geschickter, sich innerlich aufzu»manteln« und statt physisch lieber seelisch und sozial, geistig und spirituell zu wachsen. So viele kleine Männer etwa haben – wohl vor allem aus Kompensationsgründen – so Großartiges geleistet, nicht nur Mozart und Smetana. Pykniker haben also die Wahl, und dieses Buch kann dabei helfen, die eigene Wahl auch zu verwirklichen.

FRAGEN

1. Zu welchem Konstitutionstyp bin ich zu rechnen?
2. Auf welchen Typ stehe ich beim anderen Geschlecht?
3. Setze ich bei mir auf An- oder auf Aussehen?
4. Und wie ist es bei der Partnerwahl?

Auf den Spuren der schlanken Linie

Was war los, als aus dem vollschlanken Ideal der Jahrhundertwende das der schlanken Ranke wurde? Ende des Ersten Weltkriegs eroberte von Paris aus, schon damals Hauptstadt des guten Geschmacks und des Zeitgeistes, in der Damenmode der Garçon, zu Deutsch »Bub« oder »Junge«, die »kultivierte Welt«. Der zugehörige »Bubikopf« war in der Haarmode eine Revolution. Bis dahin waren Frauen mit kurzen Haaren absolut undenkbar – aber eine Eva wagte es, und andere folgten ihr.

»Alte Zöpfe« fielen in dieser Zeit überall. Andere Merkmale reifer Weiblichkeit gingen mit über Bord. Volle Brüste, breite Becken, der wiegende Gang der Hüften, um die Jahrhundertwende noch unverzichtbar, waren in den Zwanzigerjahren bereits überholt. Schon die Abwertung des Beckens zeigte: Gebärfreudige Zeiten waren vorbei. Die neue Frau setzte auf die »neue Linie«, und die war durchaus wörtlich zu nehmen. Eine Linie hat nichts Ausladendes, und so fiel alles Üppige dem Zeitgeist zum Opfer, wurde beseitigt oder doch versteckt. Das Figurideal wurde unter dem Strich betrachtet einfach zu selbigem – ein Strich in der Landschaft oder eben männlich: Auch Frauen traten ab jetzt schmalbusig und -hüftig auf, die neue Frau war schlank und rank wie ein hübscherer Junge.

Analog führte zu jener Zeit Schmalhans das Regiment in den Küchen. Das Formideal entsprach der schweren Zeit. Europa lag in Trümmern wie nie zuvor. Dazu kam der völlige Zusammenbruch des über Jahrhunderte gewachsenen gesellschaftlichen und staatlichen Gefüges. Gleichsam über Nacht im Industriezeitalter gelandet, das neue Freiheiten, aber wenig Sicherheit oder Geborgenheit bot, war die Mehrheit bis an ihre Grenzen ge- und die meisten wohl überfordert.

Wer es zu etwas bringen wollte, musste das aus eigener Kraft und Anstrengung. Und hier wollte, sollte und musste die neue Frau mit zupacken, sollte ihren Anteil an der Last tragen, und da waren lange Haare und Reifröcke eher hinderlich.

Das »Weib«, über Jahrhunderte auf Heim, Herd und Kinder fixiert, wurde zum Kameraden, der an der Seite des Mannes mit ihm durch dick und dünn und in diesen Zeiten besonders durch dünne Phasen gehen musste.

Wiederum entsprach die Mode dem Zeitgeist, der zumindest bei den Pflichten auf Gleichberechtigung setzte und junge Mädchen wie gleichaltrige Jungen anzog, junge Frauen wie junge Männer, den Busen flach geschnürt, die Hüften weggetrimmt und die Schultern betont. Wer dünn und dynamisch unterwegs war, hatte beim Neuanfang bessere Chancen: Die schlanke Ranke machte also das Rennen, runde, weiche Weiblichkeit hatte dagegen keine Chance mehr. Konkurrenz und Wettkampf waren nun auch Frauensache.

Das hatte Licht- und Schattenseiten, und es ist an der Zeit, beide zu durchschauen. Denn dieser Trend hält weiter an, ist jedoch nicht jedermanns Sache. Und schon gar nicht die jeder Frau, denn es geht schnurstracks in den archetypisch männlichen Pol, der nur als Gegenpol zu Frauen passt.

Waren früher jedenfalls die die Mode bestimmenden Menschen allein durch Geburt schon genug gewesen und hatten sich im Wesentlichen um die Organisation ihres Genusses zu kümmern, musste nun (fast) jede(r) ran. Die Anstrengung spiegelt sich im Form- und Figurideal der neuen Zeit und bis heute in den Gesichtern wider. Das geschäftige, in vieler Hinsicht rekordsüchtige moderne Leben ist anstrengend und hat sich enorm weit vom Ur-Anfang der Menschheit wegentwickelt. Das dünne Ideal kommt also aus der Notwendigkeit einer dürren Zeit. Das Runde, Volle steht folglich der Urvollkommenheit, dem paradiesischen Einheitszustand, näher. Die Ur-Schöpfung ist eine runde Sache, und so wundert es auch nicht, dass die zeitlose, diesem Urgrund verbundene Kunst ganz unabhängig von den jeweiligen Modeströmungen ihre Lust am Runden, Vollen bewahrt und ausdrückt.

Die zeitlose Symbolik der Mythologien, Märchen und Religionen der Völker wie auch die moderne Naturwissenschaft bestätigen diese Erkenntnis durch alle Bereiche. Die Erde ist rund wie auch Sonne, Mond und selbst Sterne, die in unserer Vorstellung Spitzen haben, in Wirklichkeit aber rund sind. Es ist ihr Strahlen, das Spitzen nur vortäuscht. Alle Atome, die diese ganze Schöpfung aufbauen, sind rund – wie die allermeisten Zellen, aus denen unser Körper geformt ist. Ohne Ausnahme rund sind jedenfalls ihre Zellkerne, die das Geheimnis des Lebens bewahren. Die Erbsubstanz in diesen Kernen ist wiederum in runden Doppelspiralen der DNS angeordnet. Und kein Lebewesen, das nicht einer runden Eizelle entwüchse! Natürlich fließendes Wasser bewegt sich in runden Mustern, Wirbeln, Schleifen und Bögen, und selbst das Licht der Sonne kommt in Spiralen zur Erde. Wenn wir genau hinsehen, ist fast alles rund in der Natur bis hin zum neugeborenen Menschenkind, von dem wir nicht umsonst sagen, es sei »rund und gesund«.

Auf die schlanke Linie sind immer nur Menschen gekommen und auch nur in Zeiten von Not und Anstrengung, etwa in der Reformations- und Inquisitions- sowie in der Neuzeit. Die gerade Linie gibt es überhaupt nur in der Vorstellung von der alten euklidischen Geometrie. Heute wissen wir, der Raum ist gekrümmt beziehungsweise gebogen.

Symbole der Vollkommenheit waren und sind immer rund. In allen Kulturen finden wir solche Zeichen der Ganzheit in Mandalas, kreisrunden, symmetrischen Gebilden, die in ihrer runden Ordnung die Ordnung des Ganzen widerspiegeln. lm Osten dienen sie bis heute als Vorlagen zur Meditation, bei uns finden wir sie in den Rosenfenstern der Gotik, wenn wir auch sonst die Beziehung zum Heilen, Heiligen und Runden weitgehend verloren haben. Wie sehr wir uns vom heiligen Kreis des Ur-Anfangs entfernt haben, können wir am Siegeszug erkennen, den gerade Linie und rechter Winkel in unserer Welt angetreten haben. Nur selten und nur in Kirchen erlaubt sich der heutige Baustil noch runde Formen, mal abgesehen von bewussten Widerständlern wie Steiner, Gaudí und Hundertwasser.

Sehr schön wird die archetypische Bedeutung des Runden in Platos *Gastmahl* deutlich. Da erzählt der Dichter Aristophanes die Geschichte von den bereits erwähnten Kugelmenschen: Ursprünglich seien die Menschen kugelrund gewesen mit vier Gliedmaßen und zwei Köpfen. Nach kurzer Zeit schon hatten sie – mehr kugelnd als gehend – eine solche Geschicklichkeit entwickelt, dass sich die Götter in ihrer Vorherrschaft bedroht fühlten und Zeus die Menschenkugeln halbierte. Seither fühlen die Menschen sich nicht mehr ganz, denn sie erinnern sich noch vage an ihren runden Urzustand. In der Liebeserregung versuchen sie krampfhaft, wieder ganz und vollkommen zu werden, müssen aber immer wieder feststellen, dass die Lust der Vereinigung zur runden Vollkommenheit für sie zeitlich begrenzt bleibt. Das erklärt die Ernüchterung und sogar Enttäuschung, die oftmals solchen Akten folgen.

Für den Osten war das Runde wie gesagt immer das Heil(ig)e. Eingebettet in eine Kultur, die das Symbol des Mandala heilig weiß, wäre dort kaum jemand auf die Idee verfallen, Buddha als dünnen Asketen oder sportlich schlanken Dynamiker darzustellen. Im Gegenteil ruht Buddha meist auf weichen Polstern seines eigenen Leibes. Er lebt in der Fülle und aus der Fülle der Möglichkeiten. Innen und außen entsprechen einander hier vollkommen. Aber japanische Zen-Buddhisten haben es mit ihrem Ideal der strengen Disziplin dann doch geschafft, auch Buddha schlank und rank zu trimmen.

Westliche Menschen sind diesbezüglich in einer schwierigen Situation. Wir erinnern uns in der Tiefe unserer Seele an die runde vollkommene Urform allen Anfangs, und auch unsere Vollkommenheitssymbole sind rund. Die Welt aber, die wir uns bauen, ist unnatürlich rechtwinklig, eckig und spitz, und unsere Seele kann sich darin nicht heimisch fühlen. Auch uns ist der Gedanke an runde, pralle Formen wie die der Früchte der Natur durchaus angenehm und mit Genuss verbunden. Spitze Formen beziehungsweise Auswüchse wie Stacheln und Dornen haben die Früchte nur, um sich zu schützen oder um Feinde abzuschrecken. Wenn wir ehrlich sind, werden auch wir von allem Spitzen, Eckigen abgeschreckt. Es erscheint auch uns gefährlich und abstoßend. Schauen wir uns an, wie wir auf Dünnes, Dürres und Spitzes in der Welt reagieren: Die Spinne wäre da zu nennen mit ihren langen, dünnen Beinen und mit ihr all die kriechenden und krabbelnden, langgliedrigen Insekten. Ausnahmslos sind sie uns ein Graus. Nur wenn ein großer, dicker Körper hinzukommt, wie bei Käfern, wird unser Gefühl wieder besser und sogar vertrauensvoll. So ist uns der Elefant lieber als die Schlange, der Löwe lieber als der Skorpion und der Delphin lieber als das Krokodil.

Die böse, alte Hexe unserer Märchen ist immer ein dürres Weib und stößt uns entsprechend ab. Den guten, alten König dagegen stellen wir uns keineswegs dürr, sondern eher gut beleibt, rund und gemütlich, eben gütig vor. Hager und ausgezehrt ist dagegen in unserer Fantasie der Geizkragen, der böse Zauberer, die böse Stiefmutter und natürlich Gevatter Tod. Sollen sich Kinder dagegen den lieben Gott vorstellen, so gerät er – jedenfalls im Patriarchat – meist zu einem gütigen und majestätisch rundlichen alten Mann mit guten Augen. Schon allein die Vorstellung solch »guter Augen« in einem hageren, harten Gesicht, dem jede Rundheit fehlt, ist uns fremd. Ein sehr natürliches und überaus ehrliches Indiz dafür, wo die Vollkommenheit liegen könnte, haben wir in der Schwangerschaft vor uns. Da wird die Frau wieder rund, und fast alle Schwangeren fühlen sich entsprechend rund, gesund und in ihrer Kraft. Nun sind wieder zwei in einem, und das fühlt sich vollkommener an. Da fällt einem sofort das Gleichnis von den Kugelmenschen ein.

So bleibt uns nur, einmal mehr festzustellen, dass in unserem Fall die Wirklichkeit des herrschenden Zeitgeschmacks und das tief in uns verwurzelte Formempfinden weit auseinanderklaffen. Nicht wenige Menschen leiden an dieser Kluft ganz konkret: Männer, die sich mit einer eleganten, schlanken Frau an ihrer Seite schmücken, auf der erotischen Ebene aber von einer reifen Frau mit vollen Formen träumen; Frauen, die in dieser gänzlich unerträglichen Situation nicht aus noch ein wissen: Mollig und rund werden sie geliebt und begehrt, solange sie mit dem Partner allein sind. In Gesellschaft aber schämt er sich ihrer Üppigkeit und seines runden Geschmacks.

Wollen wir die Bedeutung des Übergewichts für uns persönlich klären, müssen wir nach diesem Ausflug in die gar nicht so grauen, sondern eher runden Vorzeiten vorsichtig sein und gut auf unsere altmodische Seele achten. So wie wir über barocke Üppigkeit lächeln und die Nase rümpfen können, würden unsere Ahnen sich im Grabe umdrehen, könnten sie über unsere kollektive Magersucht nachsinnen. Sie würden wohl sogar an gesellschaftliche Pubertätsmagersucht denken und mit Recht darauf verweisen, dass wir die Frauen offensichtlich gar nicht mehr erwachsen und als reife Frauen ertragen können, da wir die ganze Formentwicklung auf dem Vorpubertätsniveau einfrieren wollen.

Wie weit es mit uns gekommen ist, zeigt sich sehr plastisch an einem Ausdruck wie »du Kugel«, der heute als Beschimpfung gilt. Die Kugel war und ist aber seit eh und je das klassische Ganzheitssymbol – etwa die goldene Kugel im Märchen vom Froschkönig. Sie zu einem Schimpfwort des Zeitgeistes verkommen zu lassen verrät, wes Geistes Kinder wir inzwischen sind. In einer Zeit, in der sich so vieles um die »Linie« dreht und diese nur mehr ein Strich in der Landschaft ist und per definitionem keine Kurven haben darf, ist es schwer, noch entspannt sein Individualgewicht zu bestimmen, wo sich der Zeitgeist so entschieden zum archetypisch männlichen Ideal auch für Frauen bekennt, das für sie aber einseitig krank wirkt. Wo andererseits aber überall im Untergrund uneingestandene Sehnsüchte nach vollen, formvollendeten Formen lauern.

Vor allem könnte jedes Mädchen und jede Frau sich fragen, ob sie dieses allem Weiblichen wesensfremde Spiel wirklich mitspielen oder nicht doch in der eigenen Seele nach ihrem Individualgewicht forschen möchte.

FRAGEN

1. Inwieweit folge ich dem Zeitgeist?
2. Wie weit kann ich mir erlauben, meine eigene Figur zu finden?
3. Was ist meine Traumfigur für mich, was bei PartnerInnen?
4. Was sind die Ideale meines Lebens:
   - Sind sie mehr vom männlichen Pol geprägt
   - oder mehr vom weiblichen?

I.
DIE SEELISCHE EBENE DER GEWICHTS-PROBLEME

ESSEN IST SO WICHTIG, UND ALLES BEGANN DAMIT

Wir können unser Essen, das sich tatsächlich in unseren Figuren abbildet, in seiner Bedeutung fast nur unterschätzen. Es steht konkret und symbolisch am Anfang aller Entwicklung, und die Sorge darum füllt die meiste Zeit unserer Vorgeschichte. Kein Wunder, dass fast jeder Mensch irgendwelche Probleme damit hat und folglich auch mit seinem Gewicht. Der Weg zu unserem Individualgewicht darf also Zeit brauchen, aufwendig und wichtig sein.

Bis heute kämpft ein Großteil aller Menschen auf dieser Welt um mehr oder weniger Gewicht – bei uns meist *gegen* die Kilos, in den ärmsten Ländern *um* jedes Kilo. Fast alle kämpfen auch im seelischen und sozialen Bereich um ihr Gewicht, etwa in der Beziehung, auf gesellschaftlichem oder beruflichem Parkett. Da geht es um die Stellung, die Position, die Wichtigkeit in Familie oder Konzern, die Anerkennung der eigenen Leistung, kurz um das Gewicht im Leben. Einige ringen auch schon um ihr geistig-seelisches Gewicht und die allermeisten ums Gleichgewicht. Wieder andere wollen geistige Schwergewichte werden. Und selbst wer auf Bewusstseins- und spirituelle Entwicklung setzt, will zum Schluss beim letzten Wiegeritual nicht als zu leicht befunden werden. Auch hier geht es letztlich ums Gewicht, denn wie Mythologien und Religionen bekunden, werden bei der Endabrechnung die Seelen gewogen. Im ägyptischen Mythos war es die Göttin Maat, die mit ihrer Waage das Amt der Seelenrichterin versah, bei den Griechen war es Zeus, der einmal das Wiegen der Seelen vollzog, und auch die Seelenwägung im Jüngsten Gericht entspricht der Herzwägung der Ägypter. Beim Gewicht geht es also letztlich um viel mehr als den körperlichen Aspekt, der in der Moderne wie alles Materielle so überbewertet ist.

Selbst wenn wir uns hier vor allem um die körperlichen Gewichtsprobleme unserer Zeit(genossen) kümmern und besonders jene, die mit dem Essen zusammenhängen, mag es beruhigen, dass Menschen offenbar zu fast allen Zeiten Probleme mit dem Gewicht und dem Essen hatten.

Seit der Vertreibung von Adam und Eva aus dem Paradies macht hier keine Zeit eine Ausnahme. Zu Beginn legten die beiden dem Alten Testament zufolge den Grundstein mit dem Essen der verbotenen Frucht vom Baum der Erkenntnis von Gut und Böse. »Im Anfang liegt alles«, besagt das drittwichtigste der Schicksalsgesetze. So sind hier alle kommenden Essensprobleme schon symbolisch angelegt. Der Baum der Gegensätze, der Polarität also, war Eva vielleicht nicht in seiner ganzen Bedeutung klar. Trotzdem brachte sie mit dieser Auflehnung gegen Gott die Menschheitsgeschichte erst in Gang. Natürlich hatte »die Schlange« sie aufgehetzt, sie »verführt« und ihr gesagt: Wie Gott, erkennend Gut und Böse, könne sie nur durch das Essen eines Apfels vom verbotenen Baum der Erkenntnis werden. Diese Auflehnung ist ein archetypisches Muster, dem auch schon der Titan Prometheus (»der Vorausdenkende«) folgte, als er das Feuer stahl, um es den Menschen zu schenken. Nur so kam deren Entwicklung überhaupt in Gang.

Die Übergewichtigen der heutigen sogenannten Ersten Welt erleben diese voller verbotener Früchte, und auch sie können sich kaum zurückhalten. Ist es bei ihnen ebenfalls der Drang nach Entwicklung? Tatsächlich ist die Entwicklung zum Individualgewicht ein Teil des

Individuationsweges. Mit unserem Gewicht sind wir ungleich mehr *wir.* Denn die Antworten bei der Suche nach dem Individualgewicht liegen nicht an der Oberfläche. »Sie müssten doch nur …«, sagen mit anderen Problemen Ringende. Die Betroffenen können aber nicht so einfach, weil ihr inneres Muster ihnen im Weg steht.

Wie es für das Lebensmuster der biblischen Eva richtig und wichtig war, nach der verbotenen Frucht zu greifen, ist es für all ihre Leidensgenossinnen wichtig. Letztlich sind wir alle auf dem Entwicklungsweg. Eva heißt »die Leben Schenkende«, und dafür steht sie auch symbolisch. Ihre vielen Töchter des Lebens verführen bis heute zum Naschen, lassen sich vernaschen, und meist unterstützen bis heute ihre »Äpfelchen« die Versuchung. Und die Söhne des Lebens lassen sich nach wie vor reihenweise davon verführen. Ihnen zu sagen, es handle sich dabei doch nur um eine Täuschung, mit Fett gefüllte Hauttaschen, ist offensichtlich eine Verkennung der Bedeutung von Mustern und Symbolen. Solch archetypische Muster zu werten ist ein kapitaler Irrtum, der zu Aussagen führte wie: »Und immer noch lassen sich Evas Töchter vom Teufel reiten, um ›unschuldige‹ Männer zu (ver)führen.« Aber wozu denn? Tatsächlich doch dazu, sich auf den Entwicklungsweg zu begeben. Das aber hat der Großteil des christlichen Bodenpersonals von Anfang an nicht wahrhaben wollen, sondern alles Weibliche und Sexuelle drinnen verdrängt und draußen bekämpft.

Ziehen wir den Mythos doch mal von der anderen Seite auf: Was, wenn Eva dieser »Essensfehler« nicht unterlaufen wäre? Die Menschheitsentwicklung wäre nie in Gang gekommen, wir säßen immer noch im Paradies und langweilten uns, könnten weder Gut und Böse unterscheiden noch Frau und Mann, noch überhaupt irgendetwas, mit der Erkenntnis wäre es also auch nichts. Adam und Eva merkten erst nach dem entscheidenden Biss, wie nackt sie waren und wie verschieden. Evas »Fehler« erst ermöglichte zu erkennen, dass ihnen

Wesentliches fehlte, und setzte so die Suche nach dem Fehlenden und damit die ganze weitreichende sinnlich-erotische Liebesentwicklung in Gang. Wir schulden Eva und ihrem Essensfehlgriff also größten Dank. Denn ihrem Kosten des verbotenen Apfels verdanken wir die Liebe unter uns Menschen. Dieser erste Apfel ist gleichsam der Urahn aller späteren Liebesäpfel, aber auch der Zankäpfel, denn der Unterscheidung von Gut und Böse verdanken wir auch alle Zwietracht und Verzweiflung – bis heute.

Und es sind bis heute immer noch unsere Fehler, die – sobald als solche erkannt – die Suche nach dem Fehlenden anstoßen und so Entwicklung in Gang setzen. Deswegen werden in der Schule (des Lebens) immer wieder vorsätzlich Möglichkeiten zu Fehlern eingebaut, an denen wir lernen und wachsen können. Wie Eva ihre Entwicklung ihren verbotenen Gelüsten verdankt, verdanken wir als ihre Nachkommen unseren individuellen verbotenen Gelüsten so vieles. Sie machen so viel Sinn. Diesen zu entschlüsseln wird uns zur Aufgabe auf dem Individuationsweg zum Individualgewicht.

Und noch mehr ist in der Genesis, der Entstehungsgeschichte der Bibel, eingefangen. Wie Eva mit ihrem beispielhaften Mut das Spiel des Lebens in Gang bringt, bekommt auch ihr Partner Adam zeitlose Vorbildfunktion. Und wieder ist Essen der Auslöser. Eva pflückt den Apfel zwar, aber für Adam, und der *(fr)isst ihr aus der Hand,* genießt die verbotene Frucht, nimmt auch die Früchte des Genusses, Erkenntnis und Unterscheidungsfähigkeit an, aber die Verantwortung lehnt er ab, beziehungsweise er flüchtet in die erste überlieferte Projektion. Denn als Gott die beiden zur Rede stellt, hören wir Adam sinngemäß: »Ich war's nicht, das Weib hat's ausgefr*essen.*« Also sie sei schuld und er habe damit nichts zu tun und trage keinerlei Verantwortung. Seine Verantwortungslosigkeit geht aber noch weiter, als Gott auf diese Projektion nicht hereinfällt, wird Adam noch frecher: »Das Weib, das du mir beigestellt hast, sie gab mir davon.«

Also wenn er die Schuld an Eva nicht loswird, dann versucht er es bei Gott.

Schuld und Verantwortung schiebt er lieber auf andere und zur Not auch auf Gott und sieht sich selbst nur als harmlosen Mitläufer beziehungsweise -esser. Hier wird deutlich, wie wir alle seit uranfänglichen Zeiten auf seinen Spuren wandeln. Wir wollen weder schuld sein noch die Verantwortung für unser Handeln tragen. Das sollen andere tun. Pioniere und Wegbereiter wie Eva und den Titan Prometheus gibt es wenige, aber verantwortungslose Mitläufer gibt es zuhauf. Das sind die heute mit verbotenen Speisen kämpfenden Übergewichtigen, die auf ihre Gene, Konstitution, Drüsen, falsche Erziehung, Überfütterung der frühen Jahre, zu reichlich angelegte Fettzellen, Werbung, Lebensmittelkonzerne und, und, und projizieren.

So war und ist Projektion unser Lieblingsspiel und Hauptproblem von Anfang an und beschäftigt uns bis heute. Nur liegt darin, wie ganz am Anfang schon zu biblischen Zeiten, keine Lösung. Es ist hilfreich, solche Ur-Sachen zu erkennen auf der Suche nach den Mustern des Anfangs, aber auf sie zu projizieren führt immer tiefer in die Sackgasse. Dass die christliche Religion die mutige entscheidungsfähige Eva so negativ beleumundet und den feigen verantwortungslosen Adam so vergleichsweise positiv, ist ein Drama, das weit über Ernährungsfragen hinausgeht und uns weiter auf Schritt und Tritt verfolgt. Mutige Verfechter der neuen Ernährung wie Prof. Colin Campbell und Dr. Caldwell Esselstyn zum Beispiel hatten ihre Karrieren schon sehr erfolgreich beendet. Dann aber riskierten sie viel und jedenfalls ihren Ruf für die Ernährungswende zu pflanzlich-vollwertiger Kost. Selbst ihren persönlichen Familienfrieden setzten sie aufs Spiel, stammen doch beide von (Milch)farmen. Jetzt, im hohen Alter, beide weit in ihren Achtzigern, werden sie heftig befehdet. Unzählige Mitläufer und Lobbyisten in Regierungen, Behörden und Konzernen hingegen werden gedeckt. Überall ein ähnliches Bild: Mutige Whistleblower stehen am Pranger oder befinden sich sogar auf der Flucht, die Täter bleiben meist in Amt und Würden – wie schon Kurt Tucholsky sagte, werden oft nicht diejenigen bestraft, die den Dreck machen, sondern diejenigen, die mit dem Finger darauf zeigen.

Bei Adam und Eva und allem Anfang gäbe es in unserem Zusammenhang noch viele Gründe zu verweilen. Dass Adam Eva aus der Hand frisst, ist ebenso zeitlos wie bedeutungsschwanger. Ging schon ganz zu Beginn die Liebe durch den Magen? Vieles, was uns noch heute in Teufels Küche bringt, kam es schon damals aus dieser? Die Schlange und die Verführung und unsere Verführbarkeit durch moderne Werbung zu unsäglich krankmachender Kost?

Wer all das zu religiös und mythisch und damit weit hergeholt findet, stößt übrigens auch bei der wissenschaftlichen Version auf die Ur*suppe,* aus der das Leben entstanden sein soll – also hier wie dort beginnt es mit Essen und einer Suppe, die es auszulöffeln gilt.

FRAGEN

- Was erinnere ich vom Beginn meiner Essgeschichte?
- Lasse ich mich gern mit Köstlichkeiten verwöhnen?
- Verführe ich gern mit köstlichem Essen?
- Wie verführbar bin ich?
- Wie gern bin ich VerführerIn?

VOM »DIÄTELN« UND ÄRZTLICHEN MASSNAHMEN

Über die Hälfte der deutschen Frauen würde gern abnehmen, nicht wenige Männer ebenfalls. Sie leiden unter ihrem Gewicht, schämen sich dafür, nehmen Nachteile in Kauf: von Problemen und Peinlichkeiten beim Kleiderkauf bis zu angedachten oder schon angedrohten Risikozuschlägen der Krankenkassen. Das wurde durch die Entsolidarisierung durch Corona/Covid-19 sicher nicht besser. In Österreich etwa führten die strengen Maßnahmen der Regierung zu mehr Denunziationen als Infektionen.

Aber Diäteln machen dick, wie erfahrene Leidgeprüfte wissen, und Bewegung ist zum Abnehmen wenig erfolgreich und nicht selten sogar kontraproduktiv – jedenfalls dort, wo sie Überwindung braucht, wie sie bereits die Kostumstellung verlangt.

Das Bedürfnis nach Abnehmen ist aber riesig, wie Zeitungsverleger wissen und formulieren: »Diät geht immer und funktioniert nie.« Das heißt, die Zeitschrift »geht« beziehungsweise verkauft sich prächtig mit der neuen Diät, weil die letzte und ihre Vorgängerinnen nicht funktionierten.

Gäbe es überhaupt eine Diät, die wirklich nachhaltig funktionieren würde, es bräuchte all die anderen nicht. Aber es werden immer mehr, weil eben keine funktioniert.

Am guten Willen der Diätfans, wie gesagt meist Frauen, liegt das nicht. Tatsächlich nimmt sie jeweils ganz gut ab, nur ist damit das Problem nicht gelöst. Bestenfalls bleibt es ein Kampf auf Dauer, schlechterenfalls und üblicherweise nimmt frau wieder zu, weil sie irgendwann doch wieder richtig zulangt. Dann aber legt sie in Rekordtempo zu, weil jede weitere Diät den Organismus auf noch bessere Futterverwertung trainiert. Aus der Körperlogik ist das verständlich.

Mit jedem Gramm, das der Organismus auf seinen Fettkonten abbuchen muss, sichert er sich besser gegen neuerliche Entnahmen in mageren Zeiten, die mit jeder weiteren Diät drohen.

Die meisten Diäten spielen sich im Bereich der laufenden (Fett)konten ab und tangieren zentrale und gehasste Depots kaum, um die es den KontoinhaberInnen meist gerade ginge. Der Körper »bewährt« sich hier als geschickter Haushalter. Solange irgendwie möglich, bewältigt er alle Ausgaben von den laufenden Konten, und nur in extremen Dürrezeiten greift er auf fest angelegtes Fett zurück. Also bevor er so aussagekräftige Depots wie großen Po, Doppelkinn oder Reithosen-Phänomen in Angriff nimmt, versucht er, mit allen anderen Reserven so sparsam und lange wie möglich auszukommen. Und gleich nach überstandenem Engpass baut er die besonders aussagekräftigen Demonstrationsdepots wieder auf, in der Hoffnung, dass ihre BesitzerInnen ihre Bedeutung und Lernaufgabe doch noch deuten, erkennen und umsetzen.

Jede Diät- oder wie auch immer bedingte Dürrezeit lässt ihn obendrein sparsamer und raffinierter haushalten. Diäten sind für den Organismus zuerst einmal Katastrophen, die ihn besonders animieren, aus ihnen zu lernen und schließlich sogar davon zu profitieren. Raffinierte Banker verdienen auch an Börsenkrachs noch.

Hinzu kommt erschwerend, dass bis dato unbewusst verlaufende Mechanismen wie Sättigungsreflex und Hungergefühl durch Diäten erst bewusst gemacht und dann nicht selten durcheinandergebracht werden. Der bekannte Effekt: Wer versucht, bewusst zu atmen oder zu gehen, bringt oft den Atem erst einmal aus dem Rhythmus und seinen Gang aus dem Tritt.

Die Angebote der Medizin zur Gewichtsreduktion entsprechen denen der Illustrierten von der Zahl und leider auch den Erfolgsaussichten. Da wurden – von einem deutschen Professor – schon mal Sonden mit einem Ballon in den Magen geschoben und dort aufgeblasen, wodurch andauerndes Völlegefühl und Magendrücken die Essenslust nahm. Nach dieser Leidenszeit kam das Übergewicht meist ähnlich rasch zurück, wie es gegangen war, oft noch erschwert durch die Nebenwirkungen des Ballons wie Magenschleimhautreizungen und Schlimmeres.

Chirurgisch wurden schon größere Dünndarmstücke ausgekoppelt und in Nebenschluss gelegt, sodass PatientInnen nicht mehr alles Gefutterte verdauen konnten. Das lief oft auf andauernden »chirurgischen Durchfall« oder andere Misslichkeiten hinaus. Selbst eine medizinische Kiefersperre, die jedes weite Öffnen des Mundes verhinderte, wurde schon erprobt. Wer seinen Mund nicht mehr richtig aufbekommt, wird nicht mehr so viel hineinstopfen und zwangsläufig abnehmen. Das hat sich so wenig bewährt, dass es heute nach innen verlegt wird, was als sogenanntes Magenband nach wie vor regen Zuspruch erfährt. Der vergrößerte Magen wird gewaltsam gebändigt und verengt, sodass rasche Sättigung eintritt. Aber was ist mit dem ursprünglichen Hunger?

Der letzte Schrei ist ebenfalls mechanischer Natur: Zum Abnehmen in eigener Regie unfähig, »lässt man abnehmen«, wiederum von Chirurgen. Bereits einverleibtes Fett wird dabei in einem nicht ganz ungefährlichen Verfahren verflüssigt, der sogenannten Lipolyse, und anschließend abgesaugt, wobei wir auf der Ebene kosmetischer Operationen wären. Das Doppelkinn wird dem Chirurgen überantwortet, weil zu peinlich, zu ehrlich. Sonst würde zu deutlich, dass man ein Thema mit seinem Willen hat und »den Hals nicht voll genug kriegt«. Was im Laufe der Zeit einverleibt wurde, kann so schwer werden, dass man es hängen lässt und sich selbst gleich mit. Hängengelassenes liften heute Chirurgen – von Gesichtern bis Brüsten (*to lift* [anheben]). Was weder diese noch die Besitzer der Hängegärten bedenken, ist die damit notwendigerweise einhergehende Durchtrennung der Energiebahnen der Meridiane und Nadis. Diese zu ignorieren ist kurzsichtig, denn die Patientinnen fühlen die betroffenen Regionen anschließend oft wie abgetrennt und abgeschnitten.

Unter den wenig erfolgreichen Maßnahmen sind des Weiteren die Appetitzügler zu erwähnen, die außer Kontrolle geratenes Gewicht chemisch über das Gehirn zügeln sollten. Sie schafften das aber genauso wenig wie die Pille, die die Fettverdauung blockieren sollte. Sie tat das wohl, aber da Fett gar nicht entscheidend zum Übergewicht beiträgt, wie schon Studien belegen, brachte das außer unangenehmen Nebenwirkungen nichts.

Alle erwähnten Methoden lassen das Bewusstsein Betroffener aus dem Spiel und agieren deshalb auf verlorenem Posten wie schon die eher harmloseren Diäten. Insofern als sie den PatientInnen fast generell alle Verantwortung abnehmen will, was meist auch in deren Interesse ist, macht die Medizin sich und sie verantwortungslos. Tatsächlich kann das Verwirklichen des eigenen Individualgewichts nur mit voller Eigenverantwortung gelingen – das aber ist möglich, und ich habe es schon oft miterleben dürfen.

Das mag für Menschen der Moderne hart klingen, die gewohnt sind, Verantwortung wo immer möglich – und wie von Adam, dem nach biblischer Auffassung ersten Menschen, vorgemacht – von Anfang an abzuschieben. Andererseits sind fast all die medizinischen Maßnahmen, meist nachdem sie einiges an Kollateralschäden verursacht hatten, klammheimlich wieder vom (OP-)Tisch verschwunden. Insofern bleibt eigentlich nur noch, die Verantwortung für die eigene Situation und das entsprechende Gewichtsthema zu übernehmen. Dabei sind die Nebenwirkungen bei Übernahme der Verantwortung im Gegenteil faszinierend angenehm und bieten eine Chance, das ganze Leben gleich mit in Ordnung zu bringen.

Natürlich wäre es bequem, Übergewicht mittels Pille loszuwerden oder von jemand anderem beseitigen zu lassen, ohne Eigenverantwortung zu übernehmen. Nur gibt es diese Möglichkeit nicht, wie sich schon an Urahn Adam zeigte: Er flog trotz aller Projektionsversuche mit aus dem Paradies; und so haben heute auch Männer eine gewisse Entwicklungschance, wenn sie denn Eigenverantwortung übernehmen.

FRAGEN

- Was habe ich an Diäten schon hinter mir?
- Was an Maßnahmen der Schulmedizin?
- Wie sehr neige ich dazu, Verantwortung abzugeben?
- Zu projizieren auf Adams Spuren?
- Wie bereit bin ich, jetzt wirklich selbst Verantwortung zu übernehmen?

WELCHES GEWICHT BRAUCHT UNSERE SEELE?

Die Antwort ist ganz leicht, denn im Augenblick braucht sie das Gewicht, das wir gerade haben, sonst hätten wir es nicht. Das ergibt sich klar und deutlich aus meiner jahrzehntelangen Erfahrung mit der Arbeit von Krankheit als Symbol. Wir wären nicht körperlich rund, wenn es nicht die einzige verbliebene Chance unserer Seele wäre, uns nachdrücklich auf das Thema eines runden Lebens hinzuweisen. Wir wären auch nicht gertenschlank, wenn es nicht notwendig wäre, uns auf dieses spindeldürre Ehrgeizprogramm hinzuweisen und aufmerksam zu machen. Wir haben also alle das für unsere jeweilige Situation optimale Gewicht und die ihm entsprechende Figur.

Beschwerden wie »Ich kann mein Gewicht nicht halten, Herr Doktor« sind immer unwahr, sonst würde derjenige ja irgendwann platzen oder sich endgültig verdünnisieren. Betroffene können es schon halten, nur sind sie mit dem Niveau nicht zufrieden. Das ist meist der Fall, wenn es nicht dem gängigen Ideal entspricht und deutlich Kompensation ungelöster Probleme und Aufgaben ist. Wer schwanger aussieht, obwohl er es nicht ist, egal ob Frau oder Mann, hat trotzdem die im Moment für ihn beste Figur. Jedenfalls unter dem Strich gesehen, wenn alle seelischen und sozialen Komponenten mit berücksichtigt werden. Wer sich schwer und schwanger fühlt, obwohl sicher bei dieser Art von Schwangerschaft im wahrsten Sinne des Wortes nichts herauskommt, wird damit unglücklich sein.

Wird dagegen das eigentliche Schwangerschaftsthema im Bewusstsein entdeckt und das geistig-seelische Kind ausgebrütet und geboren, ist die Erleichterung nach dieser »schweren Geburt« entsprechend.

Ich gehe oft schwanger mit einem Thema und tue das gern, weil sich schon in der Schwangerschaft etwa mit einem Buchthema auf geradezu wundervoll-magische Weise Hilfen und Ideen, unterstützende Materialien wie Bücher und Filme einstellen. Sie erreichen mich quasi ohne mein aktives Dazutun, versammeln sich um mich, werden mir zugetragen und geschickt, gepostet und sogar untergejubelt. Wird solch eine Schwangerschaft bewusst und mit Hingabe angenommen, muss sie sich natürlich nicht körperlich im Sinn dieser Art gewichtiger körperlicher Schein-Schwangerschaft manifestieren. Das geschieht lediglich, wenn sie keinen anderen Ausdruck findet.

Der Körper ist nach der Krankheitsbilderdeutung immer die letzte Ausweichbühne für ansonsten nirgendwo geduldete, überall verdrängte Themen. Wir müssen ihn also nur im Spiegel als Spiegel betrachten, um zu sehen, wo wir stehen oder hängen (geblieben sind).

Das Gewicht, das wir im übertragenen Sinn nicht zulegen konnten, hängt dann körperlich an uns und beschwert das Leben (un)gemein. Aber es meint immer uns und steht uns zu, wenn es uns auch nicht gut (an)steht.

Bei der Arbeit mit US-Amerikanern wurde mir das so richtig vor Augen geführt. In einer Gesellschaft, der es so sehr um Selbstverwirklichung im Hinblick auf finanzielle, materielle Fülle geht, werden so viele so entsetzlich dick, weil sie ein rundes Leben in Fülle im übertragenen Sinn nicht hinbekommen. So bleibt das Thema körperlich an ihnen hängen. Tatsächlich habe ich selten so viele Menschen mit Geld- und Figurproblemen erlebt wie im selbsternannten Land der unbegrenzten Möglichkeiten, gern von seinen Bewohnern auch als *God's own country* – »Gottes eigenes Land« – bezeichnet. Wie daneben wäre dieser Gott? Was der Geist nicht *rafft,* rafft sich der Körper stellvertretend zusammen. Da sind Straßen und U-Bahnen voll von Schwangeren beiderlei Geschlechts, die ihren Traum nicht gebären können. So brüten sie über Erfolgs- und Selbstoptimierungsprogrammen der Schnellschussvariante, mit denen sie es nie gebacken bekommen, und werden körperlich immer dicker und gewichtiger statt wichtiger und erfolgreicher. Wie Sand am Meer angepriesene Diäten greifen immer weniger, weil sie auf der falschen Ebene ansetzen: der des Körpers statt des Bewusstseins. Man kann noch so angestrengt versuchen, im Spiegel seine Mitesser auszudrücken, das wird weder das eigene Gesicht noch Problem tangieren. Nur einmal im Jahr in den USA, wird mir das sehr *offen*sichtlich. Wer vor Übergewicht nur noch watscheln statt gehen kann, ist natürlich auch resistent gegen wie Sauerbier angebotene Fitnessprogramme. Ganz abgesehen davon, dass diese viele Vorteile mit sich bringen, aber meist nicht bezüglich der Gewichtsreduktion.

Wir müssen uns jeweils abholen, wo wir wirklich sind. Und wie Einstein, Watzlawick und Plato wussten, müssen wir tiefer gehen und hinter jedem Ding die Idee beziehungsweise das Muster erkennen. Auf diese tiefe Ebene gilt es vorzudringen, wenn wir Probleme wirklich nachhaltig lösen wollen. Das gilt auch fürs (Individual)gewicht.

FRAGEN

1. Wie und womit verdiene ich mir genau das Gewicht, das ich jetzt habe:
   - auf seelischer Ebene,
   - auf materieller Ebene?
2. Wo genau stehe ich heute?

WO GENAU ANFANGEN?

Natürlich bei mir selbst – ebenso *natür*lich wie selbstverständlich. Wir können uns eben immer nur dort erfolgreich abholen, wo wir wirklich sind. Denn nur da lässt sich loslegen, anfangen, uns und etwas in und dann erst an uns zu verändern.

Wir sind nicht schuld, aber völlig verantwortlich für uns selbst.

Zuerst für unsere Innenwelt und von innen nach außen auch für unsere Außenwelt. Und wir können Hilfen bekommen und sie dankbar annehmen. Yogi Bhajan sagt es auf Englisch so schön: »The most important attitude is gratitude.« – »Die wichtigste Haltung ist Dankbarkeit.«

Wer in der Welt etwas verändern will, muss bei sich anfangen mit dem Verändern. Das ist absolut nichts Neues, sondern die Erkenntnis aller spirituellen Traditionen und sämtlicher großer Religionen. Dass sich unsere christliche so in die Belanglosigkeit verabschiedet hat, liegt – aus meiner Sicht – genau daran, dass ihre irdischen Vertreter nicht bei sich angefangen haben, sondern fast immer mit zweierlei Maß unterwegs waren.

Wer genau das Gegenteil davon macht, ist auf gutem Weg,

- mit eigener Macht bewusst umzugehen,
- mit sich ehrlich zu sein und zu bleiben,
- statt Schuld im Außen Verantwortung bei sich selbst nicht nur zu suchen, sondern zu finden.

Dabei bleibt es trotzdem wichtig, das Feld, in dem wir zusammenleben, zu durchschauen, um es zuerst für sich und dann vielleicht sogar für andere wandeln und anschließend in den Gesamtzusammenhang des Lebens einordnen zu können.

Durchschauen, Wandeln, Einordnen sind die entscheidenden drei Stufen der *Salutogenese,* der »Entstehung von Gesundheit« (lat. *salus* [Wohl, Heil], gr. *génesis* [Zeugung, Schöpfung]). Sie ist auf die Zukunft gerichtet, wo noch viel zu machen ist. Der Gegenpol, die *Pathogenese,* beschäftigt sich mit der Vergangenheit: der »Entstehung von Krankheit« (gr. *pathós* [Leiden, Krankheit]). Eine grammatische Vergangenheitsform heißt schon »Perfekt«, und an ihr ist nichts mehr zu ändern. Sie ist aber trotzdem wichtig, nämlich fürs rückwirkende Verstehen und Durchschauen. Wer versteht, wie er in eine Misere wie Über- oder Untergewicht hineingeschliddert ist, kann sich in Zukunft vor dieser Falle hüten und in der Gegenwart auch besser daraus befreien, um eine gesunde glückliche Zukunft zu gewinnen. Wer sich auf die Salutogenese einlässt, nutzt alle drei Zeitebenen optimal, orientiert sich aber nach vorn in die Zukunft, und an der ist durchaus einiges und tatsächlich vieles zu ändern. Hier sind Weichen neu zu stellen, und wir können frisch entdeckten Wegweisern mutig folgen. Das ist die Richtung der deutenden Medizin, wie sie in meinen Büchern *Krankheit als Weg* bis *Krankheit als Symbol* beschrieben wird. Sie bedient sich zwar der

Pathogenese, aber vor allem, um daraus den ersten Schritt, das Verständnis für die persönliche Salutogenese zu entwickeln, um dann in der Gegenwart auf der Ideenebene bessere Lösungsmöglichkeiten zu finden, die helfen, das Problem in der Zukunft zu wandeln.

FRAGEN

1. Wie steht es um mein Verständnis meiner Gewichtsvergangenheit?
2. Wie um meine Bereitschaft, jetzt Entscheidendes – auf Ideenebene – zu ändern, um meine Zukunft zu wandeln?
3. Wie kann ich aus meiner Vergangenheit lernen, in meiner Gegenwart anzukommen, um meine Zukunft in meinem Sinn zu gestalten?

ETWAS PHILOSOPHIE: SCHWERES SCHLUCKEN UND VERDAUEN

Zwei Arten des Denkens und Lebens

Wir können uns um die Vergangenheit kümmern im Sinn der Pathogenese mit der Gefahr, dort hängenzubleiben. Das ist auch die Falle der Psychoanalyse, wie ich sie erlebt habe, nämlich als ein Hängenbleiben in der Vergangenheit und Projektion der »Schuld« nach draußen, auf andere, etwa die Eltern. Insofern bedient sich die Tiefenpsychologie auch der Mythologie, der Geschichte der menschlichen Verwicklungsmöglichkeiten. Auf dem Gegenpol hat Dr. Oskar Ruf die Entwicklungsmöglichkeiten, die uns Märchen enthüllen, als Höhenpsychologie erkannt. Sie beschäftigen sich mit Entwicklungswegen und insofern mit der Zukunft und ihren Chancen. *Ver*wicklung und *Ent*wicklung sind Gegenpole und beide wichtig, denn aus den Verwicklungen der Vergangenheit können wir lernen, uns hinaus zu ent-wickeln, um unser Selbst zu verwirklichen. Fragen wir uns also zunächst:

- Wie habe ich mein Über- oder Untergewicht bekommen?
- Wodurch ist es entstanden?

Aristoteles (385–323 v. Chr.) fand vier Ursachen, die er alle vier immer angewandt wissen wollte, zunächst eine Causa finalis, eine Ziel- oder Zweckursache. Danach können wir uns darum kümmern, worauf unser Über- oder Untergewicht zielt, also Fragen stellen wie:

- Worauf weist mich mein Gewichtsproblem hin?
- Welches Muster bildet es mir ab?
- Was will es mir sagen?
- Wovor will es mich warnen?
- Warum esse ich? Worauf läuft mein Essen hinaus?

Und ganz entscheidend:

- Woran hindert mich meine (Gewichts)problematik?
- Wozu zwingt sie mich?

Als weitere fand Aristoteles die Causa formalis oder Muster- beziehungsweise Formursache. Sie achtet auf die Spielregeln des Lebens, wie diese meine Gewichtsprobleme fördern und geradezu (er)fordern. Hier wären Fragen wichtig wie:

- Warum gerade ich?
- Warum gerade so?
- Warum gerade jetzt?

Aber auch die Fragen:

- Wie esse ich?
- Und wann esse ich?

Und natürlich kannte Aristoteles auch eine Causa materialis, die materielle oder »Stoff-Ursache«, also »woraus etwas entsteht und was in diesem Etwas ist«. Das sind bei unserer Thematik Fragen wie:

- Was esse ich?
- Wie viel esse ich?
- Was trinke ich?
- Wie viel trinke ich?

Die Frage »Warum esse ich?« zum Beispiel kann sowohl der auf die Zukunft gerichteten Causa finalis als auch der Causa efficiens, also der wirkenden Ursache aus der Vergangenheit entsprechen und »Hunger« meinen.

Ein Beispiel aus ganz anderem Bereich mag klarer machen, wie wichtig alle vier Ursachen sind. Wenn beim Fußball der Ball auf dem Elfmeterpunkt liegt und ein Spieler anläuft und gegen den Ball tritt, ist unsere Standardfrage: Warum?

Naturwissenschaftler – und darauf reduzieren sich viele Mediziner freiwillig und ohne Not – müssen nun in der Vergangenheit eine reproduzierbare, also immer gleiche Ursache suchen. Das ist einfach, die einzige infrage kommende Antwort: der Pfiff des Schiedsrichters. Aber ist das wirklich eine erschöpfende, Sportfans befriedigende Antwort? Trainieren Spieler wirklich jahrelang hart allein wegen eines Pfiffs?

Geisteswissenschaftler würden eher auf die Zielursache setzen und antworten: Weil er ein Tor schießen und gewinnen, vielleicht (Welt)meister werden will. Die Causa finalis ist also mindestens so vielsagend und gehört für befriedigende Ergebnisse immer dazu – nicht nur, aber auch in der Medizin.

Ein weiterer Grund liegt in den Spielregeln des Fußballs, denn er darf sich den Ball eben nicht auf den Siebenmeterpunkt legen, was für ihn vorteilhafter wäre, aber den Fußballregeln widerspricht.

Und natürlich sind auch Muskeln, Spielfeld und das Rindsleder-Totem, der Ball, heute meist aus Plastik, wichtig, die unstrittige Causa materialis.

Die deutende Medizin von *Krankheit als Symbol* berücksichtigt alle vier Ursachen und nicht nur die eine aus der Vergangenheit auf die Gegenwart wirkende. Diese ist natürlich nicht falsch, im Gegenteil, sie gehört zweifelsfrei dazu, ist aber – einem vollständigen Bild zuliebe – unbedingt durch die anderen drei zu ergänzen:

1. Was hat in der Vergangenheit zu dieser Gewichtsfehlentwicklung geführt (Causa efficiens)?
2. Aber auch: Was will sie mir sagen, was als Lernaufgabe zeigen (Causa finalis)?
3. Welches Muster steckt dahinter (Causa formalis)?
4. Und: Was ist ihre materielle Basis (Causa materialis)?

So werden wir die Vergangenheit durchschauen lernen, aber nicht unter Kultivierung eines schlechten Gewissens bei denen, auf die wir projizieren, und bei uns, die wir Fehler gemacht haben. Im Gegenteil, Fehler sind wichtig, um zur Ganzheit Fehlendes zu integrieren. Und Eltern sind nicht generell Sündenböcke, sondern diejenigen, die in der Regel ihr Bestes gaben, was nur möglicherweise nicht ausreichte. Aber dafür haben wir noch eine Zukunft, um die Weichen selbst umzulegen und vieles (für uns) besser zu machen.

Die Zukunft entdecken wir mit der Zielursache. Bei deren Umsetzung hilft folgende Frage: »Was lebe ich im Symptom bisher, und wie kann ich dasselbe Thema beziehungsweise Ur- oder Lebensprinzip und seine Energie statt in destruktiver, wie in der Gewichtsproblematik, in konstruktiver Weise ausdrücken und leben?« Also ein rundes Leben statt einen runden Leib haben, schwanger gehen mit einer bahnbrechenden Idee statt mit leerer Luft oder beschwerlichem Fett und lieber noch als ein großes Fett- ein entsprechendes Geldpolster sein Eigen nennen.

Wie schon gesagt wurde, aber nicht oft genug wiederholt werden kann: Immer mehr vom selben bringt keine wirklichen nachhaltigen Lösungen! Problem- und Lösungsebene sind nicht identisch! Und vor allem: Hinter jedem Ding und überhaupt allem ist eine Idee!

Auf der Ebene der Ideen oder Muster liegen die Schlüssel zu wirklicher Heilung, echter Vorbeugung und sogar erfolgreicher Verwirklichung von Vorsätzen. Dazu müssen wir zu den Ur- oder Lebensprinzipien, den Archetypen oder Lebensbühnen vordringen. Dieser leichtverständliche und doch offenbar so schwer umsetzbare Satz mag das immer wieder klarmachen: »Heilung zielt auf ein rundes, erfülltes Leben, nicht einen runden Körper.«

Vorbeugung heißt, so zu leben, dass Probleme gar nicht erst entstehen. Und ebenso natürlich wie selbstverständlich werden wir uns später um die Materie-Ebene der Ernährung kümmern, aber nicht nur und nicht vorrangig. Denn wer lediglich auf Kostumstellung oder gar Diäten setzt, muss diese ein Leben lang durchhalten oder scheitern. Und wer nur auf Ursachensuche in der Vergangenheit geht, wird leicht zum Projizierer oder Selbstzerfleischer nach dem Motto: »Ich bin an allem selbst schuld, und Mama war auch ganz schlimm.« Es reicht auch nicht, nur in die Zukunft zu blicken und Muster zu ergründen. Eine durchschaute, aufgeräumte Vergangenheit, mit der wir fertig *sind* und die uns nicht mehr fertig*macht,* ist das Fundament einer gesunden Zukunft, auf die wir uns freuen können. Wir brauchen alle vier Ebenen, um besser zu verstehen, wie wir in unsere Gewichtsprobleme (hinein)gestolpert sind. Welches Thema dahintersteckt und in Zukunft von dieser destruktiv-desaströsen auf eine konstruktiv-wundervolle Einlösungsebene gehoben werden will. Und natürlich welche Ernährungsvorschläge das erleichtern und am nachhaltigsten ermöglichen und wann wir sie zeitlich am besten umsetzen.

Es gilt also, mutig und frech, ehrlich und realistisch zu werden, um aus der Vergangenheit für die Zukunft zu lernen. Diese Art des Lernens macht Freude und glücklich, wie uns die moderne Glücksforschung belegt. Ganz konkret ist zu *unterscheiden,* was meine Anlage und damit mein Schick*sal,* also mein geschicktes Heil (lat. *salus*), ist. Wenn ich klein bin – und da weiß ich besonders gut, wovon ich rede –, brauche ich als Mann nicht versuchen, im Tennis in die Top Ten der Weltklasse zu gelangen, und als Frau nicht, im Hochsprung bei Olympia Gold zu gewinnen. Aber so viel anderes steht uns offen, und wir können nicht nur etwas, sondern das aus uns machen, was aus uns herauswill. Jede(r) hat Begabungen, in denen Gaben stecken, die gegeben werden wollen. In diesem Sinn ist Geben wirklich seliger als Nehmen.

Fazit: Gewichts- und Figurprobleme sind auch Symptome, aber zugleich Chancen, um zu wachsen, sich zu wandeln und zu entwickeln und die- oder derjenige zu werden, die/der man ist und sein kann, und die oder der dann auch mit Genuss zu sein.

FRAGEN, BEZIFFERT NACH DEN VIER URSACHEN

1. Wie habe ich mir mein Übergewicht angefuttert? (1) ⊖
2. Was war meine seelische Ursache? (1) ⊖
3. Wie bin ich zu meinem Untergewicht gekommen? (1) ⊕
4. Worauf weist mich mein persönliches Gewichtsproblem hin? (2)
5. Welches Muster bildet es mir konkret ab? (2)
6. Was will es mir sagen? (2)

7. Wovor mich warnen? (2)
8. Woran hindert mich mein Gewichtsproblem? (2)
9. Wozu zwingt es mich? (2)
10. Warum hat es gerade mich so erwischt? (3)
11. Warum gerade so auf diese Weise? (3)
12. Warum gerade jetzt in dieser Lebensphase? (3)
13. Wie esse ich? (3)
14. Und wann jeweils? (3)
15. Was esse ich? (4)
16. Wie viel esse ich? (4)
17. Was trinke ich besonders gern? (4)
18. Was gar nicht? (4)
19. Und wie viel davon? (4)

Veränderungen von Feldern am Beispiel der Schicksalsgesetze

Unser Leben, »Lila«, das kosmische Spiel, wie Hindus es nennen, wird wie jedes Spiel von Spielregeln bestimmt. Ich nenne sie gern »Schicksalsgesetze«. Das wichtigste ist das der *Polarität.* Es besagt, in unserer Welt hat alles einen Gegenpol oder (s)ein Gegenteil. Wie die Physik weiß, gehört zu jedem Elektron ein Positron. Die Erfahrung zeigt, dass, je mehr wir uns auf einen Pol versteifen, desto drängender und sogar bedrohlicher der andere wird. Bei unserem Thema ist das offensichtlich: Alle wollen – in der modernen Wohlstandswelt – rank und schlank, fit und gesund sein. In Wirklichkeit kämpft eine Mehrheit mit ihrem Gewicht, meist mit Übergewicht. Sie ist auch keineswegs fit, sondern überwiegend ziemlich krank. Auf die Weltbevölkerung übertragen wird diese Polarität noch deutlicher: Von geschätzt circa 7,8 Milliarden Erdenbewohnern leiden immer noch fast eine Milliarde Hunger, etwa zwei Milliarden aber an Übergewicht.

Das zweitwichtigste der Schicksalsgesetze ist das der *Resonanz.* Es besagt, dass wir nur mit dem in Berührung kommen, wozu wir Resonanz oder wofür wir Affinität besitzen. Dass Gähnen ansteckend ist, liegt – wissenschaftlich belegt – nicht an Erregern, sondern den Spiegelneuronen im Gehirn.

Also haben wir weder unsere Partner noch unsere Chefs oder Politiker »zufällig«, sondern sie fallen uns gesetzmäßig zu. Das heißt, wer die äußere Welt ändern will, muss sich selbst ändern. In Bezug auf unser Thema heißt das, wer äußerlich, also körperlich schlank und fit werden will, muss in sich etwas verändern. Oder wer äußerlich in Form kommen will, sollte innere Schritte in Richtung Bewusstseinsentwicklung wagen.

Das sind schon die wichtigsten inneren Probleme und Programme, die zu äußeren Gewichtsveränderungen, zumeist im Sinn von Übergewicht, führen.

An dritter Stelle in der Hierarchie der Schicksalsgesetze oder als dritte Spielregel folgt das *Gesetz des Anfangs.* Tatsächlich ist im Samen oder Ei schon die ganze Pflanze oder das ganze Wesen angelegt – oder kurz: Im Anfang liegt (schon) alles. Aber wie uns heute die Epigenetik, die Wissenschaft von Lebensumständen und -stil, belegt, sind wir unserem Erbgut, den mitgebrachten Anlagen, keineswegs so ausgeliefert, wie es lange den Anschein hatte. Inzwischen ist beispielsweise belegt, dass die genetische Anlage zu Brustkrebs in Gestalt des BRCA-1-Gens weniger ausschlaggebend ist als die Ernährungsform. Diese dritte Spielregel ist ebendeshalb auch nur die drittwichtigste. Sie gibt wertvolle Hinweise, ist aber nicht so zwingend wie Polaritäts- und Resonanzgesetz. Für unser Thema heißt das zum Beispiel: Unser Leben oder auch jedes andere Spiel kann durchaus schwierig begonnen haben, etwa mit einer gehörigen

Portion Babyspeck, und trotzdem in ein schlankes Muster gewandelt werden.

Andererseits bleibt es immer interessant, wie etwas begonnen hat. Wissenschaftlich entspricht dem die Bedeutung der Prägung, für deren Entdeckung Konrad Lorenz (1903–1989) und Nico Tinbergen (1907–1988) im Jahr 1973 den Nobelpreis bekamen. Sehr entscheidend ist etwa, ob wir von Anfang an auf unsere Eltern oder ein fremdes Gynäkologen- oder Hebammengesicht geprägt wurden. Denn im ersten Blick liegt auch schon so viel.

Wer als dickes Baby gestartet ist wie ich und die meisten Babyboomer, ist so geprägt und hat lange – und oft schwer – daran zu tragen. Also unsere ganze große Generation hat schon zu Beginn – unter überreichlicher Fütterung – mehr Fettzellen angelegt, als wir brauchten, und damit die Anlage zur Gewichtszunahme früh mitbekommen. Das heißt, wir dürfen zeitlebens ein Auge darauf haben, aber das bestimmt noch nicht unser Individualgewicht. Unsere Eltern haben das nicht böse, sondern im Gegenteil gut gemeint. »Rund ist gesund« war in den Nachkriegsjahren und wohl immer davor das gängige Motto. Ein Baby sollte paus- und rotbackig und also bestens genährt sein und aussehen.

Die Anzahl angelegter Fettzellen bleibt uns ein Leben lang erhalten, aber ihren Füllungsgrad bestimmen wir jederzeit mit unserem Lebensstil, den wir wiederum fast beliebig beeinflussen können. Darin liegt auch eine wundervolle lebenslange Aufforderung zu Achtsamkeit.

Dass das damalige Baby-Ideal dem Ideal der modernen Leistungsgesellschaft so entgegensteht, kann man als Babyboomer unangenehm empfinden, aber böse Absicht steckte wie gesagt nie dahinter – im Gegenteil sehr gute. Unsere Eltern sind schon gleich dem Polaritätsgesetz aufgesessen. Sie wollten das Beste für uns und haben uns damit ein dickes Ei in die Wiege gelegt. Frei nach Bertolt Brecht ist das Gegenteil von gut eben nicht böse, sondern gut gemeint. Und noch besser ist, wir erkennen dahinter das Polaritätsgesetz – auch im Hinblick auf das Individualgewicht.

Andererseits – auch das Ausdruck der Polarität – bekamen wir dadurch die Chance, unsere Figur jederzeit selbst bestimmen und figürlich aus uns machen zu können, fast was wir wollen. Die erwähnte pyknische Anlage impliziert bekanntlich die Chance, jedes Figurmuster anzunehmen. Wir können uns gehen und dick werden lassen, aber auch durch Verständnis und Disziplin schlank bleiben oder werden, durch Training auch athletisch.

Die hagere, leptosome Anlage macht es dagegen sehr viel schwerer und aufwendiger zuzunehmen. Aber auch das ist zu schaffen, wie sich zeigen wird. So sind die Dünnen, die bis vor Kurzem zu vollschlanken Idealzeiten nur Mitleid bekamen, nun die großen GewinnerInnen.

FRAGEN

1. Was liegt bei mir gewichtsmäßig am Anfang?
2. Was für ein Baby war ich?
3. Wie zeigen mich erste Fotos?
4. Sagen Kose- oder Spitznamen schon etwas über mein Gewicht (»süßes Dickerchen« und so weiter)?
5. Welche Resonanz habe ich zu welcher Figur?
6. Was zeichnet die Menschen um mich herum diesbezüglich aus?
7. Habe ich Erfahrungen damit, das Gegenteil vom Gewünschten zu erreichen?
8. Inwieweit ist mein Ist-Zustand der Gegenpol zur Wunschfigur?

Mustergültige Logik – mustergültige Spielregeln

Übertragen wir die vier Ursachen noch einmal auf unser Thema »Gewicht«: »Warum sind wir übergewichtig?« Die Materialursache findet sich in überreichlicher Kost einerseits, in gut funktionierender Verwertung durch die Verdauungsorgane andererseits. Die Causa efficiens verbirgt sich in starkem Hunger, der immer wieder ausufernde Essgelage einfordert. Die Frage nach der Zielursache: »Was wollen wir mit dem Übergewicht erreichen?« Spontan würden wohl die meisten erst einmal jede Absieht leugnen, um dann aber doch zuzugeben, ihren Körper und sich damit zufriedenstellen zu wollen. Vielleicht rückten sie auch mit Gründen heraus, wie Essen und ein voller Bauch beruhigten oder ein gutes Abendessen sei die einzige Belohnung nach einem schlimmen Tag. Hier zeichnet sich schon ab, wie hilfreich eine andere, noch schönere Belohnung sein könnte und sie sich weitere Formen der Beruhigung oder auf neuen Wegen erreichbare Zufriedenheit erschließen sollten. Allerdings stecken sie noch fest in ihren Gewohnheiten, die sich zu stabilen Feldern ausgewachsen und etabliert haben.

Im täglichen Leben machen wir die Erfahrung, wie rasch neues Verhalten zur Gewohnheit wird und sich bald ein festes Muster formt. Obwohl wir nicht sagen könnten, wo dieses Muster in uns existiert, hat es ganz deutlich Macht über uns. Das gilt persönlich, aber auch im Kollektiven.

Wie lange haben wir gebraucht, obwohl längst klar ist, dass Rechtsverkehr und Kreuzungen unfallträchtiger sind, nur Letztere in Kreisverkehre umzuwandeln. Die Umstellung der Fahrspur für ein ganzes Land würde wohl unübersehbare Probleme mit sich bringen, weshalb sie auch noch nicht mal ins Auge gefasst wurde, zu *eingefahren* sind die Muster. Eigentlich widersetzen sich wohl weniger die Menschen als das formgebende, nach Rupert Sheldrake »morph(ogenet)isch« genannte Feld.

In jedem individuellen Leben herrschen solche Felder, die wir »Gewohnheiten« nennen und die sich allem Neuen wie einer Kostumstellung oder gar einem neuen Lebensstil widersetzen.

Wer bei uns schwimmen lernt, übernimmt fast selbstverständlich das relativ ungeschickte Brustschwimmen, das hier sein etabliertes Feld hat. Ein Amerikaner lernt mit gleicher Selbstverständlichkeit kraulen. Es dauert einige Zeit, bis wir das entsprechende Bewegungsmuster integriert haben. Ist das Feld aber einmal aufgebaut, existiert es für alle Zeiten. Einmal Gelerntes wieder zu verlernen ist fast unmöglich oder jedenfalls aufwendig. Wir verschränken die Arme immer nach demselben Muster. Wer es einmal umgekehrt versucht, wird staunen, wie komisch sich das anfühlt, da uns das entsprechende Feld fehlt. Auch das ist ein Muster mit ziemlicher Beharrlichkeit. Wer versucht, die Arme von nun an andersherum zu verschränken oder die Hände zu falten, wird in allen unbewussten Momenten automatisch ins alte Muster zurückfallen. Muster sind weit stärker, als wir uns auf den ersten Blick vorstellen. Das gilt für alle Muster unseres Lebens, von der Art, die Arme zu verschränken, bis zum lange eingefahrenen Weg zur Arbeit. Selbst wo ein neuer Weg Vorteile bietet, wird uns der alte in jedem unbewussten Moment wieder einfangen.

Das ist das Thema, das wir zu bewältigen haben, wenn wir ein seelisch und körperlich gesünderes Muster bezüglich unserer seelischen und körperlichen Kost gegen ein altes eingefahrenes durchsetzen wollen.

Jedes neue Muster hat es anfangs naturgemäß schwer und ist vollkommen auf unsere Bewusstheit angewiesen. Mit jedem Vollzug wird es allerdings einerseits fester und andererseits leichter und ist so gleichsam selbststabilisierend, bis es schließlich so eingefahren ist wie das alte und aus eigener Kraft existieren kann. Bis dahin ist es ständig mit der Energie unserer Bewusstheit zu unterstützen. Ein geläufiges Beispiel wie Autofahren mag das verdeutlichen. Wie viel Konzentration erforderte das anfangs, und wie sehr geht es mit der Zeit in Fleisch und Blut über, das heißt etabliert das Feld im Bewusstsein! Denn im Körper kann es nicht liegen, da dieser alle sieben Jahre alle Zellen ersetzt.

Wichtig bezüglich Gewohnheiten ist, sich klarzumachen: Entgegen allem Gelernten sind Wille und Disziplin – wissenschaftlich belegt von der US-Professorin Wendy Wood, die an der University of Southern California (USC) dreißig Jahre Gewohnheiten erforschte – nicht so wirksam und schon gar nicht ausreichend. Viel wirksamer sind:

- stetige Wiederholung, die wenig Überwindung kostet, sowie
- kleine Belohnungen des *Neuen* und entsprechende Behinderungen des alten Musters.

Wendy Wood sagt, erst mit Wiederholung bilde sich das Gewohnheitsgedächtnis aus, das die Handlung mit der Zeit leichter mache. Die Wiederholung automatisiere das Verhalten.

Und auf die Frage, welche Rolle Belohnung spielt: »Eine große. Eine Handlung wird erst dann als Gewohnheit in Ihr Gedächtnis einsickern, wenn sie mit einer unmittelbaren Belohnung verbunden ist. Eine Belohnung schüttet Dopamin aus, was wiederum dazu führt, dass das Gehirn die Situation und die Handlung miteinander verknüpft.«[1] Dazu braucht der Organismus die Vorstufen zur Herstellung des Glückshormons Dopamin, weshalb ich persönlich für diese sorge, wie auch für die des Wohlfühlhormons Serotonin. Dazu später.

FRAGEN

1. Was sind meine Essgewohnheiten?
2. Was hat sich darum angesiedelt an eingefahrenen Mustern?
3. Wie kann ich es mir und meinem neuen Muster leicht machen?
4. Wiederhole ich mein neues Muster möglichst oft und bewusst genug?
5. Wie mache ich es meinem alten Muster schwer?
6. In welchen anderen Gewohnheiten hänge ich fest? Fühle ich mich gefangen?
7. Was wären gute Belohnungen für das neue Muster?

Durch dick und dünn mit Mustern

All das Erwähnte gilt auch für die Muster des Essens und des Körpers – ob über- oder untergewichtig. Aus dem Durchblicken der Muster lassen sich die Phänomene des Kampfes ums eigene Gewicht verstehen, und nur durch muster-gültiges wiederholtes und belohntes Verhalten lässt sich hier wirklich etwas bewegen und zum Besseren wenden.

Fast alle Übergewichtigen haben alles Wissen und alle notwendigen Informationen zu diesem Thema. Jedes Kind weiß, dass wir vom Essen dick und von Nichtessen dünn werden. Die »Nebenwirkungen« des Essens sind so allgemein wie hinlänglich bekannt. Dass Information und Wissen gegen die Macht des Musters nichts bewirken, ist alltägliche Erfahrung übergewichtiger Veteranen im Jahrzehnte währenden Stellungskrieg gegen ihr Gewicht, ihren Körper und ihr Bewusstsein. Vielen Dicken gelingt es mit eisernem Willen und harter Disziplin im Laufe ihres Lebens, ihr gesamtes Körpergewicht gleich mehrfach abzunehmen. Trotzdem waren sie aber die allermeiste Zeit übergewichtig, weil das alte Muster sein Recht fordert und meist durchsetzt.

Im Muster verbirgt sich auch eines der Geheimnisse von Gewichtszunahmen im Alter. Im Erwachsenenalter noch gültige Muster bauten sich im Laufe und meist schon zu Beginn des Lebens auf. Die ersten zehn Jahre sind Grundumsatz, Verbrennungsaktivität und Energieverbrauch des Organismus maximal, um dann allmählich zu sinken. Mit siebzig Jahren beträgt der Grundumsatz in etwa noch 70 Prozent des kindlichen. Wer aufgrund früh erworbener Muster kontinuierlich und gleichmäßig weiter isst, wird trotz gleichbleibender Essmenge zunehmen, weil der Organismus nicht mehr so viel (ver)braucht.

Das Muster liefert auch die Erklärung für die häufige Diskrepanz zwischen objektivem Gewicht und subjektivem Empfinden. Wo das Muster es so bestimmt, fühlt sich eine gefährlich untergewichtige Magersüchtige trotzdem »zu fett«. Umgekehrt trifft dieses Phänomen auch viele mit Diät »schlank« getrimmte »Dicke«. Mit dem alten Muster im Bewusstseinsuntergrund bleiben sie verkappte Dicke und führen beständig ihren Kampf gegen das Zunehmen, um keinesfalls wieder auf ihr eigentliches, im Bewusstsein festgelegtes Muster und Gewicht zurückzufallen. Sie stemmen sich gegen die aus dem Untergrund drohende *schwere* Gefahr. Aber wer hält schon einen Stellungskrieg auf Dauer durch?

Zusätzlich führen alle Gegenmaßnahmen geradezu zwanghaft zur Beschäftigung mit dem Thema »Essen«. Aus ihrem durchschnittlich etwa zehn Prozent geringeren Grundumsatz erklärt sich auch die natürliche Neigung von Frauen, bei gleicher Nahrung im Vergleich zu Männern zuzunehmen beziehungsweise bei Diäten oder Fasten weniger abzunehmen. Das wirkt so ungerecht, ist aber nur natürlich. Trotzdem gemein!

Wer je versucht hat, nicht an ein lila Schaf zu denken oder beim Zahnarzt nicht zu schlucken, weiß, wie schwer bis unmöglich solche intellektuellen Befehle gegen die Wirklichkeit der Seelenmuster umzusetzen sind. Körper und Seele haben ihre eigenen Regeln. Franz von Assisi nannte den Körper wohl auch wegen seines Eigensinns und störrischen Beharrens »Bruder Esel«. In – mittels Diät – verschlankten Körperhäusern lebende verkappte Dicke kämpfen also unausgesetzt gegen Bruder Esel, der an seinem alten Programm stur festhält, auf das der eigene Besitzer ihn früher dressiert hat.

Ein drastischstes Beispiel für die Wirksamkeit von Bewusstseinsfeldern und alten Mustern ist der Phantomschmerz in der Medizin. Er lässt Menschen Schmerzen an Gliedern erleiden, die sie längst verloren haben. Das bereits vor Jahren amputierte Bein kann weiter höllisch wie zu seinen Lebzeiten schmerzen, wenn sein Muster im Bewusstsein weiterexistiert. Das Beispiel zeigt zudem, wie wichtig es ist, die wie immer geartete Realität anzunehmen. Ist der Verlust des Beines akzeptiert – etwa weil die Amputation in einer Schattentherapie-Sitzung miterlebt wurde –, wird sein Muster aus dem Körperbewusstsein gestrichen, und der Schmerz hört selbstverständlich auf.

Die Frage: »Wie kann ein Bein, das gar nicht (mehr) da ist, schmerzen?«, ist falsch gestellt. Das Bein ist tatsächlich sehr wohl noch da, eben auf der entscheidenden Bewusstseinsebene, auf der alle Muster kodiert sind. So aber existiert die Molligkeit bei auf schlank getrimmten Dicken weiter im Bewusstseinsfeld, auf der Ebene der inneren Muster. Das mag deutlich machen, wie wenig sich der Körper als alleinige oder auch nur entscheidende Therapieebene eignet. Er ist immer mit zu therapieren, aber der entscheidende Schritt muss im Bewusstsein erfolgen. Phantomschmerz lässt sich zu offensichtlich nicht auf der Körperebene mit Spritzen und Pillen kurieren. Wo aber sollte man im Bewusstsein hinspritzen?

Hier liegt auch die Verzweiflung so vieler Übergewichtiger begründet und ihre Neigung, bei rein körperlich erzwungener Gewichtsabnahme in eine Depression auszuweichen.

Im Falle rein funktionaler Gewichtsabnahme erhält der Organismus äußerst widersprüchliche Botschaften, mit denen er kaum fertigwird, weil sie nicht auf einen Nenner zu bringen sind. Während alle Sinne eine schlanke äußere Form melden, zeigt ihm das innere Muster weiterhin unverändert das alte dicke Bild. Solche zwiespältigen Situationen nennt die Psychiatrie seit Gregory Bateson *double bind,* »Doppelbindung«. Die kann Betroffene im wahrsten Sinne des Wortes verrückt machen – jedenfalls fühlen sie sich richtig schlecht.

Der Volksmund kannte das Phänomen schon vorher und sagt: »Es ist zum Verrücktwerden, was man auch tut, es ist falsch.«

− Wie sich der Übergewichtige auch verhält, es ist verkehrt. Kasteit und verschlankt er sich, erzwingt er ein Leben im Widerspruch zu seinem inneren Muster. Ergibt er sich andererseits der Fülle seines Bewusstseinsfeldes, gerät er in Widerspruch zum ästhetischen Ideal der Moderne, das er zumeist teilt.

+ Untergewichtige haben es da vergleichsweise leicht. Wie schwer sie es aber um die Jahrhundertwende hatten oder bei einem kompletten Idealwandel wieder haben würden, lässt sich nun vielleicht ermessen.

FRAGEN

1. Wo sitze ich zwischen allen Stühlen?
2. Unter welchen Doppelbindungen leide ich? In welchen Zwickmühlen sitze ich?
3. Bin ich bereit, meine Positionen zu bereinigen? Dahinterzuschauen und herauszufinden, mit welchen Spielregeln ich über Kreuz bin?

Die Machtfrage – Form versus Inhalt

Wer mit den aufgrund seiner inneren Muster im Leben erzielten Ergebnissen nicht zufrieden ist, sollte sich Folgendes klarmachen: Ob man das innere Muster annimmt oder nicht, die Machtfrage ist längst entschieden. Wie das Ergebnis im eigenen »Fall« aussieht, weiß jeder in jedem, auch in diesem Moment:

- Wer sein Individualgewicht (er)lebt, mit dem er sich in Harmonie fühlt, kennt weder Unzufriedenheit mit seiner Figur noch seinem Gewicht – der bewusste Wunsch hat sein individuelles Ideal verwirklicht.
- Wo dagegen Unzufriedenheit mit Gewicht und Figur herrscht, hat sich das unbewusste Bewusstseinsmuster durchgesetzt. Das braucht und verkörpert genau das Gewicht, das die Betroffenen jetzt haben und unter dem sie leiden.

Falls der erste Punkt zutrifft, ist jedes Weiterlesen überflüssig! Außer für TherapeutInnen. Wer aber bis hier durchgehalten hat, bei dem liegt dennoch der Verdacht nahe, doch eher mit dem zweiten Punkt zu hadern.

In diesem Fall und in dieser Falle wäre es gut, sich – ehrlicherweise – einzugestehen, dass sich das innere Muster durchgesetzt hat, das genau diese Figur mit diesem Gewicht verlangt.

Jener stets unbewusste, dem Schatten nahestehende Anteil der Seele, auch »innerer Schweinehund« genannt, ist als Mischung von Schwein und Hund ein (r)echter Allesfresser. Obendrein stark, was Kraft und Gewicht anbelangt, ist er in der griechischen Mythologie der Höllenhund Kerberos, den jede Seele nach ihrem Tod in der Unterwelt konfrontieren muss. Dass er nicht so leicht zu überwinden ist, liegt in seiner Natur und auf der Hand.

Folglich gilt sich klarzumachen und anzunehmen, dass der bewusste Wunsch nach dem Idealgewicht bisher schwächer war als die Kraft hinter dem unbewussten Muster, das schon einige Schlachten und Kämpfe gewonnen haben muss. Für die Statistik ergibt sich die Zahl der Niederlagen ziemlich exakt aus der Zahl der versuchten Diäten.

Das heißt, der innere Schweinehund, dieser Vertreter der unbewussten Muster, muss deutlich geschickter und in des Wortes Ursinn raffinierter vorgehen als das bewusste Ich, das einfach seine Traumfigur will. Kerberos arbeitet natürlich auch auf tieferer Ebene, obendrein mit verfeinerten Methoden, während wir uns auf den oberflächlichen bewusst gehörig anstrengen und trotzdem nicht viel erreichen. Das innere Muster herrscht sozusagen »mit links«, während wir uns »auf dem rechten Weg« mit seiner archetypisch männlichen Ausrichtung abquälen und wenig bewegen und nichts bewirken.

So können wir dem inneren Monster auch gleich noch höhere Intelligenz zugestehen, denn immerhin hat es schon einige Zeit unseren intelligentesten Kampfmethoden beinah mühelos getrotzt.

Das Fazit: Mit den bisherigen Methoden nach dem Motto »Immer mehr vom selben«, was Anstrengung, Konzentration und Bemühung angeht, ist langfristig und nachhaltig das innere Muster nicht zu besiegen. Mit jeder weiteren Diät lässt sich ein Pyrrhussieg nach dem anderen erkämpfen, Schlacht für Schlacht, aber den Krieg gewinnt der Kerberos.

Er ist unserem bewussten Wollen überlegen. Außer den zeitlich begrenzten, diätbedingten Gewichtsschwankungen haben wir kaum einen Stich gemacht. Und wenn, dann auch nur erkauft mit der unübersehbaren Tendenz des Mustermonsters, sich immer schneller wieder zu erholen und uns mit ein paar Strafpfunden zu belasten. Mythologisch lässt das an Herakles' Kampf mit der Hydra denken, der für jeden abgeschlagenen Kopf zwei neue wachsen.

Allerdings können wir dem Monster-Muster in dieser Hinsicht auch eine gewisse Milde attestieren. Es will sein Recht, aber wenig darüber hinaus. Es verteidigt seine Aufgabe, unsere Symptomatik, die ja immerhin eine Lösung ist, wenn sie uns auch nicht gefällt.

Entgegen allen jammernden Aussagen (über)gewichtiger Zeitgenossen ist nämlich doch jeder in der Lage, sein Gewicht zu halten. Solche Behauptungen sind – wie ja schon bemerkt – lediglich Mitleid heischende, an der Wirklichkeit vorbeigehende Übertreibungen. Manch Leidgeprüfter bringt das auch mit erfrischender Ehrlichkeit zum Ausdruck: »Und zack hatte ich meine 15 Kilogramm wieder drauf!« Es sind tatsächlich seine 15 Kilogramm, inklusive deren er wieder rund und vollständig ist – nach Maßgabe des inneren Musters.

Wir sollten also in einem weiteren Punkt unserer bisherigen Kapitulation zugeben, dass wir unser – vielleicht schon manches Mal – mühsam erkämpftes Traumgewicht nicht halten können. Das innere Mustermonster seines aber sehr wohl, und zwar ohne Diät, Sportprogramm oder sonst welche Verrenkungen.

FRAGEN

1. Ein ehrliches Eingeständnis der bisherigen Niederlagen trotz gewonnener Schlachten, wie kann ich das erreichen?
2. Was spricht noch gegen eine ehrliche Kapitulation angesichts der Fakten?
3. Wäre ein völliger Neuanfang nicht auch erleichternd und sogar eine Freude?

Der Kampf ums Gleich*gewicht*

Ab und zu höre ich von PatientInnen, sie hätten nun *Krankheit als Symbol* studiert, fänden aber ausgerechnet für sich keine Lösung. Da kann ich stets beruhigen: Sie haben immer ihre Lösung in Gestalt ihrer Symptome, ihres Krankheitsbildes, nur sind sie mit ihr unzufrieden. Ganz verschwinden kann der Schatten nicht: Er muss irgendwo leben und sich verkörpern – und tut es bisher, mangels Alternativen, im Körper. Dafür könnten wir sogar dankbar sein.

Vielleicht ließe sich auch ein weniger diffamierender Name finden als ausgerechnet »innerer Schweinehund«.

Das alte symbolträchtige Bild der Waage mit ihren beiden Waagschalen mag unser Verständnis vertiefen. Die Waage ist nicht umsonst in den Mythologien vieler Kulturen Messinstrument für seelische Werte. Beziehen wir diese Ebene mit ein, wird die Situation eines Übergewichtigen auf der einen Seite und vieler Bleigewichte auf der anderen, die ihn aufwiegen, verständlicher. Die Bleigewichte symbolisieren und wiegen seelische Probleme auf, mit denen wir unser Leben beschweren und die das Übergewicht aufwiegen.

Oberflächlich betrachtet scheint dieses Gleichgewicht auf hohem Gewichtsniveau nur Nachteile zu bringen. Genauere Betrachtung zeigt aber noch mehr Vorteile. In unserer Waagschale sitzend brauchen wir uns nur vorzustellen, wir hätten unser niedrigeres Idealgewicht, sofort gerieten wir aus dem Gleichgewicht, und unsere Waagschale würde hochschießen. Wir könnten die andere Schale nicht mehr aufwiegen. Das aber heißt im übertragenen Sinne, die seelischen Vorteile des Übergewichts wiegen sogar schwerer als das Idealgewicht. Anders formuliert, unser idealgewichtiger Körper könnte die seelischen Probleme nicht auffangen und uns nicht im Gleichgewicht halten.

FRAGEN

1. Kann ich mir erlauben zu akzeptieren, dass mein Übergewicht mich erst ins Gleichgewicht bringt?
2. Wie wichtig ist mir Balance im Leben?
3. Die zwischen Einnahmen und Ausgaben im Finanzbereich?
4. Die zwischen Einnahmen und Ausgaben im Gewichtsbereich?
5. Wo nehme ich mir mehr, als ich (wieder ab)gebe?

Vorteile des Übergewichts

In unserer erhobenen Position in der Waagschale in den Wolken schwebend und für im übertragenen Sinn zu leicht befunden, sehen wir in jener anderen Schale die im doppelten Sinn niederdrückenden Vorteile, die unser Übergewicht austariert. Die Kilos holen uns herunter, erden uns. So findet sich in der schwer wiegenden, mit Gewichten belasteten und uns belastenden Schale etwa unser Liebes- und Genussbedürfnis, das mit Essen immer noch besser als gar nicht befriedigt ist. Unsere Sehnsucht nach Schutz, den wir anders nicht organisieren können, schlägt hier ebenfalls zu Buche. Auch Geborgenheitsgefühle, die unsere bestens isolierte Burg aus Fett bietet, machen sich hier *gravierend* bemerkbar. Da stoßen wir vielleicht auf unser mit Gewicht aufgewogenes, in Wirklichkeit unbefriedigtes Gefühl von Wichtigkeit, die Autorität überlegenen Schwergewichts und damit verbundene Machtgefühle. Neben der Besonderheit, die besonderes Essen verleihen kann, wird hier auch all die Beruhigung, die uns Essen schenkt, belastet. Eine gewichtige Rolle spielen vielleicht auch Bequemlichkeit und die Möglichkeit, eigene Durchsetzungswünsche wenigstens im Körper zu leben. Überhaupt alles, was wir von uns gewiesen haben und was nun vom Körper gelebt werden muss, wird zum Übergewichtspol hin ausschlagen.

FRAGEN

1. Was sind meine persönlichen Vorteile des Übergewichts?
2. Was habe ich davon, so schwer zu wiegen – so viel auf die Waage zu bringen?

Vorteile des Untergewichts

Das gleiche Spiel lässt sich bei Untergewicht selbstverständlich auch für ein höheres Idealgewicht durchspielen, selbst wenn das Bild mit den Gewichten hier nicht trägt. Ein stattlich gewichtiger Körper brächte bei den Untergewichtsprogrammen das Gleichgewicht entsprechend durcheinander. Hier steht das geringe Gewicht für Ehrgeiz, das Karrierebedürfnis, nach ganz oben zu kommen, und das erfordert Leichtigkeit und Unbeschwertheit, die Freiheit von allem

Ballast und damit ein unbeschwertes Klettern und Aufsteigen. Aufsteiger brauchen keinen Ballast.

Der Freeclimber ist immer ein gertenschlanker »Leichtathlet«, ohne Gepäck unterwegs auf der Direttissima nach ganz oben an die Spitze (s)eines Berges.

FRAGEN

1. Was sind meine persönlichen Vorteile des Untergewichts?
2. Was habe ich davon, so federleicht zu sein?
3. So wenig Schwere(s) auf die Waage zu bringen?
4. Was neben dem beschwerdefreieren Leben?

Der »innere Schweinehund« auf unserer Seite

Wenn wir den bisherigen »inneren Schweinehund« als Schattenrepräsentanten, aber letztlich Verbündeten erkennen, verdanken wir ihm viel, nämlich unser Gleichgewicht, das zwar noch nicht ideal ist, aber doch unser Überleben sichert. Alle aus dem Bewusstsein verdrängten Inhalte müssen ja irgendwohin, und wir dürfen froh sein, dass der Körper sie auffängt und schließlich ins Muster integriert.

Den Körper zum Mülleimer der Seele zu machen und ihm dann dafür auch noch böse zu sein ist unfair. Angemessen ist vielmehr Dankbarkeit für die Dreckarbeit, die er uns abnimmt. Noch mehr Dankbarkeit aber schulden wir dem Muster, das nicht nur unsere Probleme kompensiert, so gut es geht, sondern uns obendrein hilft, sie bewusst zu machen.

Deswegen können wir den inneren Schweinehund gut auch einfach »Schatten« nennen, von dem wir wissen, dass er unser eigentlicher Schatz ist. Entsprechend passende Namen für die einzelnen Muster lassen sich aus der Benennung der Vorteile ableiten, die uns Über- oder Untergewicht bringen. Je nach der Aufgabe, die im Vordergrund steht, könnte ein Name sein: »mein Genusspolster« beim Übergewicht, »mein Freiheitspol« beim Untergewicht.

– Oder Alternativen für die dicken Polster: »mein Macht-, Beruhigungs-, Schutz-, Geborgenheits-, Wichtigkeitspol«.

+ Für die dünnen Muster: »meine Ehrgeizflügel« oder »mein Karriereopfer«.

Jenes Seelenbedürfnis, das vom Über- oder Untergewicht kompensiert wird und für uns am vorrangigsten ist, sollte den Hauptnamen, den Oberbegriff bestimmen.

Die nachgeordneten Seelenbedürfnisse sind ebenfalls mit angemessenen individuellen Namen beziehungsweise treffenden Bezeichnungen auszuzeichnen, um Anerkennung auszudrücken für ihre wichtige, vielleicht lange ungewürdigte Arbeit. Es lohnt, bei dieser Taufe kreativ und mutig vorzugehen. Namen geben ist wichtig, denn *nomen est omen* für den künftigen Umgang mit den neu entdeckten Seelenanteilen. In den USA lernte ich: »Name it to tame it« – »Benenne es, um es zu zähmen«. Im Märchen »Rumpelstilzchen« verliert der böse Giftzwerg alle Macht, sobald er seinen Namen preisgibt. Andererseits: In dem Moment, in dem etwas einen Namen hat, wird es wichtig für uns und bekommt Aufmerksamkeit. Wer würde schon ein Tier essen, das (s)einen persönlichen Namen hat? Der verirrte Wal Willy bekam unglaubliche Beachtung und Millionenspenden, seine namenlosen Artgenossen werden dagegen weiter abgeschlachtet, und zwar weitgehend unbeachtet.

FRAGE

Welche individuellen, liebevollen, verrückten, originellen Namen passen auf die verschiedenen Aspekte meines früheren »inneren Schweinehunds«?

Den Feind lieben lernen

Welchen Namen wir auch immer ausgewählt haben, er dürfte Respekt für die schwere Aufgabe und die Ehrlichkeit des Motivs ausdrücken. Einen so rehabilitierten und geehrten Seelenanteil anzunehmen fällt schon nicht mehr so schwer. Die Fettpolster, die er uns beschert, sind als notwendige Nebenwirkung durchschaut, die uns darauf hinweist, welches Wachstumspotenzial hier noch verborgen liegt.

Insgesamt bewahrt uns das innere Muster vor größerem seelischem Schaden, indem es Bedürfnisse bändigt, mit denen wir nicht fertigwurden. Es hält Teile von uns in Zaum, die unserem Leben hätten gefährlich werden können. An diesem Punkt des Weges zeigt es uns außerdem, welche Aufgaben und Lernschritte wir bisher im Leben abgelehnt beziehungsweise verdrängt und damit unbewusst an dieses Muster delegiert haben.

Wer auf seinem Lebensweg weiterkommen will, muss seine Muster nicht nur ehrlich anschauen und annehmen, sondern sich sogar mit ihnen verbünden. Es ist sowohl die Basis unseres Symptoms als auch die der Lösung. Nur auf dieser Grundlage lässt sich erkennen, was mit uns noch nicht ganz in Ordnung ist.

Das ist der umgekehrte Weg, wie er sonst von Ärzten beschritten und von ihren PatientInnen gewünscht wird. Sie suchen den Arzt auf in der Hoffnung, dass der sich mit ihnen gegen ihre Symptome verbündet. Wir haben inzwischen herausgefunden, dass der Kampf gegen das Symptom Über- und Untergewicht nichts bringt. Deshalb verbünden wir uns mit dem Symptommuster im Untergrund, öffnen uns der darin gestauten Energie, statt uns wie bisher dagegen zu sperren. Diese Energie ist nicht schlecht, sondern notwendig, trotzdem können wir sie mithilfe der Ur- oder Lebensprinzipien in eine noch bessere Lösung umwandeln.

Auf dem ungewohnten Weg, uns gerade im Symptom wiederzuerkennen, unter dem wir leiden, oder im Muster, das ihm zugrunde liegt, treffen wir auf unsere individuelle Lösung für die Verwirklichung unseres Individualgewichts.

Uns für etwas völlig zu öffnen bedeutet nichts anderes, als es zu lieben. Lieben oder in Resonanz zu gehen verlangt vollkommene Offenheit ohne Rücksicht auf Grenzen – letztlich eins werden. Wer bewusst eins mit dem Muster seines Symptoms werden will, muss es also lieben. Da es uns bisher als Feind galt, folgen wir lediglich dem uralten christlichen Auftrag: Liebet eure Feinde.

Dieser weiseste Rat auf dem Entwicklungsweg ist auch der Schlüssel zu jeder Heilung. Unheil macht uns nur, was wir nicht integrieren, sondern von uns weisen, es wird zu Schatten.

Wer von sich wegschiebt, was ihn angeht, produziert Schatten und öffnet die Falle der Projektion. Denn was wir verdrängen, verschwindet dadurch eben nicht, sondern verkörpert sich in Symptomen im Innern oder Feinden und Problemen im Außen. Symptome sind den meisten innere Feinde, für uns aber nun Freunde auf dem Weg zum Individualgewicht.

Nur diese inneren und äußeren (alten) Feinde und (neuen) Freunde können uns beibringen, was uns (noch) zum Heilsein fehlt.

Symptome im eigenen Organismus zeigen besonders deutlich, was an ihnen zu lernen ist. In diesem Sinne sind sie unsere besten Lehrer und sogar Meister. Wie jeder wahre Meister und Lehrer sind sie dabei konsequent und streng, aber auch liebevoll und nachsichtig mit uns. Selbst jahrzehntelang ignoriert sind sie doch bereit, mit uns an einer besseren Lösung zu arbeiten – sofern wir nur – ehrlich mit uns – an ihnen wachsen wollen. Dabei sind sie auch sehr gerecht. Sobald wir ihre tiefe urprinzipielle Botschaft – auf der Ebene der Ideen – wirklich verstanden haben, hören sie auf, uns an sich leiden zu lassen, aber – aus Konsequenz – auch nicht vorher. So mächtig, dass sie sich unseren Kampfmaßnahmen nicht beugen, sind sie auch so demütig, uns nicht zu erlauben, uns über das notwendige Maß vor ihnen zu beugen. Wenn ihre Botschaft verstanden und ihre Energie in ein anderes konstruktiveres Muster gewandelt ist, verschwinden sie – weil nun überflüssig – einfach.

FRAGEN

1. Wie kann ich bei mir aus dem Spruch »Viel Feind, viel Ehr« viel Ehre in Bezug auf meine Symptome einlegen?
2. Kann ich sie schon ehren, weil sie mir (m)eine Mustervorlage zur Entwicklung geben?
3. Wie kann ich aus der Erkenntnis »Viel Feind, viel Freund« lernen und mit meinen neuen Freunden in Beziehung treten, sie als ehrliche Weggefährten anerkennen?
4. Wie aus dem tiefsten Verständnis »Viel Feind, viel Liebe« meine Situation nicht nur annehmen, sondern sogar lieben?

Der Weg durchs alte Muster

Wenig ist schwerer, als den Weg wirklich zu gehen. Darüber zu lesen ist einfach, darüber zu schreiben auch, darüber zu reden ist leicht, darüber zu urteilen leichtfertig. Nur jede(r) Einzelne kann für sich und mit sich ehrlich sein. Jede(r) ist letztlich allein auf dem Weg. Hier gilt der alte Satz: »Nur du allein kannst es schaffen, aber du kannst es nicht allein schaffen.« Und das brauchst du auch nicht. Freunde, Feinde, Gruppen Gleichgesinnter und Gleichgewichtiger können helfen, aber gehen muss jede(r) selbst.

Für jene, die an Gewichtsproblemen wachsen und innerlich statt äußerlich rund werden wollen, hat das schon begonnen und wird in jedem Absatz weitergehen und deutlicher. Es bedeutet ganz konkret in diesem Buch jede Musterbeschreibung, die für Sie persönlich herausfordernd ist, wahr und wichtig zu nehmen, sie zu markieren oder aufzuschreiben. Wichtig ist, was einen erschreckt, worauf man in auffallender Weise reagiert. Aber auch, was Sie geschmacklos oder anstößig, grenzwertig, frech oder gar unverschämt finden, hat mit Ihnen zu tun, weil es berührt, (be)trifft, sogar verletzt. Anstößiges kann Anstöße geben, Grenzwertiges helfen, Grenzen zu überschreiten, Unverschämtes enthüllen, wofür wir uns schämen.

FRAGEN

1. Was finde ich geschmacklos? Was will es mir damit sagen?
2. Was finde ich anstößig, welchen Anstoß will es mir geben?
3. Was finde ich grenzwertig, welche Grenze meldet sich da in mir und will möglicherweise überschritten werden?

4. Welche Unverschämtheiten wollen meine Schamgrenzen infrage stellen?
5. Was mir unangenehm aufstößt, wie will es mich – von innen heraus – anstoßen? Aus mir heraus für Aufwachen sorgen?

Motivation und Ausreden

Motivation gilt bei uns viel und wird hochgeschätzt, ein Heer von Motivationstrainern und -coaches nimmt sich der Thematik an und erhöht die Motivationen landauf, landab. Erstaunlich, dass trotzdem oft so wenig weitergeht. Im Wort »Motivation« steckt »Motiv«, das Bild. Tatsächlich ist es entscheidend, ein stimmiges inneres Bild von seinem Ziel zu haben. Wer kein Ziel hat, kann die Segel nur falsch setzen, wissen Seeleute. Das innere Bild oder Ziel des Weges lässt sich am leichtesten in der Seelen-Bilder-Welt finden. Oft zeigt es schon die Formulierung: »Also, wenn Sie meinen, muss ich dann eben mal abnehmen, Herr Doktor«, heißt übersetzt aus der PatientInnen-Sprache: »Das meinen Sie, aber das schaff ich sowieso nie.« Andererseits, wenn sie sagt: »In diesen Bikini habe ich mal gepasst, und da will ich bis zum Sommerurlaub wieder hineinschmelzen«, ist das kein gesundheitsorientiertes, aber doch von einem Bild beziehungsweise Motiv untermauertes Ziel, das sich viel eher realisieren lässt und deshalb realistisch ist.

Ähnlich wichtig wie Motive beziehungsweise Bilder ist aber auf dem Gegenpol auch das Niveau der Ausreden. Wer keine Ausreden hat, dem reicht schon eine geringe Motivation. Wer dagegen eine hohe Motivation hat, aber noch bessere Ausreden, bei dem wird sich nichts tun. Insofern ist dieser Schattenaspekt nicht zu unterschätzen und nach meinen Erfahrungen mindestens so wichtig wie das Bild vom Ziel. Sobald also die Motivation das Niveau der Ausreden übersteigt, stehen die Zeichen gut, und das Ziel wird erreichbar. Das ist viel wichtiger als das Ausmaß des Übergewichts und das Niveau, auf dem sich das Wechselspiel zwischen Motivation und Schatten abspielt.

Entscheidend ist, sich das Bild, das Motiv in der Motivation, klarzumachen und dafür zu sorgen, es wichtiger zu nehmen als die (verheimlichten) Vorteile, die mir meine Symptome bieten. Gut, wenn die schon ins Auge gefasst wurden!

Bei jeder Sucht gibt es eine Tendenz, sich selbst und anderen etwas vorzumachen und sogar zu -spielen, um sich das Problem der Abhängigkeit nicht eingestehen zu müssen. Das ist ausgesprochen menschlich und auch bei Übergewicht oft mit von der Partie in Gestalt einer nicht als solcher benannten Esssucht.

Es gab einige Jahre in Heidelberg einen Lehrstuhl zur Erforschung des Lügen(un)wesens. Die Ergebnisse waren wirklich deprimierend, vielleicht hat man schon deshalb lange nichts mehr davon gehört. Kurz zusammengefasst kam heraus, dass der Durchschnittsbürger mehr lüge, als er die Wahrheit sage. Von Süchtigen ist das längst bekannt, und im Essen stecken viele Suchtkomponenten. Schon nach Essen an sich, aber auch besonders nach Zucker und überhaupt »süß«, Fleisch und Milchprodukten, aber auch generell raffinierten Kohlenhydraten, auf Gluten und andere Lektine sind viele süchtig, ohne es zu wissen oder jedenfalls es sich einzugestehen.

Insofern haben wir alle eine Tendenz – auch beim Essen –, uns Lebenslügen schönzufärben.

Essen dient schon bei Kleinkindern oft als Belohnung und zum Lindern von Schmerzen – etwa wenn das Kinn aufgeschlagen ist und Mami ein Eis gegen diesen Schmerz ins Spiel bringt. Von Belohnung in der einen oder anderen Form sind wir fast alle abhängig. Und Essen war über Jahrhunderttausende der wichtigste Lohn. Das Wort

»Salär« zeugt noch davon, dass unsere Vorfahren oft mit Salz (lateinisch *sal*) bezahlt wurden. Bergarbeiter in Österreich bekamen einen Teil ihres Lohnes in Fett und insofern »ihr Fett ab«. Noch in meiner Krankenhauszeit wurden die ausländischen Stationshilfen vor allem mit freier Station, das heißt Essen, bezahlt.

Insofern, als es auf dem Weg zum Individualgewicht zuerst einmal darum geht, alte Muster zu durchschauen und sich von körperlichen und seelischen Abhängigkeiten zu befreien, ist es ideal, mit einer Fastenwoche zu beginnen. Fasten löst alle Abhängigkeiten und Entzugserscheinungen – wie sonst nichts mir Bekanntes.

FRAGEN

1. Was in mir will vorangehen? Wie sieht mein Bild meines Traum(ziel)s aus?
2. Und was will dessen Erreichen verhindern? Was – an (ver)heimlich(t)en Vorteilen – steht der Verwirklichung meines Traums und Ziels im Weg? Hier sind natürlich all die in der Tiefe des Musters gefundenen Programmpunkte gemeint, die Vorteile der Symptome.

WAS ESSEN MIT WACHSTUM ZU TUN HAT

»Du musst essen, damit du groß und stark wirst!«, haben sicher viele von uns in der Kindheit gehört. Aber können wir wirklich durch Essen groß werden? Tatsächlich spricht einiges dafür, dass uns die vielen (Kuh)milchprodukte körperlich über die Maßen wachsen und

Massen von Fleisch ansetzen lassen. An der unübersehbaren Akzeleration, dem in der letzten Generation so überdeutlich gewordenen Längenwachstumsschub, sind sie mit dem Wachstumsfaktor IGF-1 entscheidend beteiligt. Stark werden wir dadurch allerdings nicht, denn tatsächlich verursacht nichts so schwache Knochen im Hinblick auf Osteoporose wie ausgerechnet Milch und ihre Produkte.

»Fleisch gibt Kraft, und Milch macht starke Knochen«, sagt gebetsmühlenartig die einschlägige Werbung. Die schlichte, heute wissenschaftlich erhärtete Wahrheit lautet aber: Statt Kraft bringt Fleisch Krebs, und zwar so offensichtlich, dass selbst die WHO es – wenn auch viel zu spät – zugeben musste. Und Milchprodukte fördern ebenfalls Krebs zusätzlich zu schwachen Knochen. Ein deutliches Beispiel des Schattenprinzips ist auch, dass viele, besonders Frauen, regelmäßig Milch für ihre Knochengesundheit trinken und diese in Wirklichkeit sabotieren. Der Wachstumsfaktor IGF-1, der das Längenwachstum im Rahmen der Akzeleration verursacht, ist es wohl auch, der dafür sorgt, dass über die Hälfte der US-Mädchen die Periode heute schon unter zehn Jahren bekommen. Später ist IGF-1 – dem bereits genannten US-Professor Colin Campbell zufolge – ein entscheidender Beitrag zur Krebsentstehung im Erwachsenenalter.

Aber natürlich ist für gesundes Wachstum in Kindheit und Jugend gesunde Ernährung ein wichtiger Beitrag. Wenn schon in diesen frühen Entwicklungsphasen etwa Eiweiß fehlt, kommt das Gegenteil zustande: Kleinwüchsigkeit, wie sie in Nordkorea zu beobachten ist, wo der gestörte kommunistische Diktator sein Volk (ver)hungern lässt. Allerdings folgt daraus, dass, sobald das Längenwachstum abgeschlossen ist, Essen und auch Protein nicht mehr sinnvoll zu körperlichem Wachstum beiträgt. Wird jetzt weiter maximal gefuttert bei minimaler Bewegung, geht das Wachstum in die Breite und ist schon nicht mehr sinnvoll oder gar gesund, sondern Symptom für anderes, das fehlt, eben echte Größe, Fülle und Erfüllung, die niemals (nur) körperlich sind.

Als Menschen müssen wir ein Leben lang wachsen, diesbezüglich haben wir keine Wahl, wir können lediglich die Ebene wählen. Wer alle möglichen anderen Ebenen blockiert, hat folglich einen enormen Wachstumsdruck auf die körperliche Ebene und mit gefährlichem Wachstum zu ringen, das von Übergewicht bis zu Tumoren, gutartigen und bösartigen, reicht. Mit Übergewicht sind wir diesbezüglich also noch gut bedient.

Tatsächlich haben wir fast alle ein gesundes Gefühl für natürliche Wachstumsentwicklungen. Wächst in der Kindheit der Körper in die Höhe, ist das Grund zur Freude. Die Wachstumsfortschritte unserer Tochter haben wir mit Begeisterung am Türstock markiert. Wir wachsen und werden dabei – im Idealfall – erwachsen. Wenn der Körper später anfängt, durch Fett statt Muskeln in die Breite zu wachsen, ist das weniger günstig und überhaupt nicht mehr begeisternd – eigentlich spüren das auch alle. Ähnliches gilt noch deutlicher für punktuelle Wachstumszonen. Wird etwa der Verdauungstrakt nach vorn in den Bauch »outgesourct«, um im Sinn der Causa finalis eine Art Schwangerschaft vorzutäuschen, ist das eine Problemdarstellung, die uns der Körper (an)bietet, damit wir Abhilfe schaffen. Wir können und sollten diese Formveränderung deuten, um die notwendigen Konsequenzen zu ziehen.

Der Körper enthüllt uns wieder das Thema, das wir im Bewusstsein nicht (an)erkennen, indem er es wie auf (s)einer Bühne darstellt: Es geht wie gesagt darum, ein rundes Leben zu entwickeln und in diesem umfassenden Sinn rund zu werden, vielleicht auch darum, schwanger zu gehen mit einem – physischen oder geistigen – Kind, einer großen Idee, einem Thema, das das Leben erfüllt oder sogar vollendet und in diesem Sinn abrundet.

Essen ist nie der Grund, sondern immer nur Mittel zum Zweck. Insofern ist es auch wenig sinnvoll, den Körper mit funktionalen Maßnahmen wie Diäten zu quälen beziehungsweise zu versuchen, ihn zwangsweise zu verschlanken. Er kann darauf nicht auf Dauer eingehen, muss er doch die Aufgabe der Seele, die in ihm lebt und ihn belebt, darstellen. So bringen wir ihn lediglich in die schon erwähnte Doppelbindung(s-Situation), hin und her gerissen zwischen seelischer Notwendigkeit und meist durch Nahrungsentzug erzwungenem kurzzeitigem Abnehmen. Langfristig muss er immer der Seele gehorchen, was wir dann oft – beleidigt – »Jo-Jo-Effekt« nennen. Zwar wird der Körper notgedrungen Gewicht verlieren, wenn er einfach für seine Bedürfnisse zu wenig Nahrung erhält. Sobald er sie aber wieder bekommt, wird er sogleich zu seiner von der Seele inspirierten Darstellungsaufgabe zurückkehren. Dieser tiefere oder eigentlich höhere Grund für den ebenso bekannten wie verhassten Jo-Jo-Effekt ist also längst nicht so schlecht oder gar böse wie von vielen empfunden.

Tatsächlich könnten wir dem Organismus dafür sogar danken, lässt er uns doch mit einer höchstens zweitbesten Lösung, die die wirklich beste verkennt, nicht davonkommen. Er verhindert, dass wir mit solch »niedrigen« Maßnahmen dauerhaft verschlanken, und nötigt uns dadurch sozusagen, uns der wichtigeren und in der Hierarchie höheren Ursache des Übergewichts – also im übertragenen Sinn – zu stellen.

Körperbetonte Ansätze können höchstens dann funktionieren, wenn sie gleichsam nebenbei die Seele mitverändern, wie ich es heute immer öfter erlebe. Zunehmend junge Leute steigen aus weltanschaulichen Gründen um auf pflanzlich-vollwertige *Peace-Food*-Kost, um ihrer Seele nicht länger mit Unterstützung von Massentierzucht und all dem daraus folgenden Elend wehzutun. Wird Ernährung in dieser Weise, aus einem veränderten Bewusstsein und aus ganzer Seele umgestellt – etwa auf *Peace Food*, das Bewusstsein und Seele neuen Sinn vermittelt, weil es gesundheitlich, humanitär, ökologisch und tierethisch so sinnvoll ist –, funktioniert das. Oft wird zwar nur von der Ernährungsebene gesprochen, und das ist es auch, was die Umgebung wahr und wichtig nimmt, aber dahinter steht dann natürlich und übergeordnet neues Bewusstsein und eine mitfühlende Seele. Wenn Verzicht – in diesem Fall auf Tierprotein – zu einer Art Lebensinhalt wird, lässt sich das auch auf lange Sicht durchhalten, weil es in diesem Fall gleich auf mehreren Ebenen befriedigt. So kann die hohe Motivation sogar lebenslang aufrechterhalten werden.

Aber selbst in solchen Situationen wäre es immer noch erleichternd, persönliche Themen hinter ursprünglichen Gewichtsproblemen zu durchschauen, auch wenn diese aufgrund dieser Ernährungsumstellung schon verschwunden sind.

Um wirklich zu wachsen und heil im Sinne der Salutogenese zu werden, ist das – wie erwähnt – als erster von drei Schritten sogar zwingend. Der Einsatz für humanitäre, (tier)ethische und ökologische Themen wird dann sogar noch glaubwürdiger und entspannter und ist in keiner Weise mehr Rationalisierung eigener Probleme.

FRAGEN

1. Auf welchen Ebenen wachse ich im Moment?
2. Welche wäre augenblicklich wichtiger für mich als die körperliche Richtung Übergewicht?
3. Welches Wachstum kann ich mir auf dieser Ebene gut vorstellen?

4. Welche der möglichen Ebenen spricht mich noch an:
   - die spirituelle,
   - die humanitäre,
   - die ökologische,
   - die tierethische,
   - die geistige,
   - die seelische,
   - die körperliche?
5. Ge- oder missbrauche ich humanitäre, (tier)freundliche oder ökologische Gründe zur Lösung meines Gewichtsproblems?
6. Inwieweit stimmen meine Argumente für die Bearbeitung meiner Gewichtsprobleme mit der Ebene meines Ansatzes überein?

GEWICHTSREGELKREISE

Der Gewichtsregelkreis lässt sich an einem anderen, wissenschaftlich untersuchten Regelkreis rasch verstehen: Temperatur-Regelung und Fieber. Unser Organismus verfügt über einen Temperaturregler, einen Thermostat gewissermaßen, mit dessen Hilfe er die Kerntemperatur aufrechterhält, im Idealfall 37 °C. Leben ist generell ein Gleichgewichtsphänomen, und es sind unzählige Regelkreise, die zu dessen Aufrechterhaltung beitragen.

Benutzen wir die zu heiße finnische Sauna, bricht uns der Schweiß aus, um über Verdunstungskälte die circa 37 °C im Kernbereich zu bewahren. Das ist eine Art sinnvolle Panikreaktion des Organismus, allerdings als solche nicht gesund.

Gehen wir andererseits bei –20 °C im Winter Skilaufen, müssen wir entweder über Bewegung für genug Wärme sorgen, oder der Organismus übernimmt das mittels Zitterbewegungen – etwa auf dem Sessellift.

Ganz ähnlich wie einen Thermostat hat der Organismus wohl auch einen Gewichtsregler. Wir könnten ihn »Gravistat« nennen. Tatsächlich müssen im Körper das Gewicht wie auch eine Vielzahl von Gleichgewichten mittels Rückkoppelungen – wie für Regelkreise typisch – aufrechterhalten werden.

Der Gravistat sorgt dafür, dass sich der Hunger jeweils dem Bedarf anpasst, wie es bei Kindern noch gut nachvollziehbar ist. Sie essen mehr, wenn körperlich gefordert, und weniger bei geringerer Belastung. Erst durch massives Eingreifen von außen wie Belohnen mit Süßigkeiten, Überbewerten des (Auf)essens oder auch ungeeignete Industrienahrung lässt sich schon ein frühes Ungleichgewicht erzwingen.

Aber in Schuldzuweisungen beziehungsweise Projektionen auf Eltern und Institutionen liegt keine Lösung für persönliche Gewichtsprobleme. Andererseits wäre es natürlich für alle leichter, in einem weniger industrie- und stattdessen eher gesundheitsfördernden System ihr Individualgewicht zu verwirklichen und glücklich zu werden.

Es gilt immer, bei sich anzufangen. Aber wir alle könnten zugleich ein Auge darauf haben, das herrschende Krankheits- in ein wirkliches Gesundheitssystem umwandeln zu helfen.

FRAGEN

1. Wo und wann ist der Regelkreis meines Gravistats aus dem Gleichgewicht geraten?
2. Wie kann ich wieder für Gleichgewicht sorgen?
3. An welchem Stellglied könnte ich am besten ansetzen?

4. Was fällt mir leichter, den Input zu verkleinern oder den Output zu vergrößern? ⊖
5. Oder bei Untergewicht natürlich umgekehrt? ⊕
6. Von wo wird mein Gewichtsgleichgewicht gesteuert?
7. Liegt das Problem auf der Verhaltens-, der Seelen- oder der Bewusstseinsebene?

⊖ GRÜNDE FÜR ÜBERGEWICHT – DIE MUSTER IN DER TIEFE UND IHRE URPRINZIPIEN

Dickes Fell als Rüstung (1)*

Nach meinen Erfahrungen gehört, um wirklich heilen, vorbeugen und Vorsätze verwirklichen zu lernen, als Basis die Kenntnis der Spielregeln des Lebens dazu. So gerüstet lässt sich auf allen zwölf Lebensbühnen tanzen, vor allem wenn es noch zusätzlich gelingt, sich bei jeder von der destruktiven zur konstruktiven Seite zu entwickeln. In der Rundheit und Vollkommenheit des Entwicklungskreises aus den zwölf Ur- oder Lebensprinzipien wird das Thema auch bildlich sichtbar (siehe die Übersicht »Die zwölf Lebensbühnen oder Urprinzipien«).

* Die Zahlen in Klammern bezeichnen die hauptsächlich betroffenen Ur- oder Lebensprinzipien beziehungsweise Lebensbühnen. Es geht also vorrangig um die jeweils wirksame Urprinzipienebene.

DIE ZWÖLF LEBENSBÜHNEN ODER URPRINZIPIEN

Die 1. Lebensbühne:	Egoismus und Aggression.
Die 2. Lebensbühne:	Besitz und Werte.
Die 3. Lebensbühne:	Kommunikation und Austausch.
Die 4. Lebensbühne:	Empfindsamkeit und Gefühl.
Die 5. Lebensbühne:	Lebensfreude und Ausstrahlung.
Die 6. Lebensbühne:	Einordnung und Vernunft.
Die 7. Lebensbühne:	Begegnung und Beziehung.
Die 8. Lebensbühne:	Veränderung und Wandlung.
Die 9. Lebensbühne:	Erkenntnis und Sinn des Lebens.
Die 10. Lebensbühne:	Recht und Ordnung.
Die 11. Lebensbühne:	Freiheit und neue Wege.
Die 12. Lebensbühne:	Loslassen und Demut.

Bei jeder Übergewichtsvariante ist es also vorrangig, den dahinter liegenden seelischen Grund und das ihm entsprechende Ur- oder Lebensprinzip zu finden beziehungsweise zu entdecken. Wer sich ein dickes Fell anfuttert, um ständige Attacken, verbale Angriffe spitzer Zungen, die ihn attackieren, oder scharfer Bemerkungen, die angreifen, treffen und verletzen, besser abzublocken, braucht selbstverständlich eine ganz eigene Seelentherapie. Er müsste das Problem durchschauen lernen, statt sich hinter dicken Mauern zu verschanzen und zugleich zu isolieren. Wer lernt, sich konstruktiver zu wehren, etwa mittels wachsender Selbstbehauptung, zunehmender Schlagfertigkeit oder konkreter Schritte wie mutigem Wechsel des Arbeitsfeldes oder Konfrontation und Ansprechen der Situation mit entsprechend offensivem Verhandlungsangebot oder auch Gegenangriff, ist auf gutem Weg, sein körperlich dickes Fell nachhaltig zu ersetzen. Innere statt äußere (Auf)rüstung wäre also angesagt.

Hier kommt die erste Lebensbühne, das Aggressionsprinzip, ins Spiel. Deren konstruktive Version reicht von Mut bis Courage, ist von einem wilden Herzen mit entsprechender Offensivkraft geprägt und von Entscheidungsfähigkeit bis zu Konfrontationsbereitschaft. Kampfkunst und Rhetorikkurse ließen sich zur Steigerung der Schlagfertigkeit auf beiderlei Ebenen nutzen und könnten zur Heilung dieser Variante von Gewichtsproblem beitragen. Wer lernt, das Leben mit seinen Aufgaben mutig in Angriff zu nehmen und die darin auftauchenden heißen Eisen anzupacken, seine Muskeln zu trainieren und bei Gelegenheit spielen zu lassen sowie Biss, auch im übertragenen Sinn, zu entwickeln, ist gut gewappnet und braucht keine dicken gelben Mauern aus eigenem Fett, um sich dahinter zu verkriechen. Wobei Muskeltraining natürlich nur auf Dauer und nachhaltig funktioniert, wenn es zum neuen Lebensstil oder jedenfalls Teil davon wird.

Tatsächlich ist es gar nicht nur ungefährlich, solch einen über längere Zeiten angefutterten Schutzpanzer einfach wegzuhungern oder zu -»diäteln«. Die Betroffenen werden dadurch wieder dünnhäutig wie zu Beginn der Panzerung. Sie sind dann nervlich weniger gut abgeschirmt und gepolstert. Die Nerven liegen schneller blank, und sie sind Sticheleien und Spitzen wieder – nun aber ungewohnt – schutzlos ausgesetzt. Einige drehen unter solchen Umständen durch und flüchten anstatt in ihre eigene Fettburg in eine andere Wirklichkeitsebene, die von unserer Perspektive aus abschätzig »Irrsinn« oder »Psychose« genannt wird.

FRAGEN

1. Habe ich ein Schutzthema?
2. Kann ich mich ausreichend verteidigen, oder brauche ich einen Schutzwall?
3. Hätte ich eine bessere Isolierung, Abschirmung oder -schottung für mein Leben gebraucht?
4. Wäre Angriff vielleicht eine bessere Verteidigung für mich?

Füttern, Essen und Freude (2)

Essenserziehung hat heutzutage, wo bei weitem genug für alle da ist, vor allem auch äußerst angenehme Seiten. Jedes Kind spürt, dass Füttern Freude macht. Tiere zu füttern ist eine Lieblingsbeschäftigung vieler Kinder und wesentliche Attraktion von Zoobesuchen. Auch Tiere, sogar ziemlich wilde, lassen sich durch Füttern zähmen und werden so zutraulich, dass sie bald aus der Hand fressen. Sie spüren instinktiv, wie gut es jemand, der ihnen Futter gibt, mit ihnen meint. Dieses Band aus Vertrauen und Liebe entwickelt sich normalerweise auch zwischen Kindern und ihren Versorgern, ihrer Familie und Sippe. Beim Stillen wird es noch gefördert durch die Ausschüttung des Bindungshormons Oxytocin. Essen aktiviert auch das Lustzentrum im Gehirn, dessen Neurotransmitter Dopamin ist, das sogenannte Belohnungs- und Glückshormon.

Es wäre schade, diese wundervolle Phase zu Dressurzwecken zu missbrauchen. Dieser Verlockung widerstehen Eltern mit eigenem natürlichem Verhältnis zu lustbetontem Genuss und bewusstem Essen am leichtesten.

Füttern macht auch Erwachsenen Spaß, nur sollten sie es nicht übertreiben und Kindern eine Doppelbindung ersparen. Wer Kinder zu kleinen »Dickerchen« heranfüttert, was dann auch an Ausdrücken wie »Wonneproppen« oder »kleiner dicker Engel« deutlich wird, tut ihnen keinen Gefallen. Denn im Anfang liegt wie gesagt alles, und wenn hier schon übermäßig viele Fettzellen angelegt werden, haben die ursprünglich Kleinen die auch als Große am Hals und nicht nur dort, sondern am ganzen Leib. Es ginge also vielmehr darum, von Anfang an den Schwerpunkt von Quantität auf Qualität zu verlegen und nichts zu übertreiben, sondern sich an der gesunden Mitte zu orientieren – alles in gesunden Maßen statt in Massen.

Hier geht es um die zweite Lebensbühne, und dort ist auch Venus' Reich angesprochen mit Sinnengenuss und Gemütlichkeit im Kreise der eigenen Leute.

FRAGEN

1. Ging es bei uns zu Hause mehr um Qualität oder Quantität (beim Essen)?
2. War Genuss beim Essen in meiner Kindheit erwünscht?
3. War die Essensatmosphäre von Gemütlichkeit und Freude geprägt?
4. Füttere ich heute noch gern kleine oder große Tiere?

Essen als Unterhaltung und Kommunikation (3)

»Brot und Spiele« *(panem et circenses)* hießen die Zauberworte römischer Kaiser, mit denen sie ihre Untertanen ruhig und bei Stimmung hielten, um mit ihnen schlussendlich zu machen, was sie wollten. Solange die Leute einen vollen Bauch hatten und auch ausreichend

Zerstreuung, nahmen sie alles andere – sogar noch dankend – in Kauf. Genug wohlschmeckendes, wenn auch keineswegs gesundes Essen und ausreichend Ablenkung ist bis heute das Erfolgsrezept vieler Herrscher. Solange der (Fuß)ball rollt und der Schweinebraten dampft, ist die Stimmung der Mehrheit der »Untertanen« gesichert. Die richtige *Unter*haltung hält die *Unter*tanen unten und vielleicht nicht *zu*frieden, aber doch *in* Frieden.

Das ist wohl auch der Grund, warum so viele Geschäfte in einer Umgebung »guten Essens« und entsprechender Unterhaltung getätigt werden, Belegschaften auf Betriebsausflügen unterhalten und reichhaltig gefüttert werden, Weihnachtsfeiern zu Unterhaltungsveranstaltungen mit hohem Nährwert verkommen.

Letztlich geht es hier um Ablenkung von anderen, weniger angenehmen Themen. Selbst bis in die Politik lässt sich das verfolgen, wo besonders unangenehme Gesetze und richtige Mogelpackungen gern während Spielen der Fußball-WM durchgewinkt werden, während die Mehrheit gut abgelenkt ist.

Die unten gehaltenen Futterer spüren wohl, dass da andere, tiefere Absichten im Busche sind, und nehmen jede Situation zum Anlass, sich auf Firmen- oder Staatskosten schadlos zu halten und besonders hinzulangen und zuzuschlagen. Aber da haben sie die Rechnung ohne den Wirt gemacht. Was als Tiefschlag gegen die Firma geplant war, trifft immer und ausschließlich nur sie selbst, und zwar auf der ganzen Linie, die sich selbst untreu werdend ausufernde Kurven entwickelt. Die Firma lässt sich mit Messer und Gabel kaum »schädigen«, aber die eigene Figur ist schnell hinüber. Dass alles, was andere schädigen soll, zu guter Letzt immer auf einen selbst zurückfällt, ist eine altbekannte Weisheit fast jeder Religion. Das gilt auch für die große Firma Vater Staat. Auch wer es sich auf Staatskosten schmecken lässt, ist am Ende schlecht bedient. Was immer sich an Speis und Trank absetzen lässt, wird man doch selbst ansetzen. Meinen

»Unterhalt« und »Unterhaltung« mit demselben Wort auch Ähnliches? Viele haben heute den Anspruch, von Vater Staat in beiderlei Hinsicht *unterhalten* zu werden. Und das gibt es nicht umsonst. Die Worte sind da ehrlich. Auch wer sich aushalten lässt, muss das Ergebnis am Ende aushalten – ob in Bezug auf Partner, Firmen, Konzerne oder Vater Staat.

Dass Essen heute oft selbst zur Unterhaltung gerät, ist gar nicht verwunderlich. Bei Einladungen, Partys und Festen ist es oft die Hauptattraktion. Buffets werden wie der Clou des Abends in Szene gesetzt und zelebriert. Statt Kunst gibt's Buffet, was bei einer wachsenden Mehrheit auch deutlich besser ankommt, wenn es auch nicht besser bekommt.

Kochen und Essen sind heute vielen zum Hobby geworden, wie die vielen Kochshows im Fernsehen zeigen. Bei Essen aus Langeweile geht es wohl auch vor allem um den Unterhaltungswert. Beim allabendlichen Abwarten vor dem Fernseher kommen Snacks als beliebte Ablenkung zum Einsatz. Wobei sie beim Fernsehen auch zur Abreaktion programmabhängig entstandener Spannung einsetzbar sind. In Werbespots wird uns Zuschauern noch praktischerweise durchgesagt, was wir dazu knabbern sollten, was in ist – ein echter Service für Fantasielose.

Wissenschaftlich ist inzwischen belegt, dass mit regelmäßigem täglichen Fernsehkonsum die Alzheimer-Wahrscheinlichkeit steigt.[2] Ständiges Zwischendurchessen gehört ebenfalls zum Ungesundesten, was wir uns antun können, wie das Gegenteil Kurzzeitfasten (später dazu mehr) so eindrucksvoll belegt.

Wartezeiten und Routine lassen sich spielend essend überstehen, im Flugzeug auch erhebliche Entfernungen überbrücken. Da vergeht die Zeit mit gut »getimten« Häppchen und einem Schlückchen hie und da wirklich wie im Fluge. Selbst kurze Entfernungen werden so nie zu Durststrecken.

All die Snacks und Riegel, Softdrinks und härteren Sachen machen uns zwar niemals satt, aber ziemlich rund und langfristig krank. Couchpotatoes macht es – bei dem gebotenen Programm – oft wenig aus, wenn sie nach durchsnackter Reklamepause so richtig müde und schlapp abhängen, wie aber ist das eigentlich bei AutofahrerInnen? Denn was bei all den Energieversprechen der Werbebranche immer geflissentlich verschwiegen wird, ist längst belegt und bereits erklärt: Raffinierte Kohlenhydrate geben kurzfristig einen Energieschub und führen längerfristig über die Insulinreaktion und den folgenden Unterzucker in ein tiefes Energieloch mit Fahrigkeit, Gereiztheit, Müdigkeit und so weiter. Langfristig vermitteln diese kleinen Kalorienbomben Kollateralschäden oder Nebenwirkungen, die bei routinemäßigem Genuss wie gesagt von Karies über Vitaminraubbau bis zu Darmsymptomen, Übergewicht und Diabetes 2 und 3 führen und letztlich sogar Krebsentstehung fördern. Aber ist das Programm einmal etabliert, verhindert der Suchtfaktor, den süßen Riegeln einen Riegel vorzuschieben. Dabei wäre das natürlich ein zwingender Grundsatz für Übergewichtige: keine Snacks mehr und überhaupt nichts zwischen den Mahlzeiten. Wenn die seelischen Themen hinter dem Hunger geklärt sind, fällt das auch gar nicht mehr schwer.

Erwähnenswert ist auch die (Un)sitte, beim Essen Gesellschaft zu leisten. Schon durch Unterhaltung ergäbe sich durch die Ablenkung vom Essen und Kauen ein Problem, das größere aber entsteht durch Mitessen – und wenn es nur eine Kleinigkeit ist. Die Analyse des Großen, Ganzen und Runden des durchschnittlichen Schmerbauchs ergibt nämlich meist gerade die Fülle solcher Kleinigkeiten.

Tatsächlich war Essen wohl auch immer schon ein sozialer Akt, früher mehr als heute. Insofern wirkt er – im Guten wie im Schlechten – ansteckend. Etwas »in der Runde teilen« hat diesen Aspekt menschlicher Verbundenheit. Veränderte Essens- und Lebensgewohnheiten lassen uns kaum noch in der Runde teilen, dafür teilen wir körperliche Rundheit immer mehr.

Dieser Ausflug führte uns auf die Bühne des dritten Lebensprinzips, in dem es um Austausch, Vermittlung, Kontakt und Kommunikation bis zur Kommunion geht. Ablenkung und raffiniertes Unterjubeln von Schwerverdaulichem ist nur seine unerlöste Variante. Wir könnten Essen auch wirklich austauschen und teilen, etwa mit denen, die zu wenig haben, und uns, die wir meist viel zu viel haben, dabei entlasten. Wie wäre es mit dem Ersatz von Riegeln und Snacks durch kleine Spenden an wirklich Bedürftige?

FRAGEN

1. Esse ich in Ruhe – also schweigend?
2. Oder brauche ich währenddessen schon Unterhaltung?
3. Wie viele Stunden verbringe ich täglich vor dem Fernseher?
4. Kann ich mir vorstellen, das auf gute Filme, am besten einen pro Abend, zu reduzieren?
5. Ist mir Essen Unterhaltung?

Figurstress (4)

Frauen, die in patriarchal dominierten Arbeitssituationen Karriere machen (wollen), erleben nicht selten, dass die *herr*schenden Männer untereinander eigenartige Formen von Solidarität entwickeln, sich gleichsam gegen das Aufsteigen von Frauen verschwören. Zwar »lieben« sie – tatsächlich und auch nach eigenen Angaben – attraktive Frauen, aber kaum auf gleicher Ebene oder gar als Vorgesetzte.

Sekretärin, Krankenschwester, Bedienung oder Ehefrau, die oft genug alles in einem zu bieten hat – in des Wortes doppeltem Sinn –, die also den sexuellen Hunger wie den aus der Magengrube möglichst gekonnt stillen kann, dürfen und sollen dagegen sogar möglichst attraktiv sein. Die meisten Männer stehen in Wahrheit auf attraktive Frauen(figuren). Will aber eine figürlich attraktive Frau in einem beruflichen Männerfeld einer Firma aufsteigen und Karriere machen, wird sie rasch spüren, dass die herrschenden Herren zwar mit ihr verkehren wollen, aber nicht auf Augenhöhe, sondern ständig das Niveau verlieren. Ob von ihren Brüsten oder Hüften, Taille oder Po, Schenkeln oder Beinen abgelenkt, achten sie auf alles mehr als auf das, was sie zu sagen hat, und darauf, dass sie zukünftig *nichts zu sagen* hat. Um sich sozusagen ganzheitlich oder auch nur inhaltlich auf solch eine Frau einzulassen, fehlt aber oft der Mut, beziehungsweise lässt schon der Gedanke Angst aufsteigen.

Unbewusst reagieren nicht wenige Frauen darauf mit einem inzwischen sogar wissenschaftlich abgesicherten Trick. Kaschieren sie nämlich ihre Taille mittels Babyspeck, lässt schlagartig das (sexuelle) Interesse der meisten Männer nach. Dieses Phänomen ist aus Zeitschriften bekannt, die Frauen mit drei Ziffern charakterisieren. Deren absolute Werte sind dabei weniger wichtig, als dass die mittlere Zahl deutlich kleiner als die obere und untere ist. 90 – 60 – 90 garantiert einschlägige Reaktionen. 90 – 90 – 90 lässt das Interesse sogleich dramatisch sinken. 90 – 120 – 90 bringt sie diesbezüglich völlig in Sicherheit. Oder konkret: Verbirgt sie ihre Taille in Fett und wechselt auf sogenannte Babydoll-Mode, kann das der Ausweg fürs Karriere- und der Einstieg ins Figurproblem sein. Natürlich ließe sich das mit – in einigen Firmen sogar geforderten – Anzügen im Jil-Sander-Stil auch einfacher lösen, aber nicht so wirksam und nachhaltig.

Will sie nach gemeisterter Karriere ihre eigene eigentliche und ihr entsprechende Figur zurückgewinnen, ist auch dieser Übergewichtsgrund vorher aufzuklären und zu lernen und zur eigenen angestammten figürlichen Attraktivität zu stehen.

Das ist aber nicht notwendig eine Lösung zur Verbesserung ihrer Partnermarktchancen, denn auf diesem Parkett sind intelligente und attraktive Frauen schwer vermittelbar. Offensichtlich flößen sie den meisten Männern eben richtiggehend Angst ein. Das wird noch ein großes Thema werden, in dem die Figurthematik immerhin eine wichtige Nebenrolle spielt. Denn in Zukunft, die in Skandinavien und sogar den USA schon begonnen hat, werden Frauen gesellschaftlich immer zahlreicher immer weiter aufsteigen. Schon vor Jahren gingen in den USA über 60 Prozent der Dissertationen und 55 Prozent der Bachelor-Degrees an Frauen, und in gut 40 Prozent der Beziehungen verdienten sie schon deutlich mehr als ihre Männer. Wo Männer es aber lieben, auf Frauen herabzuschauen und sie bestenfalls zu sich hochzuziehen, wird dieser Jahrtausende zurückreichende Archetyp langsam zum Problem: Schwer erfolgreicher Junge hebt leichtes Mädchen zu sich empor. Denn die Maria Magdalenas, Aschenputtels, Suzi Wongs, Pretty Women und Anastasia Steeles werden einerseits immer knapper und andererseits immer selbstbewusster.

Die Lösung wird sich hier aus der Entwicklung des Zeitgeistes ergeben. Denn selbst so strikt hierarchisch organisierte Gesellschaften wie die deutschsprachigen werden durchlässiger werden müssen, wenn sie sich international behaupten wollen. Das erschreckendste Ergebnis der PISA-Studien ist, dass unsere Gesellschaften kaum gesellschaftliche Aufstiege ermöglichen, weil über Steuergesetzgebungen und ähnlich betonharte Strukturen die Durchlässigkeit von unten nach oben gegen null tendiert. Die Karriere vom Tellerwäscher zum CEO ist selbst in den USA hauptsächlich Legende, aber doch noch immer ungleich möglicher als hierzulande, wo sie praktisch gänzlich unmöglich gemacht wird.

Der Dalai Lama sagt, entweder werden die jungen westlichen Frauen die Probleme der Moderne bewältigen, oder wir werden es nicht schaffen. Bevor sie diese bewältigen, werden sie jedenfalls erst die Hindernisse aus dem Weg schaffen (müssen), die Generationen von männlichen Gerontokraten aufgebaut haben – ohne Rücksicht auf kommende Generationen oder andere Geschlechter als ihr eigenes.

Wenn Frauen an die Macht kommen, werden sie sich nicht mehr zu verstecken brauchen. Allerdings werden die Seelen Zeit brauchen, die Zeichen der neuen Zeit anzunehmen und umzusetzen. Und wahrscheinlich wird es nicht Richtung Gleichstellung gehen, sondern sie werden – gleichsam als Ausgleich für die einseitige Vergangenheit – ein Übergewicht in gesellschaftspolitischer Hinsicht erkämpfen und dann ihrerseits wieder lange verteidigen.

Auf die herrschenden Übergewichtsprobleme könnte selbst dieses Wiederauftauchen der lange verdrängten Kraft und Macht der Großen Mutter ausgleichend wirken. Frauen müssten dann jedenfalls nicht mehr den Archetyp der Venus von Willendorf auf körperlicher Ebene verwirklichen.

FRAGEN

1. Wie entspannt kann ich zu meiner Figur stehen?
2. Erlebe ich figürliche Attraktivität als Vor- oder Nachteil?
3. Bin ich mir der Nachteile beim Erreichen solch eines Ziels bewusst?
4. Wie kann ich mich rechtzeitig auf diese Situation einstellen?

Essen zwischen Macht und Luxus (5)

Essen und Trinken sind für den Säugling eins und das Erste und Wichtigste. Sie sind seine einzige Quelle der Liebe, aber auch der Macht. Wenn er die dargebotene Liebe und Brust nicht annimmt, bekommen die Eltern und besonders Mama ganz rasch ein Problem. Baby kann schnell lernen, die Situation auf der ganzen Linie zu beherrschen und die Familie abhängig von seiner Lust und Laune zu machen. Hier entzünden sich bereits erste und manchmal ziemlich heiße Kämpfe um die (Vor)macht(stellung) in der Familie, besonders wenn Baby der Platzhirsch ist aus Mangel an anderen Geschwistern. Sein anderer Trumpf im Spiel um die Macht liegt auf dem Gegenpol beim Geben auf dem Töpfchen. Wenn es später das eine nicht leer isst und das andere nicht voll macht, erringt es spielend die Herrschaft in seinem ganzen, wenn auch noch kleinen Reich. Doch im Anfang liegt alles. Baby weiß das natürlich noch nicht, aber manch eines spürt und genießt es bereits. Ob schmeichelnd oder mit Machtworten, die Eltern kümmern sich jedenfalls, und der Säugling kann die Macht genießen, die ihm das frühe Spiel mit der Polarität von Geben und Nehmen verschafft.

Babys und Kinder können solche Spiele natürlich noch nicht intellektuell durchschauen, aber spielen können sie sie bereits sehr gut, haben sie doch ein Gefühl für emotionale Ladungen. Ziehen etwa die Eltern ihr Interesse und damit die emotionale Ladung von den Töpfen ab, verlieren auch die Kleinen ihres daran. Sie spüren oder ahnen intuitiv, dass es zu einem richtigen Machtkampf mindestens zwei Parteien braucht, damit er Spaß macht. So lässt sich also gleich von Beginn des Lebens an Macht über Essen oder eben Nichtessen so deutlich wie bei einem Hungerstreik ausleben.

Auch machtvolles Gebrüll zum Einfordern von Essen, ob an der mütterlichen »Milchbar« oder bei Tisch, stellt und klärt die Machtfrage meist in einem Zug.

Später verschieben sich Macht-Demos, abgesehen von der Pubertätsmagersucht, mehr auf übermäßig reichliches oder besonderes Essen. In der Jugendzeit, wo auch bei uns immer mehr Übergewichtige mitmischen, sind Dicke kaum zu übersehen, auch wenn sie schon längst nichts Besonderes mehr sind und zwar Eindruck, aber eher problematischen hinterlassen. Mit zunehmendem Alter wird es jedenfalls inzwischen immer schwieriger, Übergewicht positiv in Szene zu setzen wie früher oder heute noch im Orient möglich. Dieser Weg ist inzwischen geradezu überlaufen und schlecht beleumundet.

Früh gelernt gab es durch alle Zeiten Möglichkeiten, beim Essen positiv zu punkten, Wege obendrein, die angenehm waren und über die sich bessere Leute deutlich vom gewöhnlichen Volk absetzen konnten. Gerade alles zum Überleben Überflüssige bringt den Reiz des Exklusiven und die Basis dieses besonderen Genusses eigener Besonderheit ins Spiel des Lebens.

Zwar können sich in den Konsumgesellschaften der Postmoderne mittlerweile die meisten Überfluss leisten, was Essen und Trinken angeht, aber nicht alle jeden Luxus, und hier liegt der springende und manche anmachende Punkt.

Insofern wird es schwieriger, sich noch ganz besonders essend und trinkend hervorzutun. Adel und Klerus der Vergangenheit hatten es da durchaus leichter, eigene Wichtigkeit bei Tisch auszudrücken. Damals löste Übergewicht noch die direkte Assoziation zu Wichtigkeit und zur Freiheit von Arbeit aus. Es gehörte fast zum guten Ton, im Alter Gicht zu bekommen, zeigte es doch, was man sich im Leben an Luxus – essend – gegönnt hatte. Gicht war eine Art Garantie, ein Leben in Saus und Braus gefeiert und nichts versäumt zu haben.

Der heutige Beigeschmack von Unbewusstheit und Disziplinlosigkeit spielte noch keine Rolle und haftete auch den überflüssigen Pfunden nicht an. Da sich heute jeder Hinz und Kunz Übergewicht leisten kann, wird es Luxusessern immer schwerer, ihr besonderes

Gewicht entsprechend in die Waagschale zu werfen und zur Geltung zu bringen und demonstrativ und dekorativ genug in Szene zu setzen.

Auswege bieten heute im wahrsten Sinne des Wortes exklusive Sterne- und Hauben-Restaurants, wo die Schwere der Geldbörse neue Klassenschranken ermöglicht.

Die eigenwillig von schlechter Poesie gezeichnete kulinarisch-snobistische Sprache beim Servieren, mit Anklängen ans Französische verziert und gern auch etwas manieriert, verstärkt nur noch die Exklusivität für Ungebildete in beiderlei Hinsicht. Wo Essen sündhaft teuer wird, ist man aber immerhin wieder unter sich, wird sichtbar und kann zeigen, was man sich leisten kann. Von den richtig Wichtigen wird man hier zwar nicht gesehen, die haben wirklich Wichtiges woanders zu tun. Das ist ein Wermutstropfen in der erlesenen Suppe, aber dafür is(s)t die »Crème de la Crème« hier der (den) Nachtisch.

Und auch in diesen Tempeln der Haute Cuisine geht es über den Umweg von Bewunderung und vielleicht ein wenig Neid – hie und da – um Anerkennung und folglich letztlich Liebe. Aber schon der Ausdruck »Exklusivität« offenbart das Dilemma: Ausgeschlossenheit. Es geht offensichtlich darum, all die anderen Ordinären auszuschließen, aber eh man sich's versieht, is(s)t man selbst ausgeschlossen vom Lebensstrom. Liebe jedenfalls braucht das Gegenteil, sie will einschließen – ausnahmslos.

In Frankreich, wo die Sterne der (Sterne)küche ursprünglich aufgingen und wo etwa zur Zeit der Französischen Revolution der Ausdruck »Leben wie Gott in Frankreich« entstand, wuchs der Ruf der Küche und Kochkunst parallel mit dem der französischen Liebeskunst und dem der schönen Künste in himmlische Höhen. Die höfische Etikette trieb hier ihre herrlichsten und dämlichsten Blüten, die Manieriertheit der Sitten ihre dreistesten Stilblüten. Die Wichtigkeit von Aromen ließ neben der Kochkunst die weltweit bewunderte Kunst der Düfte und des Parfums entstehen. Bei Gott in Frankreich wurden Köche zuerst zu Künstlern und dann zu Göttern. Essen und Lieben entwickelten sich zu anerkannten Künsten und wandelten sich vom Natürlichen zum Kunstvollen bis Künstlichen.

Aber gerade der kaum noch zu überbietende französische Weg lässt deutlich erkennen, dass auch noch so viel Einsatz und Mühe keine Erlösung im Hinblick auf die Liebe bringen. Innere Rund- und Vollkommenheit sind auch durch raffinierteste Essens- und Liebeskunst nicht zu verwirklichen, solange sie auf materieller Ebene bleiben.

Die französische Variante, wo Kunstwerke mit Messer und Gabel zerstört werden, macht deutlich, wie wenig (Er)lösung hier möglich ist. Auch exklusivste Essens- und Liebeskunst wird die Sehnsucht nach Liebe nicht befriedigen.

Auf diese Weise lässt sich nicht an Wichtigkeit, sondern nur an Gewicht zunehmen, wird man nicht durch Besonderheit, sondern durch ganz ordinäres Fett auffallen. Wo es um Aufmerksamkeit um jeden Preis geht, wird es teuer, aber nicht erfolgreich. Wer ehrlich ist, müsste sich eingestehen, wie hoch der Preis wirklich ist, tatsächlich kostet es das Leben, das langsam, aber umso sicherer in den Fettbergen untergeht, und auch damit is(s)t man heute in der sogenannten Ersten Welt absolut nichts Besonderes mehr.

Dem hier zugrunde liegenden fünften Lebensprinzip geht es um Ausstrahlung und Geltung, und die eigentlich tiefste und weitestgehende Aufgabe dieser Lebensbühne wäre der Weg vom Ego zum Selbst beziehungsweise seiner Verwirklichung. Charisma zu entwickeln ist noch wichtiger als Anerkennung und Ruhm. Statt nach außen zu glänzen und seinen Stern leuchten zu lassen, wäre das innere Licht eigentliche Aufgabe und Erleuchtung auf tieferer Ebene. Statt wie Gott zu essen, zu kochen, zu werden, ginge es darum, Gott in sich zu finden. »Hör auf, Gott zu suchen«, riet sinngemäß der Sufi-Mystiker Dschalāl ad-Dīn Muhammad Rūmī, »suche und finde den, der Gott sucht.«

FRAGEN

1. Wie kann ich meine Besonderheit und Originalität leben?
2. Welche Rolle spielt Essen dabei?
3. Welche Macht hat Essen für mich?
4. Welche über mich?
5. Wen hoffe ich mit Essen zu beeindrucken?
6. Was beeindruckt oder bedrückt mich beim Essen?

Belohnungsspeck (6)

Liegt die Ursache meines Übergewichts in essender Selbstbelohnung, weil angemessener Lohn ausbleibt, entsprechende Belohnung oder gar Honorierung fehlt, ist entsprechend vorzugehen und für die notwendige Belohnung zu sorgen. Oder dafür, dass die Beschäftigung gegen ein angemessenes Honorar zur Ehre gereicht.

Tatsächlich ist in der entsprechenden Gegenleistung oft sprachlich schon das zugrunde liegende Problem angedeutet. Beim Honorar geht es um Ehre (lat. *honor*), beim Verdienst ums Dienen, beim Lohn sollte sich das Ganze lohnen, beim Salär das Salz in der Lebenssuppe (lat. *sal*) gewährleistet sein oder sogar das Heil (lat. *salus*), das Gehalt dürfte gehaltvoll sein, ein finanzieller Ausgleich für neuerliche Balance sorgen, eine Entschädigung einen entstandenen Schaden ausgleichen und das Entgelt eine unausgeglichene Situation durch Geld beenden.

Nach meinen Erfahrungen ist Belohnungsessen einer der Hauptgründe für Übergewicht in deutschsprachigen Gesellschaften, in denen so vielen so viel Anerkennung fehlt. Wo obendrein die Arbeit keine Freude macht, wird Essen oft zum rettenden, wenn auch nicht wirklich guten Ausweg. Aus alldem lernen die solcherart Ge- und Missbrauchten, sich gegenseitig allmählich auch nur noch als Objekte zu sehen und zu behandeln, was wiederum ihre Beziehungen bis in die Familien beeinflusst.

Therapeuten können solche Muster bestenfalls erkennen, aber kaum lösen, sondern nur Hinweise und Hilfestellungen dazu anbieten. Ob es um ein Gespräch mit Forderung nach gerechtem Lohn geht oder um fehlende Anerkennung, die man sich selbst schenkt, erkämpft oder verdient, ob es darum geht, sein Licht leuchten zu lassen oder nur weniger unter den Scheffel zu stellen oder Forderungen in Partnerschaft oder Firma zu formulieren, ist nur in der jeweiligen speziellen Situation klärbar.

Von den Lebensbühnen ist die sechste angesprochen, das Thema gerechter Entlohnung und die praktische Lösung des vielleicht bestehenden Geldproblems, die Absicherung der Existenz und so weiter. Auf dieser Lebensbühne ist aber auch Dankbarkeit im Sinne von Erntedankfesten angesiedelt. Wer dankt, wird dabei Dankbarkeit spüren, wer oft dankt, wird immer öfter dieses wundervolle Gefühl erleben, bis schließlich jeder Gedanke ein Danke ist.

FRAGEN

1. Empfinde ich meine Beziehung als Belohnung oder Belastung?
2. Ist meine Arbeit an sich schon Belohnung für mich?
3. Oder brauche ich die obendrein?

4. Lohnt sich mein Beruf für mich? (Un)abhängig vom Lohn?
5. Wofür bekomme ich Anerkennung? Wofür nicht?
6. Wo fehlen Anerkennung und (Be)lohn(ung)?

Essen und Angst (6)

In einer Gesellschaft, die zunehmend enger wird, wächst entsprechend die Angst. Das lateinische *angustus,* in dem noch sichtbar unsere *Angst* steckt, heißt »eng«. Wenn wir uns durch die Verstädterung immer näher auf den Pelz rücken, sträuben sich vielen die Haare, wie es von Tieren bekannt ist. Das ist ein Anzeichen von Angst durch zu viel Enge. Aus Tierversuchen weiß man, dass bei wachsender Population und Enge die einzelnen Tiere mehr Stresshormone ausschütten und Stresssymptome entwickeln, was bis zum Kannibalismus gehen kann. Offensichtlich brauchen wir Menschen – wie Tiere – um uns herum einen gewissen »Freiraum«, um uns seelisch wohlzufühlen. Täglich müssen wir aber mit ansehen, wie dieser Freiraum auf vielen Ebenen wegschmilzt. In Apartments lebend, die tatsächlich – mit Abstand betrachtet – an luxuriöse Schuhschachteln erinnern, gedeiht eine moderne Form von »Apartheid«. Wir können hier drastisch erleben, wie Form Inhalt prägt. Man könnte auch an »Le*b*ebatterien« denken: über-, unter-, hinter- und nebeneinander zusammengepfercht, Tausende auf engstem Raum, wie man es von der Geflügelzucht in Massentierhaltung kennt.

Noch weit beunruhigender empfinde ich die Enge im übertragenen Sinne. Total überwacht durch unser eigenes fast zwanghaft durchgezogenes Konsumverhalten übers Handy, nimmt uns die digitale Zeit die letzten Freiräume unkontrollierter und beobachtungsfreier Privatsphäre. »Datenschutz« ist ein anderes Wort für die Angst vor totaler Überwachung und Kontrolle. Die Anstrengungen von Vater Staat in diese Richtung gehen aber bisher nach hinten los und machen unser Leben nur noch enger und beängstigender.

All das macht es zunehmend schwerer, loszulassen und sich zu entspannen, die zunehmend überforderten und immer weniger geförderten Köpfe auszuruhen und mal abzuschalten.

Hier kommt Essen vielen in vieler Hinsicht angstmindernd entgegen. Die Angst als seelische Entsprechung von Enge ist letztlich das Gegenteil von Liebe, und diese – wie schon ausführlich gezeigt – hat eine tiefe Verbindung zum Essen. Lieben geht immer mit dem Sichöffnen gegenüber Fremdem einher, dem Hereinlassen, (Sich-An)vertrauen und dem »Weit-und-durchlässig-Werden«. Beim Essen öffnen wir uns ebenfalls Fremdem, lassen es herein, müssen vertrauen und durchlässig werden.

Angst ist von alldem das genaue Gegenteil. Sie führt zum Sichverschließen, selbst die Blutgefäße der Haut stellen sich eng, wir frieren vor Angst, wollen vor Angst nichts mehr hereinlassen, und mangels Vertrauen stellen sich Körper und Seele auf Enge und Anspannung ein. Statt wohlig warm fühlen wir uns kalt.

Essen kann wohlige Wärme vermitteln, wenn wir die richtige (Aus)wahl treffen und uns aus der anstrengenden und spannungsgeladenen Enge der Geschäftswelt in die eigenen vier Wände zurückziehen. Tatsächlich kann solche Not einem gemütlichen Essen weichen. Ganz konkret können Essen und anschließende Verdauungsarbeit das Blut, Symbol unserer Lebenskraft, aus dem überforderten Kopf in den Bauch leiten. Das erlebt der Kopf als angenehme Entlastung und genießt mit Recht das feierabendliche Essen. Waren die Enge- und Angstphasen während des Tages lang, mag sich auch das Essen ausdehnen und als Lohn der Angst damit auch viel mehr Kalorien als notwendig ins Spiel bringen. In dieser Hinsicht werden Spaghetti al Pomodoro vielen zum schnell wirkenden Antidepressivum. Das Glas Rotwein dazu übernimmt die Funktion des Beta-Blockers.

In Jahrtausenden der Evolution hat sich Essen mit Situationen von Sicherheit und Entspannung verbunden, und das wirkt bis heute nach. In langen Zeiten äußerer, natürlicher Bedrohung konnten sich unsere Vorfahren nur in wenigen sicheren Augenblicken leisten, Blut aus Kopf und Muskulatur abzuziehen, um es für die Verdauung freizugeben. Die Notwendigkeit zu ständiger Flucht- und Kampfbereitschaft während des Tages außerhalb der Höhle verhinderte entspanntes Genießen und verschob es notgedrungen auf den Abend in der Sicherheit der eigenen Höhle. Hier konnte die Angst dem Genuss und der Belohnung weichen.

Die Angst entspricht dabei der unerlösten sechsten Lebensbühne, die Belohnung ihrer Erlösung. Essen war über die längste Zeit unserer Vorgeschichte der Dreh- und Angelpunkt des Lebens, und davon genug in Ruhe verzehren zu können war der größte vorstellbare Lohn für ein gefährliches, anstrengendes und angespanntes kurzes Leben.

So viel hat sich da nicht einmal geändert. Das hastige Schlingen in der Kantine oder der Snack zwischendurch entsprechen noch immer jenem Nothappen, den sich unsere Urahnen so nebenbei und ohne viel Aufhebens auf der Jagd einverleibten – ob sie pflanzenfressende Tiere jagten oder fleischfressende Tiere sie.

Die Schnell-Futter-Plätze – also Fast-Food-Restaurants – sind eine treffende Entsprechung für modernes ungemütliches Nebenbeifuttern.

»Nach dem Essen sollst du ruhn oder tausend Schritte tun« ist lange vorbei, obwohl es immer noch natürlich, vernünftig und sehr gesund wäre. Und vor allem würde es das Essen vom Belohnungsaspekt etwas entlasten.

Nach dem Essen braucht unser Organismus Ruhe und Entspannung, damit das Blut für die anstehende Verdauungsarbeit frei wird. Sowohl ein geruhsamer Spaziergang als auch Mittagsschlaf könnte das sicherstellen.

Insofern muss in unserer ständig von Stress erfüllten Zeit, in der das abendliche Fernsehprogramm mit seiner Hektik das alltägliche Elend übergangslos fortsetzt, dem Abendessen in den eigenen vier Wänden eine enorme Bedeutung zuwachsen – weit über reine Nahrungsaufnahme hinaus. Der Abend ist vielen die Zeit geworden, auf die sie den ganzen Tag hinleben – wie sie im größeren Rhythmus das Jahr nur mit Blick auf den Monat Urlaub durchstehen. Als Lohn der Angst wird Abendessen zum lang ersehnten Signal des Loslassens und Abschaltens vom Stress.

Folglich muss die Belohnung entsprechend eindrucksvoll ausfallen, um das alles aufzuwiegen. Ein solch üppiges Mahl ist abends zwar nicht gesund, aber seine Notwendigkeit sehr verständlich. Völle ist aber natürlich kein Ersatz für Fülle und Völlegefühl nicht für Vollkommenheit.

Es braucht also dringend weitere und andere Belohnung, auch wenn so angefuttertes Übergewicht zwar keine gute, aber durchaus eine Lösung ist. Sie erfüllt auch ihre Funktion, arbeitet doch der Belohnungsesser allabendlich an der Vorbereitung des kommenden Stresstages und futtert sich noch nebenbei ein dickes Fell an.

FRAGEN

1. Welche Rolle spielt Angst in meinem Leben – in der Beziehung, in der Familie, im Beruf?
2. Ist Essen meine Belohnung für ein Leben in Stress und Angst geworden?
3. Ist Essen mein einziger Ruhepol?
4. Brauche ich Snacks zwischendurch, um durchzuhalten?
5. Was macht mein Leben eng?
6. Was macht es weit?

Essen und Erziehung (6)

Entwicklungspsychologen gehen davon aus, dass mit vier Jahren schon alle Programme, die unser Leben später bestimmen, fertig sind. Die Theorie, der zufolge die ersten tausend Tage (Schwangerschaft und Kleinkindalter) im Leben eines Menschen entscheiden, ob jemand übergewichtig wird oder nicht, ist noch deutlicher.[3] Das würde jedenfalls dem drittwichtigsten der Schicksalsgesetze entsprechen, dem Gesetz des Anfangs.

Und tatsächlich, wer mit PatientInnen und ihren Essensmustern arbeitet, stößt sehr häufig auf uralte Programme und Erziehungsnormen. Die Aufdeckung solcher Muster ließe sich natürlich gleich wieder nutzen, um Verantwortung zu projizieren und Schuld bei Eltern und Erziehern abzuladen. Das trägt aber nie zur Lösung eigener Probleme bei.

Essgewohnheiten aus frühester Kindheit zu durchleuchten kann dennoch einiges Licht ins Gewichtsthema bringen, wenn auch natürlich nur in Verbindung mit der Bereitschaft, die Ergebnisse auf uns zu beziehen und die Verantwortung dafür selbst zu übernehmen.

Unbeeinflusste, in natürlicher Umwelt aufwachsende Kinder regeln ihr Essen nach ihren Bedürfnissen. Ist ihr Hunger groß wie zu Beginn des Essens, nehmen sie rasch viel. Je satter sie werden, desto langsamer und weniger essen sie. Schließlich hören sie von allein auf, unabhängig davon, wie viel noch auf Teller, Tisch oder im Topf ist.

Gewichtsproblematiker essen dagegen mit gleichbleibender, manchmal sogar ansteigender Geschwindigkeit. Der Appetit kommt bei ihnen oft wirklich beim Essen, während er bei frei erzogenen Kindern mit dem Essen vergeht. Die Feststellung, der Appetit stelle sich mit dem Essen ein, stammt folglich schon aus der Erziehungstrickkiste, um unwillige Kinder entgegen ihrem Hungergefühl zum Essen zu nötigen.

Gewichtsproblematiker essen auch relativ unabhängig von der aufgetischten Menge einfach alles auf. Das ist schon ein Anzeichen dafür, dass ihr innerer Gewichtsregler verstellt oder außer Dienst ist und sie von äußeren Normen abhängig und gefügig gemacht wurden.

Der Verdacht liegt nahe, wer nicht recht-, das heißt frühzeitig Nein sagen lernt, kann es auch später nicht und wird sich bei jeder Gelegenheit weiter auftischen und einschenken lassen. Wer als Kind nicht Nein sagen durfte und mit Sprüchen traktiert wurde wie »Aufgestanden wird erst, wenn aufgegessen ist«, wird seine natürlichen Regelmechanismen verlieren. Aber er kann sie, wenn er den frühen Dressurakt durchschaut, neu lernen beziehungsweise seine ursprüngliche Freiheit zurückerobern.

Solche Sätze verbilden und verbiegen tatsächlich nicht nur Kinder, sondern – wenn unaufgedeckt – oft auch Erwachsene ein Leben lang. Gelernt ist gelernt, bis es umgelernt wird. Ungelernt bleibt ungelernt, bis es gelernt wird.

Auch die Auffassung, stets den Teller leer zu essen, ist nur für Mangelzeiten akzeptabel. Meist ist das Gegenteil wahr und wichtig: »Genug ist genug!« Aber wann ist genug? »Sich nicht ganz satt zu essen ist gesund«: Viele Lebenslehrer sind der Meinung, man solle deutlich vor dem Sättigungsgefühl aufhören. Nun, bis zum Völlegefühl ist jedenfalls sicher ungesund und fühlt sich auch so an. Doch all diese »Sätze« vergewaltigen die Individualität und sind insofern der Erreichung oder Bewahrung des Individualgewichts abträglich.

Unser persönliches Gefühl für »genug« hat wohl am ehesten mit dem inneren Maß unseres eigenen Magens zu tun und sicher nicht mit dem eines anderen, nicht mal mit dem eines Heiligen. Ein Satz wie »Brave Kinder essen auf, was auf dem Teller ist« eignet sich dazu, Bravheit mit Widernatürlichkeit zu assoziieren.

Gefährlicher als so einfach durchschaubare Beeinflussungen sind raffiniertere Versionen. Wer mit »Einmal ist keinmal« den ersten Löffel hineinschummelt, appelliert an das magische Vorstellungsvermögen seines Kindes, das durchaus noch daran glaubt, etwas ungeschehen machen oder wieder verschwinden lassen zu können. Mit »Auf einem Bein steht sich nicht gut« wird dann der zweite Löffel nachgeschoben. Natürlich kann man auf einem Bein nicht lange gut stehen, da muss das Kind zustimmen.

Bevor es merkt, dass all das mit dem Essen gar nichts zu tun hat, sondern mit Dressur, ist der Teller schon leerer und manch dicker Brocken geschluckt. So etwas wird heute als NLP *(Neurolinguistic Programming)* gelehrt. Kinder werden nicht nur, aber auch beim Essen mit solchen Methoden manipuliert und programmiert – zum Schaden ihrer Entwicklung. Danach folgen »Noch ein Löffel für die Mami« und einer für »Papi«. Welches Kind, das Mami und Papi liebt, könnte ihnen einen Löffel abschlagen? So etwas macht Essen zum ertricksten Liebesdienst und bleibt es nicht selten ein Leben lang.

Die Bedingung »Nachtisch bekommt nur, wer vorher auch das Fleisch aufisst« nutzt die Masche mit der Leistungsprämie. Nur wer etwas leistet, wird anschließend belohnt. Das Kind zieht sich also die Hauptmahlzeit widerwillig rein und schluckt diese Kröte, um dann ein bisschen süße Liebe zu erhalten – und auch die nur in zuckriger Ersatzqualität. Die Belohnung von Leistung mit Süßigkeiten hat noch einen anderen unangenehmen Lerneffekt oder Rattenschwanz, nämlich die frühe Erkenntnis, sich Liebe *verdienen zu müssen.* Viele Erwachsene schuften ein Leben lang, um sich liebenswert zu machen, um dann doch irgendwann einzusehen, dass wirkliche Liebe diesem Muster gar nicht folgt.

In krasser Form bleibt es ein Leben lang erhalten und findet in der Medizin in Österreich seinen traurigen Niederschlag. Da müssen KrebspatientInnen oft erst (widerwillig) eine Chemotherapie ertragen, um sich für die noch teurere Immunbehandlung zu qualifizieren. Hier wird Medizin zur durchschaubar peinlichen und gefährlichen Pharma-Unterstützung.

Häufig dienen Süßigkeiten – wie schon erwähnt – als Trostpflaster: »Da kommt ein großes Stück Schokolade drauf, damit es nicht mehr wehtut!« Nach ähnlichem Schema werden auch noch viele Erwachsenenseelen mit Schokolade bepflastert, damit sie nicht so schmerzen. Und mit der Zeit beginnen Stoffwechsel und Pankreas unter der süßen Last zu leiden.

Vor allem müssen Kinder oft über Süßigkeiten die Grundregeln unseres Wirtschaftssystems lernen: »Du bekommst jetzt ein Eis, und dann lässt du mich bis abends in Ruhe!« Ein übl(ich)es Geschäft, und wer könnte es überforderten Eltern übelnehmen? Eine Lösung ist es trotzdem nicht, denn Kinder lernen so, dass »Nerven« ein Faustpfand oder Handelsgegenstand ist, aus dem sich Kapital schlagen lässt, ganz abgesehen davon, dass sich die Gleichung »Süßigkeiten (Liebe) = Lohn für alles Mögliche« mit jeder solchen Transaktion tiefer in die Seele frisst.

Das wirksamste Erziehungskriterium ist und bleibt die Vorbildfunktion der Eltern und das Bestreben jedes Kindes, auch so zu werden wie sie. Wenn Mama und Papa immer kritiklos alles aufessen, wirkt also auch das ohne alle Kommentare wie »Es wird gegessen, was auf den Tisch kommt«. Kinder gehen in Resonanz mit ihren Eltern, ahmen sie nach und essen, was ihnen vorgesetzt wird. Nebenbei lernen sie so, beim Essen so unkritisch zu werden wie die Eltern.

Nicht viele Kinder haben den Mut und die Kraft zu Protest. Die meisten resignieren, übernehmen die Fremdbestimmung und werden lenk- und manipulierbar. Diese Eigenschaften finden sich oft bei erwachsenen Übergewichtigen, was Essen anbelangt. Ohne die Möglichkeit, sich zeitlich zu orientieren, essen Dicke anstandslos alle aufgetischten Mahlzeiten, auch wenn die Zwischenräume zu kurz werden. Normalgewichtige dagegen folgen in aller Regel ihrer inneren Uhr und essen nur nach Appetit.

Manchmal drehen aufs Aufessen dressierte Kinder den Spieß sogar noch um. Aus einem Liebesdefizit bemühen sie sich, den Eltern im vorauseilenden Gehorsam jeden Wunsch von den Augen abzulesen. Die Bedürftigsten werden so geradezu zum Abfalleimer oder gar zum Müllschlucker der Familie und »verputzen« alles für jeden. Sie »putzen« Essensreste nur so »weg« und alle Teller leer und blitzblank. Die Freude ihrer naiven Eltern ist den »armen Schluckern« Lohn genug für anfängliche Bauchschmerzen und spätere Dickleibigkeit.

Sauberkeitsfimmel und Ordnungswahn entsprechend belasteter Eltern werden ebenfalls zu beliebten Dressurnummern für die Klein(st)en. Zugleich wird die Bedürftigkeit des Kindes, das sich nach der Liebe der Eltern streckt, mit Essen ersatzbefriedigt. Dem Kind wird im wahrsten Sinne des Wortes das »Maul gestopft«, und es tut das sogar bei sich selbst.

Das ist aber immer noch angenehmer als die nächste Variante, wo es nämlich »eine auf den Mund« gibt. Dann tritt Ruhe ein, und eines der Hauptziele gängiger Erziehung ist erreicht.

Hier mag auch der geheime Grund liegen, warum das Thema »Essen« in der Erziehung eine solch dominante Rolle spielt, fast auf gleicher Höhe mit »Schlafengehen«. Bei beidem geht es um Ruhe, die des Kindes, aus der allein sich die der Eltern ergibt. Auch Essen wirkt in diese Richtung, wie seine erste Phase »*Still*en« schon so deutlich macht. Blut wird für die Verdauung im Bauchraum reserviert und deshalb im Kopf reduziert, weswegen es weniger für dessen Energetisierung und Geschrei zur Verfügung steht, was der von den meisten Eltern erstrebten Ruhe entgegenkommt.

Essen bringt außerdem die nervlich-hormonelle Umschaltung vom auf Außenwirkung gepolten Sympathikus auf den für Regeneration zuständigen Vagus. Die Erfahrung zeigt: Satte Kinder sind weniger unleidlich und viel ruhiger als hungrige. Ein Erzieher hat mir einmal glaubhaft versichert, rundliche Kinder seien deutlich weniger anstrengend als hagere, die viel mehr nervten.

Natürlich können Vorbildfunktionen der Eltern und Nachahmungseifer von Kindern auch sehr fruchtbar für spätere Essensmuster zusammenwirken. Etwa wo Kinder mit Eltern gesegnet sind, die selbst »bewusst essen« und sich auch vorm Essen schon Gedanken machen, was ihr Kind mögen und brauchen könnte, und es so bald wie möglich in das Auswahlverfahren einbeziehen. Kinder, die auch hin und wieder gelobt werden, weil sie etwas übriglassen oder schon früher aufhören, wenn es ihnen reicht und sie satt sind, werden diese natürlich sinnvollen Essensgewohnheiten übernehmen.

Auch ist es leicht, eine richtige Einschätzung der eigenen Essensmenge zu lernen, wenn man animiert wird, anfangs nur wenig zu nehmen, also erst einmal zu kosten. Ein Recht, das jeder Erwachsene selbstverständlich für sich beansprucht, bekommt auch Kindern gut.

Vernünftige Maßnahmen wie diese lassen sich auch gut mit Konsequenz verbinden. Ein Kind, das lernt, Verantwortung für seinen Magen beim Essen zu übernehmen, wird auch viel besser akzeptieren, wenn es zwischendurch nichts gibt, was ungleich gesünder ist.

Für das Kind beginnen – wie gesehen – Leben und Lieben mit Essen. Verderben wir ihm die Freude am Essen, wird sie ihm oft auch am Lebensgenuss und an der Liebe vergehen. Wer aber keine Lust an sich erlebt, wird auch kaum welche geben können. Lustlos und unfähig andere zu belustigen, wird das Leben wenig lustig.

Humor und die elfte Lebensbühne gehören aber unbedingt zu einem erfüllten, glücklichen Leben. Insofern sind deutlich vor Ordnung, Sauberkeit und Tischmanieren Freiheit, Lebenslust und -freude Erziehungswerte, die es zu fördern gilt.

Wie groß die Erziehungsgewalt (!) mittels Nahrung ist, zeigt auch die Erwachsenenwelt. Schlimmste Strafen lauteten früher auf »Gefängnis bei Wasser und Brot«. Noch früher sperrte man Verbrecher sogar in den »Hungerturm«. Der Entzug von Freiheit und der freien Wahl und Menge des Essens war eine der schwersten Strafen. Es ist die Frage, ob der Strafvollzug im Kindesalter in dieser Hinsicht nicht zu liberalisieren wäre.

FRAGEN

1. Welche dieser Erziehungsmaßnahmen hat bei mir gegriffen?
2. Wo erkenne ich mich wieder und kann jetzt umlernen und mich neu orientieren?
3. Musste ich aufessen?
4. Gab es (immer) genug?
5. Wurde ich zu viel oder wenig essen ermuntert?
6. Durfte ich mir selbst nehmen oder wurde ich bedient und war damit ziemlich bedient?
7. Wurde ich über Essen weiter gestillt?
8. Hatte ich in meinen Eltern gute Vorbilder für gesundes Essen und Leben?
9. Gab es Strafen im Zusammenhang mit Essen?
10. Bin ich in einem strengen Regime aufgewachsen? Trage ich das immer noch in mir und nach?

Kummerspeck als Beispiel einer Übergewichtsvariante (7)

Kummerspeck ist nicht der häufigste Grund hinter Gewichtsentgleisungen, eignet sich aber sehr, um sie prinzipiell zu durchschauen. In einer besonders schwierigen seelischen Belastungssituation – hier einmal etwas überzeichnet –, wenn man beispielsweise seine geliebte Partnerin völlig überraschend im Bett seines besten Freundes findet, gibt es viele, vor allem noch viel schlechtere Möglichkeiten, mit der Situation umzugehen, als Kummerspeck anzusetzen. Der »Gehörnte« könnte schlimmstenfalls wie ein wilder Stier auf das überraschte Pärchen losgehen und beide umbringen und anschließend sich selbst oder »nur« die beiden und »lebenslänglich« im Gefängnis schmoren. Besserenfalls wäre er ihnen lediglich den Rest des Lebens »zu Tode beleidigt«, was auch schlecht wäre, aber nicht ganz so schlecht wie wirklich tot. Jedenfalls würde er mit solchen Lösungen die Situation nicht lösen und sicher die beiden wichtigsten Menschen seines Lebens auf einen Schlag verlieren.

Natürlich könnte er auch nach dem Resonanzprinzip, dem zweitwichtigsten der Schicksalsgesetze, erkennen, dass diese Situation gar nicht so unwahrscheinlich war: Schließlich hatte er totale Resonanz sowohl zur Partnerin als auch zum besten Freund, warum also sollten die beiden nicht auch große Resonanz zueinander haben? Die anspruchsvollste Lösung, sich auf dieser Ebene des Verständnisses mit der Lage auszusöhnen, mit ihr vielleicht anzufreunden und mit beiden in Frieden und sogar Liebe zu bleiben, mag ihn (noch) überfordern. Deshalb ist es eine häufige Zwischenlösung, den Körper einspringen zu lassen mit Hochfahren des Gravistats und in der Folge des Gewichts.

Die Seele erlaubt das zur Schadensbegrenzung. Statt die süße Partnerin zu »vernaschen«, kann er nun als Ersatz Süßigkeiten naschen und sich solcherart Kummerspeck anfuttern. Das ist allemal besser, als zum (Selbst)mörder zu werden.

Will der Kummerbespeckte später zurück zu seinem ursprünglichen oder Individualgewicht und der zugehörigen Figur, braucht er statt einer Diät eine Lösung seines Liebesproblems. Ist dieses gelöst, gelangt er mittels jeder Kostform zurück zu seiner angestammten Figur. Die seelische und soziale Lösung kann dabei vielfältig sein. Eine neue Liebe ist natürlich die naheliegende und sicher angenehmste Lösung. Vielleicht kommt aber auch der schon verloren geglaubte Partner zurück, und es braucht einen seelischen Wachstumsakt des Verzeihens und Über-sich-Hinauswachsens. Der größte Schritt wäre natürlich, in eine liebende Dreierbeziehung zu wachsen, die von allen Beteiligten am meisten fordert, aber sie auch entsprechend fördert. Das ist sicher selten, aber ich durfte das schon begleiten und miterleben.

Kummerspeck jedenfalls ist also nur eine Zwischenstation, in der allerdings viele hängenbleiben und sich später von Diät zu Diät quälen, weil sie das eigentliche Problem gar nicht in Zusammenhang mit ihrem Übergewicht bringen und folglich nicht lösen. Dabei tritt es im sprachlichen Ausdruck »Kummerspeck« schon hervor. Wir können also davon ausgehen, dass der Volksmund die Lösung schon lange kennt.

Wer von den Ur- oder Lebensprinzipien weiß, kann auch unter einer ganzen Menge an Angeboten von der betroffenen siebten Lebensbühne wählen. Dazu gehören neben erotischen Liebesbeziehungen noch viele andere Variationen dieses Themas von Tantra-Seminaren bis zu Friedensliebe, aber auch andere Kunst- und Kultur-Erlebnisse gehören dazu. Ästhetisch schönes Essen ließe sich genießen und Lebenskunst sich erschließen. All das wären bessere und weit gesündere Alternativen als Süßigkeiten und andere raffinierte Kohlenhydrate oder auch einfach viel zu viel Essen.

FRAGEN

1. Gibt es einen Bezug zum Thema Kummer in meinem Gewichtsfall beziehungsweise meiner -falle?
2. Oder nasche ich nur zusätzlich auf ungeschickter Ebene?
3. Welche Rolle spielt die Süße in meinem Leben?

Essen und Liebe – Ein zuckersüßes Leben (7)

Unser Leben beginnt süß durch das Kosten von Muttermilch. Süßes lässt uns später immer wieder den angenehmen Geschmack des Anfangs wiedererkennen. Die Süße des Anfangs bleibt bis ins Alter beliebt, und so haben wir heute eine komplette Verzuckerung des Lebens auf allen Ebenen bis zur körperlichen in Form der sogenannten Glykierung der inneren Organe. Weil wir darauf geprägt sind, ist sie sozusagen eine immer willkommene Regression, die früher zu unser aller gesundheitlichem Nutzen nicht in diesem Überfluss und schon gar nicht in dieser raffinierten Form wie heute verfügbar war. Sondern vor allem saisonal begrenzt auf Früchte, die uns idealerweise in ausgewogenem Maß mit den nötigen Vitaminen und anderen lebenswichtigen Stoffen versorgten. Das ist längst anders, und wir sind ständig der Versuchung ausgesetzt, mehr davon zu konsumieren, als körperlich, aber auch seelisch gesund ist.

Der Genuss der Süße ist in der Stillzeit etwas ganz Natürliches und hat die verschiedensten evolutionsbedingten Gründe, jedenfalls wenn sie aus der Muttermilch kommt. Sie sollte sich dann mit zunehmendem Alter aber allmählich auf Desserts beschränken und Ausnahmen wie Feste zu Geburtstag, Ostern oder Weihnachten. Wir jedoch bleiben – nicht nur, was Süße angeht – permanent auf Kindheits- beziehungsweise Festtagsniveau. Nun passiert etwas Vergleichbares wie beim sprichwörtlichen früheren Sonntagsbraten. Wenn der Fleischgenuss den Alltag erobert, fördert das – wie inzwischen selbst von der industrieabhängigen WHO[4] bezüglich Krebs anerkannt[5] – auch weitreichende andere seelische, ethisch-moralische, ökologische und weitere negative Konsequenzen. Wenn wir die Süße zum alltäglichen Geschmack machen, möglicherweise weil sie uns im übertragenen Sinn – als Süße des Lebens – fehlt, wirkt sie sich extrem schädlich auf Körper, Seele und Umwelt aus.

Die Zellen der Organe bekommen zuerst *genug* und bald zu viel davon, und dann machen sie dicht gegen Glucose. Jetzt muss die Bauchspeicheldrüse – ihrem Auftrag entsprechend – für mehr Insulin sorgen, um den Zucker doch noch aus dem Blut in die Zellen zu befördern. Das ist der einzige Ausweg, aber die Zellen haben längst genug (vom) Zucker und sogar zu viel. So entwickelt sich ein Kampf, den die Bauchspeicheldrüse auf Dauer verliert. Die Zellen bleiben stur, die Inselzellen des Pankreas versuchen, das Problem durch Überproduktion von Insulin zu lösen, und wir sprechen vom »metabolischen Syndrom«. Da die Körperzellen dicht bleiben, können die Inselzellen schließlich den Zucker nicht mit immer mehr Insulin aus der Blutbahn befördern. Schließlich erschöpft sich die Bauchspeicheldrüse und schmeißt den Bettel hin.

Dieses Stadium mit dauerhaft erhöhtem Blutzuckerspiegel nennen wir »Diabetes Typ 2«. Früher hieß es »Altersdiabetes«, weil es uns erst in späteren Jahren ereilte. Heute ist es schon von Jugendlichen erreichbar und in den USA sogar von Kindern. Wenn Kinder »Altersdiabetes« bekommen, müsste eigentlich klar sein, dass hier etwas Grundlegendes falsch läuft.

Machen Gehirnzellen dicht gegen Zucker, ihre ursprüngliche Lieblingsnahrung, nennen wir das heute »Typ-3-Diabetes« oder »beginnende Alzheimer-Demenz«. Die Grundlagen auch dafür legen wir mittlerweile schon in der Kindheit.

Medizinisch ist das Thema also klar, was aber bedeutet uns die Süße symbolisch? Für Kinder wurden Süßigkeiten, als sie noch nicht das ganze Leben überschwemmt hatten, wie mehrfach erwähnt als Belohnung und zum Trost verwendet. Aufgeschlagene Ellbogen und Knie erforderten einen Lutscher, wo der alte Heilsong »Heile, heile Gänschen« nicht reichte.

In der Bibel erfolgt der Schritt aus dem Paradies der Einheit in die polare Welt der Gegensätze bekanntlich durch den Genuss des berüchtigten Apfels der Verführung, der wohl auch schon süß war. Süße Verführung ist also beim Essen, das unsere Entwicklung erst so richtig in Gang brachte, bereits von Anfang an dabei. Beim Essen ging es somit schon zu Beginn um weit mehr, als das Leben physisch zu erhalten. Symbolisch gesehen beginnt damit tatsächlich auch die spirituelle Entwicklung in Richtung Einheit.

Essend verleiben wir uns Fremdes ein, um es zu Eigenem zu machen. Erst leben wir ganz aus der Energie der Mutter, die uns über den Mutterkuchen, die Plazenta, erreicht. Dann leben wir vom Saugen ihrer süßen (Mutter)milch. Zu Beginn des Lebens, direkt nach der Geburt, tritt alles andere hinter diesem saugenden Genährtwerden zurück. Der Saugreflex ist einer der ersten und wichtigsten. Als Baby erleben und genießen wir wesentlich über den Mund und das wohlig-warme Gefühl im Bauch. Auch krabbelnd stecken Kinder zuerst noch alles in den Mund, um es (aus)zuprobieren und zu erfahren, wie das Leben, die Welt, schmeckt. Schmerzen und Probleme erlebten wir als Kleinkinder über den Bauchnabel, die ehemalige Verbindung zur Mama. Diese körperliche Mitte im Zentrum des Bauches und der Magen blieben lange der Nabel der kindlichen Welt.

Die Liebe unserer Mutter erleben wir anfangs ebenso natürlich wie selbstverständlich über Mund und Magen. Sie fließt als süßer warmer Milchstrom, der idealerweise aus der gleichen mütterlichen Brust kommt, an die auch Erwachsene (Jungen) auf der Suche nach Liebe später saugend zurückkehren. Wo er als Kind die süße, nährende Milch der Mutter bekam, kostet der Mann später die süße Liebe der begehrten Frau. Saugen ist zu Beginn und ab der Pubertät schon wieder an zentraler Stelle allen Liebesgeschehens – und eng verbunden mit der Lust am Einverleiben. Alle wesentlichen körperlichen Aspekte des Liebesspiels spielen sich weiterhin an Körperöffnungen ab und kreisen um die Themen Einverleiben und Eindringen.

Liebe und Essen sind sich von Anfang an und auch sprachlich so nahe. Die Sehnsucht, sich zu öffnen und Fremdes einzulassen, spiegelt unseren Urwunsch, zu wachsen und uns mit allem zu vereinigen, also zum Ursprung, zur Einheit des Paradieses, zurückzukehren, wo wir uns mit allem eins fühlten. Einheitsgefühle bei wirklichen Orgasmen – nicht zu verwechseln mit bloßen Samenergüssen – lassen für kurze Augenblicke die runde Vollkommenheit des Paradieses wieder aufblitzen und mit der Zeit und zunehmender Dauer sogar aufleben.

Mit dem Genuss der verbotenen Frucht haben wir diesen Paradieszustand verspielt, am Höhepunkt der Liebe gewinnen wir seinen süßen Geschmack wenigstens für Augenblicke zurück. Essen bis zur Kugelgestalt bringt nur äußerlich und damit unbefriedigend dieses runde Gefühl zurück.

Als Kinder haben wir Milch und Liebe gleichzeitig an der Mutterbrust genuckelt. Dieses paradiesische Erleben und seine Auswirkungen auf körperlicher und geistig-seelischer Ebene sind durch nichts zu ersetzen, wie inzwischen die Wissenschaft belegt. Es ist das Schlaraffenland, wo uns Bäche von Milch und Honig(süße) in den Mund fließen, ohne dass wir uns darum im Geringsten bemühen müssen. Auch gesundheitlich gilt inzwischen wieder »Breast is best«.

Bis sie sich – jedenfalls männliche Kinder – wieder Zugang zu jenem himmlisch weichen Platz am Busen verdienen, sind einige fordernde und fördernde Lernaufgaben zu bewältigen. Auch wenn das erste erfolgreiche Stehen und die ersten Schritte genussvoll sind, bleibt die orale Sphäre in Bezug auf sinnlichen Genuss vorrangig. So wird Abstillen oft zur Herausforderung: Baby will den sinnlichen Luxusort am Herzen der Mutter nicht freiwillig aufgeben, schon gar nicht, wenn der Anlass ein Geschwisterchen in Warteschleife ist. Nicht selten entzündet sich dann um die Brust die erste Eifersucht, die allen späteren diesbezüglichen Erfahrungen gleicht, auch wenn hier seelische und nährende Liebe noch besonders nahe beisammenliegen. Eine gewisse Eifersucht zum Vater ist an diesem zentralen Ort programmiert. Diese frühe Verbindung über die Sinnlichkeit ist bei allen Essensthemen und -problemen immer mit im Auge zu behalten.

Nach dem Abstillen brauchen Kinder, aber auch Mütter Ersatz. Während Mutter im Idealfall ihren Partner wieder mehr *zum Zuge kommen* lässt, steigen Kinder zur Not auf den eigenen Daumen um. Nicht annähernd so weich und ergiebig wie die Knospen von Mamas Brust, steht er aber dafür immer zur Verfügung. Schnuller, an denen nach Herzenslust gelutscht und gesaugt wird, sind Ersatzbrustknospen, wenn auch unergiebige. Clevere Kinder bemerken sogleich, dass durch solche Brustwarzenplastiken weder Milch noch Liebe fließen, und lassen sich damit nicht abspeisen. Die ebenfalls vom Schnuller gekrönte warme süße Milch spendende Flasche akzeptieren Babys naturgemäß bereitwilliger. Nur Kuh- und Ziegenmilch sollten nicht den Ersatz bilden, da wissenschaftlich als gefährlich entlarvt. Immerhin sollte aber klar sein, dass auch sie schon Ersatzmilch sind wie auch ungleich gesündere Varianten wie Mandel-, Hafer-, Hanf- und Kokosmilch. Aber auch sie können der Muttermilch das Wasser nicht reichen.

Die Liebe, das zentrale menschliche Lebensthema, ist also von Anfang an mit Trinken und Essen, mit Mund und Magen verbunden. Sie nimmt auch später oft diesen Weg, wenn sie keine für Erwachse angemessenen Kanäle findet. Dann wird die Mund-Magen-

Straße zur Einbahnstraße. Mit zunehmender Entwicklung sollte der Schwerpunkt allmählich vom Magen zum Herzen wandern.

Natürlich muss jedes Kind nach einem guten Jahr von der Brust als Milch- und Lustquelle Abschied nehmen; das heißt, wir müssen schon früh Verzicht lernen, um reifere Formen der (Lust)befriedigung zu entdecken. Nicht wenige bleiben aber am Essen als erster Genussquelle hängen oder fallen bei allen möglichen Problemen auf sie zurück – eine der Quellen von Übergewicht.

Süßigkeiten kommen schon früh ins Spiel (des Lebens). Süßes verrät seinen Charakter als Liebesersatz schon sprachlich überdeutlich. »Zuckerpuppen« und »süße Mädchen« reizen zum »Vernaschen«. Das Ausmaß der Süßigkeitenorgie ist Zärtlichkeit und Liebe vonseiten der Eltern oft umgekehrt proportional, was den Ersatzcharakter zusätzlich betont.

Empfänglichkeit für Süßigkeiten ist als Regression ausgesprochen menschlich bei Kleinen wie Großen. Reife Damen erhalten noch gern »süße Komplimente« als Huldigung und Hinweis auf verführerische Süße in Form von Konfekt, Pralinen, Bonbonnieren oder süß duftenden Blumen. Für süße Komplimente sind fast alle empfänglich und lassen sich nur zu gern verführen und oft wie gesagt auch »vernaschen«. Schokolade etwa war ursprünglich ein Aphrodisiakum. »Schmausen« und »Schmusen« liegen nicht nur phonetisch nahe beieinander ebenso wie die »Vor*liebe*« für Süßes oder »verzehrende« Sehnsucht.

Die Pubertät bietet die Gelegenheit, sich in der Genussbefriedigung von der Ernährung unabhängig zu machen. Wer hier an Süßigkeiten *kleben bleibt,* stellt die Weichen früh auf Fülle statt Erfüllung. Ist Naschen bereits zur zweiten Natur geworden und in Fleisch und Blut übergegangen, wird die Zukunft leicht schwer(gewichtig). Körperlich wie im übertragenen Sinn geht wenig so rasch in Fleisch und Blut über wie Süßes. Hochraffinierter Zucker ist sofort im Blut und lässt besonders rasch »Fleisch« ansetzen, was sinnlich-*fleischlichem* Genuss wiederum eher abträglich ist und in einen Teufelskreis mündet. Außerdem stillen Süßigkeiten den Hunger nicht nachhaltig, sondern entfachen über den Insulin-Mechanismus nach kurzer Befriedigung immer wieder neuen. Da Zucker so rasch ins Blut geht, löst er eine hohe Insulinreaktion aus, die die Blutzuckerschwemme zeitlich überdauert und über den so verursachten Unterzucker neuerliche Hungergefühle auslöst. So schaffen es nicht wenige moderne Menschen, ständig Hunger zu haben.

Auch später bleiben Essen und Liebe oft – auf Kosten der Gesundheit – Partner im erlösten wie im unbefriedigenden Sinn. Im »Bratkartoffelverhältnis« von Student und Zimmerwirtin verbindet die »Liebe« Tisch und Bett. Auch in Zeiten der Emanzipation erwarten Männer von ihren Frauen noch oft, »liebend umsorgt« zu werden, was vorrangig aufs »Bekochen« abzielt. Der Deal ist: Sie bereitet ihm ein verführerisches Mahl, und er »frisst ihr aus der Hand« – wie damals im Paradies. Vielfach hat Eva Liebe, die durch den Magen geht, weiterhin fest unter Kontrolle.

Erotische Liebe ist Adam in modernen Stresszeiten nicht mehr so einfach »schmackhaft zu machen«. So wird der Feierabend oft eher mit kulinarischen als mit erotischen Ge*lagen* begangen, wobei dem Wort noch anzuhören ist, wie häufig hier ursprünglich im Liegen gefeiert und Kulinarisches und Sexuelles verbunden wurde – fast wie zu Zeiten des diesbezüglich berüchtigten Römers Lukullus.

Die intime Beziehung von Kost und Liebe enthüllen auch Flirts. Das Mädchen wird zum Essen eingeladen, gerade wenn der Appetit viel weiter geht. So können sie sich beschnuppern und die näher rückende Nacht vorkosten. Solche Angelegenheiten eskalieren beim Essen in vorgezeichneten Bahnen Stufe für Stufe und Sinnesorgan für Sinnesorgan. Können sie sich anfangs kaum sattsehen aneinander und berauschen sich am Klang ihrer Stimmen, kommen mit der

Nähe Duft- und Tastsinn ins Spiel und intensivieren das Fest der Sinne. Vom ungemütlichen Stehen beim Anstoßen, ohne anstößig zu werden, lädt er sie zum gemütlicheren Platznehmen ein, und so sitzen sie beisammen und bereiten schon den nächsten Schritt zum noch entspannteren und zugleich sinnlich-spannenden Liegen vor, der wiederum die Nähe von Tisch und Bett betont. Vom genüsslichen Mahl mit Leib- und Lieblingsspeisen sinnlich angeregt und vielleicht schon wein*selig* oder gar liebes*trunk*en entwickelt sich Taten*durst.* Er trägt seine *kost*bare Eroberung auf Händen und ins Bett, wo sie *wonne- und liebestrunken* den tiefsten Genuss kosten, den Venus-Aphrodite, die Göttin der Liebe und des Lebensgenusses zu bieten hat. In ihrer Leiblichkeit erleben sie innige Lieblichkeit, und in köstlicher Nacht empfängt sie ihn und möglicherweise mehr. Vielleicht wird ihre Liebe eine runde Sache und trägt Früchte. Dann ist Ver*mähl*ung vielleicht der nächste Schritt und ein Fest*mahl* fällig, bevor sie zur Hochzeitsnacht ins gemeinsame Bett und übereinander herfallen. Weshalb das Bett auch »Falle« genannt wird, erschließt sich ihnen meist erst viel später. Nur die *Trennung von Tisch und Bett* kann solch eine Vermählung wieder auflösen.

Frühere Zeiten waren mit den Möglichkeiten in Venus' Reich noch weit freizügiger. Sinnenfreudige Römer legten sich bereits zum Essen hin und ließen sich schon dabei gleich alle Sinne verwöhnen, was den Übergang ins Sinnlich-Erotische sicher fließender und harmonischer machte. Die Themen kamen ausschließlich aus venusischen Sphären von exquisiten oder üppigen Speisen über Musik, Tanzdarbietungen, erlesenen Düften bis zum Genießen üppiger Formen. In Frankreich hat sich das Chambre séparée – mit erheblichen Rufeinbußen – bis heute gehalten, wo Liebe weiterhin durch den Magen, aber auch tiefer geht.

Aphrodisiaka haben an Bedeutung verloren wie alles Venusisch-Erotische, was die Betonung aber nur weiter ins Kulinarische verschob. Essen zur Anfachung der Liebe wurde ein Opfer des sinnenfeindlichen Trends zu Fast Food und Pillen. Bis heute aber werden Aphrodisiaka genommen und manchmal auch noch genossen: von asiatischem Ginseng über Vitamin E bis zu Sidenafil (der Wirkstoff von Viagra). Die Vorfahren hatten weniger effiziente Stoffe, gingen damit aber erheblich mutiger und sinnlicher um: Casanova tauschte einschlägig beleumundete Austern mit seinen Gespielinnen von Mund zu Mund. Vor Schokolade und anderen Süßigkeiten warnte die katholische Kirche noch im 18. Jahrhundert in einem Atemzug mit sexuellen Ausschweifungen. Heute sind die Aphrodisiaka all diesen Zaubers beraubt – wie so vieles. Selbst wenn sie wie Schokolade in der Schweiz zum Grundnahrungsmittel werden, ist ihr Erfolg, was die Tiefen venusischer Gefilde angeht, vergleichsweise kläglich.

Lediglich das prickelnde Gefühl des Champagners verkörpert für viele bis heute das *sündhaft* Teure und leicht*sinnig* Sinnliche. Die Stimmung hebend bringt er das Blut in Wallung und fördert die Lust am Venusischen, ob in sinnlich-kulinarischer oder erotisch-sexueller Hinsicht.

Besonders nah vereint auch das Thema »Verführung« Essen und Liebe. Wir lassen uns nur zu gern zu Süßigkeiten auf beiden Ebenen verführen. *Süße, appetitliche, verführerische* Mädchen, die zum Anbeißen reizen, werden zum gefundenen »Fressen« für *hungrige* Blicke von Verführern, die zugleich Verführte sind. Vor dem *Vernaschen* ließe sich ihr Magen mit »Ferrero-Küsschen« vorbereiten, was ihr die Chance einräumt, ihm mit »Mon Chérie« entgegenzukommen.

Bei vielen Spielarten von Sucht spielt Verführung eine Rolle, bei Essleidenschaft aber besonders deutlich. Da Esslust zwar füllt, aber nie erfüllt, ist der Übergang dieser Suche zur (Fett)Sucht naheliegend. Hunger und Sehnsucht bleiben gleichermaßen ungestillt, und oft wird weitergegessen – ohne Chance auf Sättigung oder gar Befriedigung. Statt innerer Rundheit zeugt die äußere Kugelgestalt nicht selten von der seelischen »Kummerspeck«-Variante. Die not-wendige Mode macht ehrlich, wenn sie auch die Not nicht wenden kann, ist der wallende Speck doch dem Babyspeck sehr nah und wird deshalb auch in ähnlicher Weise verpackt. Strampelhosen und Babydoll-Kleidchen sollen nebenbei untergegangene Taillen kaschieren, machen das Malheur aber nur deutlicher.

Die intime Beziehung von Essens- und Liebeslust mit ihrem gemeinsamen Nenner in venusischer Sinnenlust hat im entsprechenden Frust auch ihren natürlichen gemeinsamen Gegenpol oder Schatten. Enttäuschungen können zum Rückzug aus Venus' erotischem Sinnenreich in ihre kulinarischen Gefilde (ver)führen. Andererseits sind Angebote aus ihrem Reich in solchen Situationen Balsam für angeschlagene Selbstwertgefühle und wundervolle Trostpflaster für schmerzende Wunden. In solchen Momenten lassen sich Frustrierte besonders gern mit Liebe trösten und verwöhnen, ob die aus Kochtöpfen in den Magen oder direkt von zärtlichen Händen unter die Haut geht. *Von allen guten Geistern verlassen* drängt sich Selbstbefriedigung auf, die von süßem Zuckerwerk wie von entsprechenden Fantasien herrühren mag.

Das Verhältnis von Essen und Lieben kann also auf der gemeinsamen Grundlage sinnlichen Genusses als belegt gelten. So ist es naheliegend, sich des Themas bewusst anzunehmen, beide Bereiche hingebungsvoll zu verbinden und sich ihnen genussvoll hinzugeben. Wunderschönes Essen und nährende Liebe ergänzen sich ideal, und es ist wirklich schade, ungesund und letztlich hässlich, wenn kostbares Essen köstliche Liebe vertreten muss.

Zwar können Verliebte die erste Zeit ekstatisch von Luft und Liebe leben, aber ähnlich schön ist zwischen venusischen Liebesfesten in köstlichen kulinarischen Genüssen zu schwelgen. Das Leben auf beiden Ebenen als Fest zu feiern und es nachhaltig zu genießen ist eine alte Tradition, die dem Urprinzip der Venus genussvoll gerecht wird.

Wo Essen als einzige Lustquelle übrig geblieben ist, drohen Figurverlust und Übergewichtsbeschwerden. Dabei ist der Schritt über schöne Essensfeste, umrahmt von entsprechender Musik und betörenden Düften, in tiefere Sinnen-Ebenen des Venusreiches noch heute so naheliegend und vielversprechend wie eh und je. Venus leidet insgesamt in einer Zeit, die die Quantität gegenüber der Qualität überbetont. Nicht nur in Venus' Reich wird das deutlich, hier nur besonders schmerzlich. Über die (Wieder)entdeckung und Integration des Archetyps der Göttin von Schönheit, Harmonie, Frieden, Liebe und Sinnengenuss ließe sich wieder Freude am Leben finden auf leichte und genussvolle Art. Gesunden anmachenden Genuss von ebensolchen Lebensmitteln und sinnlichem Liebesgenuss verbindet die betont natürliche Beziehung. Das Aroma der Speisen und die Düfte der Blüten und Pflanzen, wie sie sich auch in Parfums und Aromaölen finden, ergänzen sich wundervoll. Inder sagen, ein gesunder Mensch dufte nach der zuletzt genossenen Frucht, was wir heute fast nur noch über Knoblauch und Zwiebeln erreichen, aber jederzeit und mit der Zeit über pflanzlich-vollwertiges *Peace Food* verwirklichen können.

Körpereigenes Parfum ersetzen wir heute mit künstlichen Duft-Kombinationen. Dabei wäre es so viel wirksamer, weil betörender, den eigenen Duft mit dem natürlicher Blüten zu ergänzen oder abzurunden. In Venus' Gefilden könnten alle Sinne wundervoll erwachen. Und je wacher die Sinne, desto leichter erwachen wir. Aufwecken lassen sich unsere Sinne durch bewusstes Genießen auf der Essens- und Liebesebene. Wer außer wir selbst hindert uns, das Leben als Fest zu feiern mit venusischen Momenten als dessen Höhepunkten.

Sogar der Gegenpol venusischen Genusses, saturniner Verzicht, wie er etwa im bewussten Fasten zum Ausdruck kommt, kann hierbei hilfreich unterstützen. Gerade nach einer Unterbrechung des Alltagstrottes mit seinen Gewohnheiten und verschlafenen Gelegenheiten eröffnet sich hier die Chance neuen (Lebens)genusses. Nach Fastenzeiten kommen wir wieder in die Lage, die feinen Nuancen im Aroma der Speisen zu unterscheiden und uns auch an zarten Anregungen der Sinne zu freuen. Sinnlichkeit, heute fast ganz dem Erotischen zugerechnet, könnte wieder zum Allgemeingut werden und aus dem Schlafzimmergefängnis ausbrechen und zumindest Küchen und Esszimmer erobern. Solcherart ermutigt wird sie allerdings weiter um sich greifen und auch im Wohnzimmer Einzug halten und sich in ästhetischem Empfinden, Kunst und einer harmonischen Lebensart im Sinne von Lebenskunst auswirken. Auch ein neuer sinnlicher Bezug zur Natur wird entstehen, aus der unsere Nahrung stammt oder doch stammen sollte, um uns mit dem Leuchten des Lebens zu versorgen, den Biophotonen aus frischem Pflanzengrün.

BIOPHOTONEN

Der Begriff »Biophotonen« wird für das Phänomen der ultraschwachen Photonenemission in lebenden Zellen verwendet (griech. *bíos* [Leben] und *phõs* [Licht]). Diese Lichtemissionen wurden schon in den Fünfzigerjahren von italienischen Astronomen gefunden, 1970 aber vom deutschen Physiker Prof. Dr. Fritz-Albert Popp (1938–2018) erneut nachgewiesen.

Ist es schon wunderbar, zweimal am Tag friedlich zu meditieren, wie viel wirksamer könnte es noch sein, in Verbindung mit zwei oder drei friedlichen Mahlzeiten in venusischer Stimmung, während wir es uns und der (Um)welt dabei gutgehen lassen.

Der Osten kennt den Bezug zwischen Essen und innerer Entwicklung und spricht von »Bhoga« (»Weltessen«, die sinnliche Wahrnehmung der Welt). Das Leben will auf alle Fälle verdaut sein, und geschickt ist, wer es dabei genießt. In alten Zeiten war der Herd Zentrum des Hauses, so wie das Herz noch immer Zentrum des Körperhauses ist. Wie sich im Haus alles Leben um den Herd drehte, kreist im Leben alles um das Herz, unser energetisches Zentrum und Organ der Liebe.

Das Leben und seine Genüsse aus vollem Herzen zu genießen entspricht dem Venus-Prinzip und lässt auch andere Organe mit gesunden. Wenn der Magen mag, was er bekommt, sind die Weichen gut gestellt. So kann Essen uns dazu verhelfen, sinnlicher zu leben und auf unsere Sinne zu horchen. In dem Maße, wie sie gesunden, können wir lernen, auch ihnen zu gehorchen und in unserer inneren Stimme eine verlässliche Hilfe zu finden, die alle zwölf Archetypen zu ihrem Recht kommen lässt. Dann wird es zuerst leichter und schließlich ein Genuss, sie alle zu achten und sogar zu lieben.

Wir dürfen einfach neuerlich lernen, dass die Süße ein Ur- und Lebensprinzip ist und zum Leben gehört, aber Erwachsenwerden damit verbunden ist, sie nicht länger auf süße Momente zum Abschluss des Essens zu reduzieren – sondern sie zunehmend auf höhere Ebenen als die des Verdauungstraktes zu heben. In einer reifen Beziehung geht die Liebe eben nicht mehr vorrangig durch den Magen, auch wenn sie körperlich noch am Mund mit Küssen beginnen mag, sondern sucht und findet sich ihre eigenen Öffnungen und Wege.

Zwar darf Essen noch herzhaft sein, aber das Herz wird zur eigentlichen Region der Liebe und zur sexuellen die sekundären und primären Geschlechtsorgane. Der Magen aber wird zum reinen Verdauungsorgan.

FRAGEN

1. Welchen Stellenwert hat sinnliche Liebe in meinem Leben?
2. Wie stehe ich zu ihr?
3. Was hindert mich, außer ich mich selbst?
4. Welche Rolle spielt Süße in meinem Ernährungsleben?
5. In meinem Liebesleben?
6. In welcher Form hole ich sie mir ins Leben?
7. Spricht mich der Gedanke an, mit süßem Liebesleben Diabetes- und Alzheimer-Vorbeugung zu betreiben?

Lebensprinzipienwechsel aus Not-wendigkeit (8)

Da es auf der äußeren Ebene des Glanzes von (Michelin-)Sternen keine wirklich befriedigende, die Seele zufriedenstellend sättigende Lösung gibt, musste etwas Wesentliches geschehen. So wird nachvollziehbar, dass diese ganze auf die fünfte Lebensbühne zielende Richtung eine Art Paradigmenwechsel brauchte. Allerdings vollzog sich der nach dem – schon als hoffnungslos erkannten – Motto »Immer mehr vom selben«.

Immer extremere Essens-Ausdrucksformen müssen herhalten, um die Besonderheit, die Individualität, zu unterstreichen – wohl in der Hoffnung, so doch noch das Ziel, nämlich Glück, Liebe und runde Vollkommenheit in illustrer Runde zu erreichen.

An Tisch und Bett tendiert das dann leicht in jene Richtung, die gemeinhin als Perversion abgetan wird. Wer bedenkt, wie die Haifische, die ihre Flossen für die Suppe ließen, wieder zurück ins Meer geworfen, einem langsamen und qualvollen Sterben ausgeliefert sind, wie Hummer mit gefesselten Scheren auf ihr kulinarisches Ende verbrühend im kochenden Wasser warten, Austern meist erst im Mund oder auf dem Teller verenden, Gänseleberpastete die Fettleber einer bis zum frühen Leberversagen überfütterten und gequälten Gans ist, die Froschschenkel ihren amphibischen Besitzern bei lebendigem Leib ausgerissen werden und sie anschließend ohne Beine langsam versterben, dem stellt sich die Geschmacksfrage in verschiedener Hinsicht. Wissen Menschen, die das essend verantworten, überhaupt, was sie tun?

Japaner, der achten hier herrschenden Lebensbühne von Haus aus schon näher, sind uns bei solchen Essensperversionen bereits einen Schritt voraus in ihrer Vorliebe, quasi noch lebendes Fleisch zu »genießen«. In einem berühmten Restaurant in Yokohama wird die Frische der Fische auf die Spitze getrieben. Hier werden sie schon fertig filetiert, noch atmend serviert. Die erlesenen Gäste des sündhaft(en und) teuren Essvergnügens erledigen den Fisch selbst auf dem Teller mit Messer und Gabel, aber nur ganz langsam, das heißt, sie lassen ihn noch möglichst lang am Leben und speisen sich in Zeitlupe an seinen Lebensnerv heran.

In einem anderen Tempel der Besonderheit und Perversion steht das Löffeln von Hirn noch lebender Affen auf der Speisekarte. Der Tisch hat in der Mitte ein Loch, unter dem der Käfig des Affen angebracht ist. Sein Kopf wird in dem Loch festgeschraubt. »Gnädigerweise« prügeln die um die »Delikatesse« versammelten Gäste den Affen mit Schlagwerkzeugen bewusstlos, bevor sie das kunstvoll eröffnete Hirn des noch lebenden Tieres löffeln. Leiden solche »Gourmets« an Sadismus oder Masochismus? Von der unerlösten Ebene dieser Thematik der achten Lebensbühne Verschonte leiden wohl schon beim Lesen dieser Beschreibung.

Statt um solche Extremformen »kulinarischen Genusses« vor allem in einigen asiatischen Ländern ginge es bei diesem achten Lebensprinzip in erlöster Form um radikale, also an die Wurzeln gehende Umwandlung und Umkehr, Metamorphose und Metanoia, tiefste Reue. Goethes »Stirb und Werde« ist hier Thema und Aufgabe. Der Weg vom Massenmörder Saulus zum heiligen Paulus, vom stadtbekannten Playboy Francesco zum Heiligen Franz von Assisi klingt hier an und scheint durch.

FRAGEN

1. Inwieweit graut mir vor solchen Exzessen?
2. Wie weit brauche ich ähnliches Grauen, um mich überhaupt noch zu spüren?
3. Wie viel Reiz ist bei mir notwendig, um überhaupt noch Reiz am Leben zu empfinden?
4. Welchen Bezug habe ich zu dieser Lebensbühne des »Stirb und Werde«?
5. Welche Beziehung zur Radikalität, zum An-die-Wurzeln-Gehen (lat. *radix* [Wurzel])?
6. Leiste ich mir komplette Wandlung und tiefgreifende Umbrüche, die gleichsam solchen Exzessen vorbeugen?

Langeweile, mangelnder (Lebens)sinn und Übergewicht (9)

Immer mehr junge Menschen leiden an einem Mangel an (Lebens)-sinn, wie steigende Zahlen von Burn- und Bore-out nahelegen. Wir erkranken tatsächlich nicht an zu viel Arbeit, sondern an deren Sinnlosigkeit. Mütter können in Erschöpfungssyndrome rutschen, aber kaum in den Burn-out, weil – auch noch so erschöpfende – Kinderversorgung immer sinnvoll ist. Ich kenne ärztliche Kollegen, die –

etwa im Entwicklungsdienst oder bei Katastropheneinsätzen – unglaublich viel gearbeitet und geleistet haben, aber weit weg vom Burn-out waren. Andererseits sollen nicht wenige der in Deutschland niedergelassenen Ärzte am Burn-out leiden, was ich mir bei der zunehmenden Sinnlosigkeit der modernen Fünf-Minuten-(Kassen-)Medizin leicht vorstellen kann. Auch CFS-(Chronic-Fatigue-Syndrom)-PatientInnen gehören hierher wie alle mit Seeleninfarkt Geschlagenen, einem weitgehenden Streik der Seele. Bei Bore-out-PatientInnen, Menschen, die sich gleichsam zu Tode langweilen, wird das Thema auch sprachlich deutlich.

Essen als Lebensinhalt kann hier – wie bei Kummerspeck – noch Schlimmeres verhindern. Statt sich aus Verzweiflung zugrunde zu richten, kann man sich aufs nächste Essen freuen. Das mag bis zur Völlerei gehen, wenn die Menge im Vordergrund steht. Es kann aber auch zu einseitigem Gesundheitsbewusstsein führen, wenn die Qualität im Mittelpunkt steht und es die Mitte des Lebens völlig erobert. Wer nur noch fürs Essen lebt, vergisst, versäumt oder vernachlässigt wenigstens elf andere Lebensbühnen oder -prinzipien. Auf dem Gesundheitstrip landet man damit jedoch nur selten in Übergewichtsproblemen.

Es kann auch zur Feinschmeckerei und einer Art von Lebensgenuss führen, gegen den wenig spricht. Wer ästhetisch schönes und geschmackvoll-erlesenes Essen zum alleinigen Lebensinhalt wählt, wird zwar auch vieles versäumen, aber immerhin nicht zwangsläufig übergewichtig.

Reine Ersatzbefriedigung jedoch, weil Wesentliches im Leben fehlt oder jedenfalls zu kurz kommt, führt über diese Sackgasse für die Seele körperlich sehr leicht und schnell zu Übergewicht.

Bei allen Varianten geht es letztlich darum herauszufinden, was der Seele wirklich Erfüllung bringt und zu innerer statt äußerer Fülle führt. Die Lösung ist wieder einmal, den eigenen Weg zu einem runden Leben zu finden.

FRAGEN

1. Neige ich zu Völlerei, Feinschmeckerei, oder bin ich auf einem Gesundheitstrip, der Essen benutzt, statt es zu genießen?
2. Freue ich mich auf jedes kommende Essen?
3. Ist das meine Hauptfreude im Leben oder eine von vielen?
4. Esse ich in Maßen, oder neige ich zu Massen?

Die Rückeroberung des Lebens vom »Feier-Abend« aus (9)

Eine wundervolle Alternative und – nach meinen Erfahrungen – immer mögliche Sozialtherapie beginnt mit der Rückeroberung des Feierabends in des Wortes ursprünglicher Bedeutung. Dieses Programm bringt eine Fülle von Synergien zum Einsatz und hat schon viele Leben gerettet, indem es ihnen den Sinn zurückgab.

Nach dem »Abendbrot«, wobei ich Brot nur Zunehmwilligen empfehle – die Abnehmfraktion sollte abends Kohlenhydrate meiden –, wäre alles Essen in der mildesten Form von Kurzzeitfasten völlig einzustellen. Auch wenn tägliche lange Fernsehabende schon wegen der Erhöhung des Alzheimer-Risikos nicht empfehlenswert sind, bieten sie dennoch eine Chance: Wer gewohnheitsmäßig den Abend vor dem Fernseher verbringt, kann sich selbst leicht an diesem Punkt abholen, indem er/sie auf gute Filme umsteigt, statt dauerhaft beliebige Sendungen zu konsumieren.

Als Vorfilm wäre etwa eine Episode der Serie »Die großen Mythen« von Arte zu empfehlen, die ganz nebenbei den Horizont für die Muster der Seele erweitert und eine Lanze für den tieferen Sinn bricht. Der Mythos ist voller Tiefenpsychologie, während Märchen Höhenpsychologie ins Spiel des Lebens bringen. Zu beiden gibt es gute Filme. Anschließend ließe sich mit Filmen beginnen von jener Lebensbühne, mit der ich mich am leichtesten tue, die mir am liebsten ist. Nach solch einer initialen »Film-Genuss-Woche« wären Filme jenes Urprinzips angesagt, mit dem ich mich essend am schwersten tue. Im Buch *Die Hollywood-Therapie. Was Filme über uns verraten* sind circa 140 der Seele guttuende Filme nach den Lebensbühnen oder -prinzipien geordnet. Sie (ver)führen in die Seelen-Bilder-Welten und bahnen so schon die folgende Traumzeit an. Wer anschließend gleich zu Bett geht und den besonders wertvollen Schlaf vor Mitternacht mitnimmt, wird nach einigen Wochen erleben, wie sich sein Leben wandelt. Langsam, aber sicher, Film für Film, erobert er sich die weibliche Hälfte des Tages, Abend und Nacht, zurück. Wer sich noch vor dem abendlichen Film Zeit für die verschiedenen Deutungsebenen des mythologischen Vorfilms nimmt, wird erleben, wie sein Verständnis für die Welt und besonders seine eigene wächst. Nicht nur die Filme der neunten Lebensbühne (Erkenntnis und Sinn des Lebens) können Sinn vermitteln, auch wenn das ihr besonderes Ziel ist.

Allmählich reif für einen weiteren Schritt, ließe sich ein Wochenende zum Ausschlafen und Einstieg in anspruchsvolleres Kurzzeitfasten nutzen, indem einfach das Frühstück ausgelassen und in einen späteren Brunch gewandelt wird. Das spart Zeit, Geld und Aufwand und fördert die Gesundheit verblüffend. Nun ist die Ernährung schon um ein Drittel einfacher zu verbessern, weil eine Mahlzeit ausfällt. Ich empfehle, das Frühstück wegzulassen, was eine halbe Stunde länger (aus)schlafen ermöglicht. Es lässt sich mit der Zeit durch einen Smoothie ersetzen, der, morgens rasch zubereitet, gleich auch mittags – entsprechend dem Individualgewichtsziel angereichert – für gesunden Genuss sorgt.

Mittags reicht dann eine Stunde für ein optimales Gesundheitsprogramm. Gleich zu Beginn der Pause ein großer Schluck vom Smoothie, dann eine knapp halbstündige Tiefenentspannung, die noch wirksamer als Mittagsschlaf oder Powernap mit einer großen Portion des (Power-)Smoothies beendet wird. Anschließend ein inspirierender Spaziergang, heute auch »Mind-Walk« genannt (man darf also denken und dabei zu bewussten Fantasie-Ausflügen abheben), und danach den Rest des Smoothies genießen. Gesünder lässt sich die Mittagsstunde kaum verbringen. Und dabei lässt sie sich über die Anreicherung des Smoothies sowohl für die Abnehm- wie auch die Zunehmwilligen variieren. Der Nachmittag ist so von einem zweiten Energie-Hype gezeichnet, was unerwartete Karrierechancen eröffnet.

Am Abend darf dann das Abendessen gemütlich und zeitaufwendig, genussvoll und entspannend sein und den ersten Teil eines wirklichen Feierabends bilden, den zweiten anschließend als Vorfilm der Mythos des Tages und dann der sorgfältig nach der passenden Lebensbühne ausgewählte Film. Mit der Zeit lassen sich so nebenbei auch noch die Spielregeln des Lebens lernen, was dem Spiel des Lebens ungeahnte Möglichkeiten eröffnet. Ebenfalls nebenbei werden so die zwölf Lebensprinzipien Film für Film verständlicher. Dadurch erschließen sich über die Ideenebene auch die Chancen von Heilung, Vorbeugung und der Verwirklichung von Vorsätzen.

FRAGEN

1. Ist mein Feierabend bereits eine Feier meines Tages und Lebens?
2. Gönne ich mir zur Feier des Tages erhebende Filme für das erste halbe Jahr?

3. Bin ich offen für die Filmtherapie, oder habe ich eine gute Alternative, um mich täglich meinem Lebenssinn zu widmen?
4. Wäre Kurzzeitfasten meine Lösung für mehr Augenmerk auf weniger Essenszeiten?
5. Wie wäre es, meine Energie durch eine neue Mittagszeit und Vorabendruhe mehr als zu verdreifachen?
6. Was könnten mir dadurch eingesparte Zeit und Geld bringen?

Essen als Sex des Alters (10)

Der Ausdruck »Sex des Alters« lässt schon gar keinen Zweifel an der Ersatzbefriedigung, zu der Essen hier degradiert wird. Es ist auch wenig erstaunlich, dass Übergewicht erntet, wer mehr oder weniger ekstatische Bewegung durch stilles Futtern ersetzt.

Die Liebe ging schon zu Beginn des Lebens durch den Magen. Beim gestillten Baby ist diese Verbindung an Mutters Brust besonders eindrücklich. Sie stillt seinen Hunger auf liebende Art, es saugt an ihrer Brust und löst die Ausschüttung von Oxytocin bei ihr aus, dem klassischen Bindungshormon, das ihrer beider Beziehung so intensiv und unzerbrechlich macht. In späterer Kindheit wird häufig Schmerz mit Süßigkeiten gelindert und Liebe wieder durch den Magen gelenkt. Noch später haben manche Studenten wie gesagt ein »Bratkartoffelverhältnis«, in dem neben den Erdäpfeln noch andere Köstlichkeiten im Bett mit Liebesübungen abgedient werden.

So schließt sich im Alter der Kreis wieder, und die Liebe geht neuerlich durch den Magen, was diesen und das ganze Orchester der Organe auf Dauer überlastet und -fordert und verfetten lässt.

Alles äußerlich als Übergewicht sichtbar werdende Fett ist noch weniger gefährlich als das parallel entstehende innere Übergewicht in Gestalt von Organfett. So gehören zu äußeren Fettansammlungen meist auch Fettleber, verfettetes Herz und entsprechende Nieren. Die Lösung ist hier einfach. Warum sollte Sex älter werdenden Menschen keine Lust, keinen Spaß und keine Freude mehr machen? Sie verstellen sich nur oft gegenseitig den Zugang durch beleidigende Routine und mangelnde Fantasie. Das Ergebnis ist dann ein meist wirklich widerlicher Stau sexueller Energie, der sich bei jeder passenden und vor allem unpassenden Gelegenheit entlädt.

In meiner Klinikzeit konnte ich erleben, wie peinlich sexhungrig insbesondere alte Männer agierten, sobald ihr Über-Ich aufgrund von beginnender Demenz die Macht über das Triebwesen verlor. In manche Zimmer konnten junge Schwestern deshalb gar kein Essen mehr bringen. Die Polarität und damit auch die Sexualität bleibt bei den meisten ein Leben lang Thema, insbesondere wenn Kundalini- oder Lebensenergie keine weiterentwickelten Wege der Liebe wie etwa in Richtung Spiritualität gefunden haben.

Die ideale Lösung wäre eine über das Leben gewachsene Sinnlichkeit und Erotik, die auch vor tantrischen Ritualen und mutigen Liebesspielen bis zu Fantasieorgien nicht zurückschreckt, sondern alles zu genießen lernt, was sich die eine und der andere wünschen und was noch irgendwie zu vereinbaren und unter einen (gemeinsamen) Hut zu bringen ist. Wenn alte Paare sich lieb haben, wirkt das auf die meisten Jüngeren so anmachend, wie wenn kleine Kinder sich lieb haben und halten. Der Sex mag sich verändern in jene sanftere Richtung, wie sie Eva-Maria Zurhorst in *Soulsex,*[6] also Seelensex beziehungsweise -liebe, für jedes Alter empfiehlt. Wo er mehr von der Seele her gesteuert ist als vom Körper – desto schöner für beider Entwicklung. Und natürlich wird solch ein Liebesleben den Körper umso leichter vor Figurentgleisungen bewahren.

FRAGEN

1. Wie viel Freude und Lust macht mir meine Sexualität?
2. Sind schon jetzt Gründe absehbar, warum sie sich mit zunehmendem Alter verabschieden könnte?
3. Lässt sich bei mir der Name »Liebes›spiel‹« noch vertreten?
4. Wie viel Routine hat sich eingeschlichen?
5. Habe ich den Mut, wieder mehr Bewusstheit und Spannung in mein Liebesleben einzubeziehen?
6. Was hindert mich, ein erfülltes Liebesleben zu genießen?

Essen und Aufstand (11)

Die Rebellion bezüglich Essens kann beide Wege nehmen, den des Suppenkaspers und den umgekehrten zurück zum Kugelmenschen. Jedenfalls bleiben beide im Muster des Mythos (wobei Mythos nie das Konkrete meint, sondern immer die seelische Dimension im übertragenen Sinne):

- Der Suppenkasper will sich aus Trotz und Protest »verdünnisieren« oder doch »dünnemachen«. Auf seinen Spuren sind die Magersüchtigen unterwegs, die einfach ihre immer weiblicher werdende Figur und damit das Thema Frausein nicht annehmen können. ⊕
- Noch mehr Kinder und Jugendliche, aber auch viele Erwachsene wählen für ihren Aufstand die Kugelform. Natürlich ist die Rückkehr zum Kugelmenschen aber auf dieser konkreten Ebene weder schön noch möglich. ⊖

Oft haben Betroffene die Zwänge ihres Lebens so dicke, dass sie es über den ehrlichen Körper allen zeigen und sich dick und kugelrund futtern. Ihr Körper lebt, was der Seele zu mühsam oder gefährlich erschien. Sie strafen nebenbei das Ideal der Zeit, die schlanken Ranken und hektischen Dynamiker, mit Verachtung, indem sie überdeutlich auf das Gegenprinzip setzen: dralle Gemütlichkeit, die moderne Hektik und Geschäftigkeit abprallen lässt. Der Körper wird – wie bei allen sichtbaren Symptomen – zur Demonstration einer anderen Auffassung vom Leben. Kurt Tucholsky prägte das diesbezügliche Motto, als er meinte: »Dick sein ist … eine Weltanschauung.«

Besonders von Frauen wäre sie auch zu erwarten aus Protest am unweiblichen ehrgeizigen Schlankheitsideal der Moderne, das mit der schlanken Linie ein ausgesprochen männliches und für weibliche Wesen unpassendes Ideal anb(i)etet. Harte Konturen, kantig-eckige Knochen, über die sich strapazierte Haut spannt, sich hart abzeichnende Muskelpartien und Sehnenstränge verpassen ursprünglich weiblichen Körpern ein männlich-hartes Aussehen, vom Gesicht ganz zu schweigen. So weit gingen nicht einmal die sagenhaften Amazonen, deren Anführerin Penthesileia sich immerhin zum besseren Bogenschießen die rechte Brust amputiert haben soll. Nicht wenige Frauen gehen heute aus »kosmetischen Gründen« noch viel härter mit sich ins Gericht und opfern männlichen Idealen ihre weiblichen Formen und – unbewusst – ihr Gesicht. Tatsächlich ist diese Art von Gesichtsverlust ein Phänomen der Moderne und ein deutliches Zeichen.

Die schlanke Linie zwingt figürlich dazu, alles archetypisch Weibliche wie eben Kurven und Formen wegzutrimmen oder gar -schneiden zu lassen. Den meisten Frauen gelingt es aber natürlicherweise nicht, dem männlich-marsischen Ideal zu entsprechen. So liegt es nahe, damit unbewusst auf Widerstand zu gehen und mit geballter und geformter Weiblichkeit zu antworten.

Außerdem dürfte es einer wahrhaften Befreiung gleichkommen, auf den ganzen Krieg gegen die eigene Figurfülle zu verzichten und auf den damit verbundenen Leistungsdruck offensiv und sichtbar zu pfeifen. Und die Freiheit gehört nicht zufällig auch zur hier angesprochenen elften Lebensbühne.

Protest und Demonstration bringen allerdings beide die Gefahr mit sich, zu übertreiben und über das eigene Maß, die goldene Mitte, das Individualgewicht hinauszuschießen und ins andere Extrem eines dicken Engels zu wachsen, wobei der Engel auch auf diese elfte Bühne passt. Die Gefahr, es ins geschlechtsneutrale Dasein der Engel zu übertreiben, droht vor allem, wenn *sie* sich lange Zeit mit einem fremden Figurideal abgequält hat. Die Freiheit, zur eigenen Figur, zum eigenen Individualgewicht zu stehen, ist eher schwer in einer Gesellschaft zu verwirklichen, die einem auch sonst fast alles vorschreibt und bei deren einseitig-männlichem Ideal.

Sobald allerdings erste Schritte der Befreiung auf der elften Lebensbühne verwirklicht sind, werden andere Freiheiten hinzukommen, und wie von selbst wird sich eigene Ausstrahlung und Individualität durchsetzen.

Und sei es drum, eigene Üppigkeit kommt jedenfalls immer besser an als fremde, mühsam und leidvoll antrainierte Verschlankung. Auf die Dauer will jeder Mensch als Original, als er selbst, angenommen und geliebt werden und nicht als Abziehbild, nicht mal für eine, wenn auch heroische Leistung, bewundert werden. Insofern ist der Mut zum eigenen Original ein wahrhafter dem elften Urprinzip entsprechender Emanzipationsakt, ein Schritt aus figürlicher Fremd- zu Selbstbestimmung und -verantwortung.

Männern fällt dieser Schritt meist viel leichter, ist doch das Thema »Figur« für sie lange nicht so mit Erwartungen und Vorstellungen beladen und belastet. Rundlich-gemütliche Männer, die ihrer heiter-genüsslichen Lebensart entspannt Ausdruck verleihen, haben es leicht und müssen keine Nachteile befürchten – weder beruflich noch auf der Partnerbühne.

Frauen sind da sicherlich vergleichsweise benachteiligt, andererseits ist der Heiratsmarkt ein Markt, und zu einem Handel gehören immer zwei. Wer sich verkauft, ist leicht verkauft und oft auch verladen. Wer sich dabei in einer Form anbietet, die nicht seinem wirklichen Naturell entspricht, erntet ziemlich sicher später Probleme.

Für die elfte Lebensbühne ist das Individualgewicht von besonderer Bedeutung. Denn hier geht es vorrangig darum, dem Original gerecht zu werden, als das wir geboren wurden, und sich nicht auf Dauer in Schablonen pressen zu lassen. So verrückt und originell der Lebensentwurf auch sein mag, der eigene ist immer besser als jeder andere noch so eindrucksvolle.

FRAGEN

1. Wie drücke ich Protest aus?
2. Wage ich überhaupt den Aufstand, wenn etwas für mich nicht passt?
3. Hat essen einen Anteil an meinem Protest?
4. Habe ich Tendenzen zu den Extremen Suppenkasper oder Kugel?
5. Neige ich zu gewaltsamen äußeren Korrekturen, weil innere nicht gelangen?

Resignation und Sitzenbleiben (12)

Wer sich aufgegeben hat und nicht mehr weiterbewegt, dem fehlt jedenfalls gesunde Bewegung – wahrscheinlich auf vielen Ebenen –, und in dieser schrecklichen Situation, die gar nicht mehr (heraus)fordert, bleiben viele hocken. Sie ist häufig die Eskalation der zuvor beschriebenen Sinnlosigkeitsgefühle. Betroffene finden kein Ziel mehr und nirgendwo Halt, außer an Messer, Gabel und Löffel. Sie können noch am ehesten den Ausspruch von Karl Valentin nachempfinden: »Heute in mich gegangen. Auch nichts los.«

Ohne neuerlich auf die Gesellschaft projizieren zu wollen, hat deren moderne Variante eine fatale Tendenz entwickelt, Menschen und auch schon junge in die Resignation zu treiben. Die sogenannten *working poor* – US-Variante einer modernen Art von gefügigen Arbeitssklaven – arbeiten viel und den ganzen Tag, aber ohne Chance, je auf den berühmten grünen Zweig zu kommen. Ihre Lebensqualität ist minimal, die Arbeit ist Job, die Bezahlung der berüchtigte Hungerlohn. Dass Länder wie Deutschland dieses Modell zunehmend nachahmen und ihre ehemals solide Mittelschicht langsam, aber sicher opfern, lässt sich bequem auf verantwortungsarme Politiker projizieren, die ihrem eigenen Vorteil zuliebe Konzerne gegenüber dem Mittelstand bevorzugen. Aber das bringt den Betroffenen keine Lösung. In Deutschland sind angeblich über 70 Prozent der Angestellten frustriert und so wahrscheinlich auf dem Weg in diese Falle. Sie abzuholen, wo sie sind, ist eine besondere Herausforderung für Therapeuten.

Mir hat sich hier am besten das noch zu besprechende Modell der Spielfilmtherapie zur Rettung des Abends als erstem Schritt bewährt. Wenn dieser allmählich wieder zum Feierabend wird, lässt sich von ihm aus auch die Nacht befreien. Ist aber die ganze archetypisch weibliche Hälfte des Lebens gerettet, kann das auch Zugänge zur archetypisch männlichen hellen Hälfte des Tages und dann des ganzen Lebens schaffen.

FRAGEN

1. Was kann ich genießen außer essen?
2. Kann ich das überhaupt noch genießen?
3. Wo finde ich Halt im Leben?

DAS EIGENE ESSENSMUSTER ENTTARNEN – ESSEN UND BEWUSSTSEIN

Bevor wir etwas an unserem Essensmuster ändern können, müssen wir es zuerst einmal in schonungsloser Ehrlichkeit bis in seine Tiefe durchschauen. Der erste Schritt der Salutogenese, des Heilwerdens, kommt zwingend vor dem zweiten der Wandlung und dem dritten, der Einordnung ins Lebensmuster.

Mit einem ehrlichen Bild von sich und seinem Muster ist schon sehr viel im Sinn einer guten Basis gewonnen. Aufgrund der Eigenblindheit, die uns hindert, den Balken im eigenen Auge zu sehen, aber nicht den Splitter im Auge anderer, neigen wir dazu, in Verbindung mit unserer schon erkannten Projektionsleidenschaft auf Splitter in fremden Augen zu projizieren.

Wer sich also bei sich selbst überfordert fühlt, ist gut beraten, sich Hilfe von außen zu holen, etwa durch Gespräche mit Freunden, Geschwistern, die auch noch einen gewissen Lebensrückblick mit einschließen können. Sich das eigene Essensmuster von jemand Außenstehendem, der einem aber doch nahe ist, beschreiben zu lassen ist diesbezüglich eine gute Idee. Dabei ist es hilfreich, von folgendem Grundsatz auszugehen: Was anderen auffällt, ist sicher auffällig, was ihnen aufstößt, vielleicht noch nicht anstößig, aber geeignet, uns selbst die richtigen wichtigen Anstöße zu vermitteln. Wer etwa würde sich selbst schon als Schlinger empfinden? Den anderen fällt die fremde Hochgeschwindigkeit beim Essen aber gleich auf.

Eigene Essensmuster lassen sich nicht nur in der Art des Essens auffinden, sondern auch an eigenen Lieblingsspeisen und Vorlieben für andere, fremde Küchen. Ein Faible für Pudding, Körner oder Ballaststoffe ist so leicht zu deuten wie die Essensmuster, und beides kann mit etwas Selbstironie und Humor auch Spaß machen. Letztere sind sogar entscheidend wichtig für den Erfolg und werden hier auch sprachlich mit guter Absicht eingesetzt. Ziel ist, über uns selbst schmunzeln zu lernen, während wir uns durchschauen.

Sich selbst auf die Schliche zu kommen ist obendrein etwas vom Wichtigsten auf allen Wegen, auch auf diesem zum Individualgewicht. Immer ist zu bedenken: Wir sind mit unserer (Essens)lust auch *lust*ig. Es darf uns Lust machen, tiefer in unsere (Lebens- und Essens)lust vorzudringen – und lustig ist die beste Art und *weise*. So ungut und verletzend es ist, sich über andere zu amüsieren, so gesund ist es, über die eigene Person herzhaft und gern und auch mit allen anderen Organen zu lachen. Wer sein Herz vor Lachen ausschüttet – nebenbei eine der besten Bewegungs- und Vorbeugungsarten –, kann daraus schon keine Mördergrube mehr machen. Da dieser Ausdruck aus der Bibel stammt, zeigt sich hier, dass Lachen im tiefsten Sinne auch christlich ist.

Zur Erforschung der eigenen Essensmanieren und des ganzen »Wie?« des Essens sind sogar mehrere Ratgeber-Freunde hilfreich. Mit Übereinstimmung ihrer Kommentare wächst deren Überzeugungskraft auch gegenüber hartnäckiger Eigenblindheit.

Noch hilfreicher und zugleich notwendiger sind diese, wenn es darum geht, die seelischen Muster hinter unserem Essverhalten zu entschlüsseln. Alte Erziehungsfallen im Essensmuster aufzudecken gelingt naturgemäß am besten mit Geschwistern und Lebens- und Leidensgenossen von früher. Was immer dabei zutage tritt, ist unseres, und es gilt, der Versuchung zu widerstehen, gemeinsam auf Eltern, Lehrer, Erzieher und so weiter zu projizieren. Geschwister sind als »Not-Wender« fast immer besser geeignet als Eltern, die ziemlich automatisch in Rechtfertigungszwang verfallen. Einzig Selbsterkenntnis ist unser Thema, gemeinsames geschwisterliches Schimpfen oder gar Lästern wird zur Last und Falle, gemeinsames Erinnern, Verinnerlichen und Verstehen dagegen zur Chance.

Den Zusammenhang zwischen Nahrung und Sein (lat. *esse*) gilt es zu ergründen. Meist ist er offensichtlich. Wer mit schwerer körperlicher Arbeit im Schweiße seines Angesichts seinen kargen Lebensunterhalt verdient, ist auf entsprechend kräftiges Essen angewiesen und eine Nahrung, die verbrauchte Energie nachhaltig regeneriert. Mit Luxushäppchen hat er keine Chance. Die kann sich im doppelten Sinn leisten, wer im Geld schwimmt. Er kann eher in luxuriösem Essen und Champagner baden. Das unterscheidet meist schon das Essen zwischen Städtern und Landeiern, auch wenn Letztere heute zur Landflucht neigen und Städter von Hektik und Geld oft schon genug haben und Zuflucht auf dem Land suchen. Hier geht es um Muster, nicht um objektive für jeden gültige Fakten. Während Landbewohner oft noch auf »anständige« Mahlzeiten setzen und damit »voluminöse« meinen, empfinden typische Städter solche heute oft schon als unanständig.

Karen Duve hat uns in ihrem Buch *Anständig essen*[7] eine gute Portion Ethik ins Essen gemischt. So sind öko- und biobewusste Großstädter heute schon gewöhnt, sich mit halben Portionen abzuspeisen. Dass Landleute Städter selbst oft als solche empfinden, hängt wohl wieder eher mit der allenthalben lauernden Projektionsfalle und -leidenschaft zusammen. Jedenfalls prägen Landschaften ihre

Menschen und bestimmen so auch wie nebenbei ihre Speisezettel. Wer blühende Landschaften mit »florierender« Industrie assoziiert, ist anders drauf und hat wohl auch einen anderen Geschmack als jemand, der dabei wirklich noch an Blumenwiesen und Wälder denkt. In ökologisch heilen, warmen und lichten Gegenden etwa wird Essen *natür*lich frischer und licht- beziehungsweise photonenreicher ausfallen als in kühlen, wo die Bewohner durch die Zeiten gelernt haben, auf Wärme und guten Brennstoff zu setzen.

In TamanGa, unserem Heilungsbiotop in der »steirischen Toskana« im Süden Österreichs, in einer mit fast mediterranem Klima gesegneten Weingegend, wo Kultur und Natur noch weitgehend in Harmonie sind, lässt sich die Beziehung zwischen Land und Leuten im Wandel der Zeiten gut spüren. Landschaft kann heilen, wenn sie noch heil ist. Menschen prägen Landschaften mit ihren Anliegen.

Buschmänner brauchen andere Kost als Inuit und diese wiederum andere als Tropenbewohner. Solche Extreme machen deutlich, wie sehr radikale Kostumstellungen sich nicht nur auf die körperliche, sondern auch auf die seelische Gesundheit und das Gleichgewicht zwischen beiden auswirken.

Wie weit das geht, zeigen geschichtliche Beispiele. Solange die Menschen auf Okinawa ihre einfache Kost und den dazu passenden Lebensstil beibehielten, blieben sie gesund und auch langlebiger als die Japaner sowieso schon. Als sich die Männer auf Okinawa dem Lebensstil der US-amerikanischen Soldaten auf der riesigen Militärbasis öffneten, verloren sie Gesundheit und Langlebigkeit, und heute sterben sie früher und leben elender als ihre Frauen und als die übrigen Japaner. In dem Maße, wie sich die Frauen allmählich auch dem »American Way of Life« anschließen, erleben sie an der eigenen Gesundheit und Lebenslänge, wie sehr er in Wirklichkeit ein Weg des Todes ist. Ähnliches haben Indianer in den USA wie die Pima, aber auch viele Südseeinsulaner erlebt. Es ist auch das Schicksal, das im

Augenblick die Menschen in Bali erleiden und überall, wo sie sich diesem Todesweg öffnen – ein weltweites Phänomen, dessen Zeugen wir gerade werden. Solange indianische Völker an ihrem eigenen Lebensstil festhielten, konnten sie auch ihre, gemessen an den weißen Eindringlingen, hohen ethischen Standards bewahren. Sobald sie hingegen Lebens-, Ess- und vor allem auch Trinkgewohnheiten der Eroberer übernahmen, verfielen Kultur und Ethik gleichermaßen.

Eines der eindrucksvollsten Beispiele sind die Hunzas im Himalaja. Solange sie das vollkommen abgeschiedene Leben eines kleinen Bergvolkes in ihrer äußerst kargen Gebirgsregion lebten, waren sie ein moralisch erstaunlich integres und für unsere Maßstäbe ausgesprochen ehrliches Volk. Im Frühjahr, wenn ihnen regelmäßig die Nahrung ausging, begann ihre natürliche längere Fastenzeit. Sie kannten weder Verbrechen noch überhaupt Kriminalität, dafür umwerfende Solidarität und tiefe Verbundenheit mit ihrer Religion.

Ab dem Augenblick aber, seit sie eine moderne Straße – militärischen indischen Absichten geschuldet – an die moderne Zivilisation und deren ausreichende, aber minderwertige Ernährung anschloss, verfielen Gesundheit und Moral gleichermaßen und zusehends. Wo es bis dato keine Kriminalität gab, zog sie rasch und unerbittlich ein. Die Verbundenheit untereinander und die vorher unbedingte Solidarität schwanden, die spirituellen Werte verloren an Bedeutung. Zu meiner Zeit lebten die Hunzas schon in der für spät an die sogenannte Zivilisation angeschlossene indigene Gesellschaften typischen Erbärmlichkeit.

Der US-amerikanische Zahnarzt Weston Price (1870–1948), der als »Charles Darwin der Ernährung« galt, stellte auf Expeditionen zu Beginn des letzten Jahrhunderts Ähnliches überall auf der Welt fest: Indigene Völker, die die bewährte Kost ihrer Vorfahren beibehalten hatten, begegneten ihm fast durchgehend liebenswert, waren heiteren Gemüts und gastfreundlich. Dagegen brachte ihnen die

Übernahme unserer Zivilisationskost bereits nach wenigen Jahren körperliche und seelische Verfallserscheinungen, und berechnende Charakterzüge begannen zu dominieren.

Unterm Strich kann man sich des Eindrucks eines deutlichen Zusammenhangs zwischen unnatürlicher, nicht mehr »artgerechter« Nahrung(smuster) und entsprechend niedrigem Bewusstsein kaum erwehren. Mutter Natur und damit auch der eigenen Natur gemäße Kost sorgt dagegen offenbar für menschliche Umgangsformen.

Es ist zwar deprimierend, aber doch inzwischen eine Binsenweisheit, dass unsere »Zivilisation«, auf die wir so stolz sind, bisher in Wahrheit eher militärische Auseinandersetzungen und kriminelles Bewusstsein gefördert hat.

Solche späten Einsichten und Erkenntnisse sind – gemäß der von Paracelsus formulierten Analogie von Mikrokosmos Mensch und Makrokosmos Erde – auch direkt aufs eigene Lebens- und Essensmuster übertragbar. Was im Großen und Ganzen gilt, bewährt sich auch im Kleinen und Persönlichen.

FRAGEN

1. Kann ich über mich selbst schmunzeln oder sogar lachen?
2. Was ist ausgeprägter bei mir, meine Eigenblindheit oder Selbstkritik?
3. Habe ich Geschwister oder frühe Freunde für Rückschauen?
4. Welche Lebenskultur und Ethik herrscht um mich herum?
5. Welcher Lebensstil und welche Stimmung prägen uns?
6. Wie prägt unsere Landschaft ihre Menschen?

WAS BEDEUTUNG HAT, IST DEUTLICH

Wenn alles deutbar wird, sobald es deutlich hervortritt, ergibt sich eine fast unübersehbare Fülle sogenannter Kleinigkeiten, die allerdings beim Einzelnen sehr wohl in den Mittelpunkt rücken können. Die Gefahr liegt – wie immer beim Deuten – in den Extremen, der völligen Achtlosigkeit und der Übertreibung bis zum Beziehungswahn.

Niemand hat gern Gräten im Fischgericht, symbolisieren die kleinen lästigen Spieße doch von Signatur und Funktion her das Aggressionsprinzip. Schließlich können sie – an der falschen Stelle steckengeblieben – unerfreulich in den Lebensmittelpunkt drängen und bis aufs Blut reizen. Außerdem, wer mag schon Aggressionsbotschaften in venusischem Essensgenuss?

Sinnvoll deutbar aber wird das Symptom erst, wenn Grätenangst Fischgenuss komplett verhindert. Dann erst macht es übertriebene Aggressionsangst deutlich. Sie wird nicht selten auf die andere Domäne der Venus hinweisen, denn wie Gräten zum Fisch gehört Aggression zum Liebesgenuss, ist doch auch deren Gott Eros ein Kind von Venus und Mars. Und Aggression beherrscht die erste Lebensbühne, zu der im konstruktiv-erlösten Sinn auch Energie und (phallische) Kraft, Mut und Courage, das wilde Herz gehören.

Generell lässt sich bezüglich aller Essensvarianten sagen: Wenn etwas zwingenden Charakter annimmt, spricht das für Kompensation und verlangt Deutung. Wo es akzeptabel ist, geschätzt wird oder nicht, jedenfalls nicht zwingend notwendig ist oder unbedingt gemieden werden muss, deutet das Entspannung an, und Deutung erübrigt sich.

Also Gräten freuen niemanden, aber wo sie nicht zwingend vermieden werden müssen, sind sie kein wirkliches Problem und sagen wenig aus. Champagner mögen die meisten, das sagt nicht viel. Wo es aber nicht ohne ihn geht oder er auf keinen Fall sein darf, ergibt sich Deutungsbedarf.

Und wem als Veganer jetzt bereits die Zornesader schwillt, weil ich – als ebenfalls Veganer – hier auf Gräten und Fisch eingehe, sollte *das bereits,* und zwar bei sich, deuten.

Menschen, die auffällig zu Eingemachtem neigen, Konserven frischer Nahrung vorziehen, von Geräuchertem leben und es bevorzugen, werden grundsätzlich eine konservativere Grundhaltung haben als Roh- und Frischkostfans. Wo die Angst vor neuen frischen Ideen dahintersteckt, wäre das ein lohnend zu bearbeitendes Thema.

Die konstruktiv-erlöste Ebene ist hier das Bewahren und Erhalten von noch Wesentlicherem wie etwa geistig-seelische Werte, die eigene Kultur, von der Liebes- über die Lebens- bis zur Kultur des »Vaterlandes« und von »Mutter Erde« auszudehnen.

Dass übertriebenes Essen etwas kompensiert, hat sich schon vielfach gezeigt. Sparsames Essen lässt auf sparsame Menschen oder ein sparsames Leben schließen. Vielleicht sparen sie beim Essen ein, was sie sich in anderen Bereichen besser (er)sparen könnten.

Wer ungewürztes, eher fades Essen bevorzugt, dem könnte auch im Leben die Würze fehlen. Möglich, dass er so seine Angst vor der Schärfe des Lebens, etwa »scharfen Partnern«, in Zaum hält. Da ließe sich dann schon mal mit Gewürzen anfangen und das richtige Leben üben.

Andererseits könnte aber auch das Leben so voller Würze im übertragenen Sinn sein, dass er sein Essen ruhiger und weniger aufregend genießen will – als Regeneration und Kompensation etwa. Jedenfalls wäre Essen auch hier eine gute Gelegenheit, sich über den Schärfegrad seines L(i)ebens bewusst zu werden und zu erspüren, wo es Erfahrungs- und Lernbedarf gibt.

Wer im Gegenteil gute Würze bis hin zu Schärfe bevorzugt, macht damit deutlich, dass er Herausforderungen – jedenfalls beim Essen, aber vielleicht auch darüber hinaus – mag. Er hat eher nichts gegen neue Reize und Ungewöhnliches, traut und mutet nicht nur sich, sondern auch seiner Verdauung gern einiges zu. Aber natürlich könnte die Schärfe im Essen auch wieder zur Kompensation eines langweiligen Lebens dienen.

Ähnlich wäre auch die Essenstemperatur im thermischen Sinn zu deuten. Wer gern heiß is(s)t, kann nur selbst entscheiden, ob das Kompensation von mangelnder Hitze im Leben ist oder Entsprechung eines heißen, vielleicht sogar überhitzten Lebens. Wer heiß ist auf seine Berufung, seine Partnerschaft, seine Familie, sein Leben, kann auch heißes Essen »lieben«, wird es aber nicht unbedingt brauchen. Wer andererseits gern und viel heiß is(s)t, ob von der Temperatur oder der Gewürzsituation her, gibt damit seinem Organismus viel Energie, die auch spürbar werden und leben will.

Is(s)t jemand dagegen gern kalt, kann das einfach Bequemlichkeit sein oder zu einem überzeugten Rohköstler gehören. Ersteres ist ein Aspekt von Unbewusstheit, einfach nicht viel Energie für Essen beziehungsweise Kochen aufzuwenden. Letzteres von hoher Bewusstheit. Es könnte auch auf ein kühles, ja kaltes oder unterkühltes Leben hinweisen. Der Rohköstler könnte aber auch gerade viel Augenmerk darauf legen, mittels wärmender Nahrung im Sinn der chinesischen Medizin des »Gelben Kaisers« das Feuer seines Lebens zu unterhalten und sogar anzufachen. Mit Fencheltee und Ingwer und vielen heißen Gewürzen – *hot spices* – könnte er sich so einiges *Feuer unterm Hintern* machen.

Wen sein Leben dagegen *kaltlässt,* der kann auch nicht viel davon erwarten. Er sollte sich fragen, ob ihm mehr (Lebens)wärme nicht vielleicht doch gut bekäme? Und auf welcher Ebene er sie bräuchte. Vielleicht wäre bewusstes Kochenlernen ja ein ritueller Schritt zu einem wärmeren, hin und wieder vielleicht sogar heißen L(i)eben?

Wer herzhaft l(i)ebt, wird auch dazu neigen, herzhaft zu essen, oder das wieder als Kompensation nutzen. Wenn herzhafte Kost, die zwingend den mit Umami umschriebenen irdischen Geschmack einschließt, etwas Unbedingtes bekommt, liegt der Verdacht der Kompensation nahe.

Wer gar nichts Irdisches mehr in der Nahrung vermisst, mag sich seinerseits fragen, ob das wirklich ein Zeichen bevorstehender Befreiung und Erleuchtung ist oder ob hier die Ernährung überbewertet wird. Über sie lässt sich die Situation der Erlösung nämlich nicht erzwingen, jedenfalls gibt es bisher keinen einzigen überlieferten Präzedenzfall.

Wir könnten ganz bewusst mittels entsprechend sensibler Kost unsere Sensibilität erhöhen, damit Entwicklung unterstützen, aber wir sollten sie nicht zu erzwingen suchen. Entsprechende Versuche finden sich in der spirituellen Szene zuhauf, aber eigentlich haben sie gar nichts mit Spiritualität zu tun, sondern vielmehr mit Verwechslung von Ebenen.

FRAGEN

1. Neige ich als Typ zu Kompensation?
2. Verwechsle ich öfter die Ebenen?

ESSENSMUSTER DER ZWÖLF LEBENSBÜHNEN

Hektische Raubkatzen und hastige Schlingpflanzen (1)

Hastige Esser nehmen sich wenig Zeit zum Essen, ob sie wirklich zu wenig haben, steht dahin. In ihrem Erlebnishunger wollen sie möglichst rasch möglichst viel erleben – koste es, was es wolle, und sei es die Gesundheit. Es gibt noch so viel zu tun und zu genießen, da können sie sich keine Ruhe gönnen. Trotzdem müssen sie befürchten, nicht mit allem durchzukommen, denn zu vieles wartet auf sie. In ihrer Eile und der zugehörigen Hektik kommen ihnen Fast-Food-»Restaurants« nach US-amerikanischem Vorbild oder deren einheimische alte Vorläufer in Gestalt der Stehimbisse gerade recht.

Auch die Menge ist von großer Wichtigkeit, neigen sie doch dazu, in möglichst kurzer Zeit möglichst viel zu verschlingen. Ihr Hunger nach so vielem kennt keine Grenzen. Dabei kann es naturgemäß sein und häufig geschehen, dass die gierig verschlungenen Brocken viel zu groß sind. Vor lauter Schlucken bleibt kaum Zeit zum Kauen. So verleiben sie sich zu Großes und Gewichtiges ein, ohne sich vorher darum zu scheren oder gar dafür zu sorgen, es auch nehmen und verdauen zu können. Beim Einverleiben wollen sie sich kaum auf Auseinandersetzungen einlassen und setzen folglich von ihren Zähnen vor allem die Schneidezähne und typischsten Aggressionswerkzeuge ein und die Mahlzähne oder Molaren zu wenig. *Mola* heißt lateinisch »Mühle, Mühlstein«, und Gottes Mühlen mahlen bekanntlich langsam, aber stetig.

Schlinger wollen viel (haben), ohne sich darum genug zu bemühen, von Gründlichkeit keine Spur. Um Dingen wirklich auf den Grund zu gehen, müssten sie sie zerlegen und zerkleinern und eben gut kauen.

Mein leicht übergewichtiger Schwager verschlang seine Lieblings-Schokobananen ziemlich rasch – mit dem Argument, der Körper merke dann gar nicht, wie viele Kalorien das seien … Aber da unterschätzte er seinen Organismus dann doch, und das Ergebnis war auch deutlich sichtbar.

Außerdem ist zu bedenken, dass wir in Schlund und Speiseröhre gar keine Geschmacksorgane haben und hier tatsächlich nur den mechanischen Bewegungsreiz spüren. Echte Genussmöglichkeit vonseiten der Sinne besteht nur, solange die Nahrung im Mund gekaut wird, denn nur auf Zunge und Gaumen liegen Geschmacksknospen. Hinzu kommt noch die Nase, mit der wir das Aroma genießen. Bei bewussterem Essen wird sich also die Essenszeit verlängern, der Genuss entsprechend steigern, die Schlingzeit gegen null zurückgehen.

Wo aber die Zerkleinerung zu wünschen übrig lässt und das Kaudefizit so dramatisch ist, sind Fleischtiger und Veganer ähnlich schlecht dran, denn auch große Brocken Pflanzenkost sind eine Zumutung für den Darm.

Wo – etwa aus der Familiengeschichte verständlich – Futterneid mit hineinspielt, entwickelt sich möglicherweise zusätzlich noch ein Vielfraßgehabe. Wer selbst nie genug bekam, kann natürlich auch nur schwer abgeben oder gar teilen.

»Selbst essen macht Spaß« ist bei diesem Essensmuster die Devise, die exakt auf die erste Lebensbühne passt, wo es um Aggression, Energie und Egoismus geht. Beide ließen sich konstruktiver in sehr gutem aggressivem Kauen und Zerlegen der Nahrung bis zu Brei- und manchmal Saftniveau leben. Auch könnte Rohkost das Thema gut aufgreifen und würde an die Waffen im Mund noch höhere

Anforderungen stellen. Mutiger Waffeneinsatz auf Mundebene, etwa auch in Schlagfertigkeit, wäre hier unterstützend und er- beziehungsweise sogar einlösend.

FRAGEN

1. Wie hoch schätze ich meine Essgeschwindigkeit ein, wie hoch schätzen sie andere?
2. Gab es in unserer Familie Gerangel ums Essen und die besten Stücke?
3. Wie viel Zeit gebe ich mir zum Essen und damit zum Genießen?
4. Wie und wo lebe ich meine Aggressionen? Konstruktiv oder destruktiv?

Stille Genießer (2)

Ganz andere Typen begegnen uns in den stillen Genießern, die im Gegensatz zu den Vorgängern natürlich ausreichend viel Zeit für ihren Essensgenuss brauchen und sich diese auch nehmen. Gutes Kauen ist hier schon notwendig, um alle Geschmacksknospen mit der guten und reichlichen Nahrung zu versorgen, und die Zeit davor, um mit ihrem Aroma in Kontakt zu kommen.

Gern schweigen sie beim Essen, wobei sie auch den Kontakt zu den Lieben der eigenen Sippe sehr schätzen und in ihrem Kreise alles noch gemütlicher empfinden. Außerdem ist ihnen das Mahl auch noch am ehesten Ritual wie in früher Zeit. Hier wird das Leben und das Essen genossen, und was es einem so vorsetzt, wird mit Achtung und genussvollem Respekt verzehrt. Ihnen kann es immer wieder passieren, dass der Appetit größer als der Hunger und die Augen weiter als Mund und Magen sind und dass sie all die ausgewählten Köstlichkeiten gar nicht fassen können. Viele dieser Genießer werden häufig dazu neigen, ihre Grenzen deutlich zu überdehnen, um den Kelch, den sie sich haben einschenken lassen, doch noch bis zur Neige zu leeren.

Den ursprünglichsten und urwüchsigsten Exemplaren dieses Typs mag es durchaus nicht widerstreben, auch die Finger in das Ritual sinnlichen Genusses einzubeziehen, auf dass ihr Tastsinn gegenüber Augen, Nase und Geschmacksknospen nicht zu kurz komme. In mancher Hinsicht wirkt dieser Genießer überhaupt wie ein etwas zu spät gekommener Römer aus Lukullus' Zeiten, der beim Gelage noch wirklich liegt und hingebungsvoll unter Einsatz aller Sinne in den ausgebreiteten Köstlichkeiten schwelgt.

Die Gefahr lauert darin, sich zu übernehmen. Die Chance ist, sich den Genuss in vollen Zügen – dem Augenblick hingegeben – zu gönnen und von den Massen zum richtigen Maß, von der Quantität zur Qualität zu finden. Wenig sehr Gutes, genüsslich und langsam gut gekaut, sodass jedes Mahl seinem Namen gerecht wird, ist gut bekömmlich und damit auch gesund. Sich aus Verantwortungsgefühl der Welt und der eigenen Körperwelt gegenüber auf Pflanzlich-Vollwertiges zu spezialisieren ist Herausforderung genug für typische Vertreter dieser Kategorie, denn Beschränkung ist hier auf der zweiten Lebensbühne schwierig genug.

FRAGEN

1. Wie viel Genuss gönne ich mir?
2. Macht mir Kauen Spaß, oder könnte ich von einer Mayr-Kur profitieren, um richtig kauen zu lernen?

3. Wie ist das Verhältnis von Qualität zu Quantität bei mir und insbesondere beim Essen?
4. Ist »vollwertig« selbstverständlich oder »minderwertig« die Regel?
5. Wo bin ich auf dem Weg zu gesunden Maßen? Oder kämpfe ich noch mit Massen – auf Teller oder Leib?

Alles ausprobieren (3) und Jeder sein eigener Vorkoster (6)

Auf der dritten Lebensbühne herrscht Merkur, der Götterbote, der zu allen Ebenen Zugang hat, und entsprechend essen seine Ausprobierer auch alles, was auf den Tisch kommt, in aller Welt und aller Herren Länder. Sie suchen neugierig Abwechslung und obendrein die Herausforderung in Geschmacksangelegenheiten. Zusätzlich verbreiten sie die Botschaft fremder Speisen und Geschmäcker. Für sie ist es ein Segen, dass sich die Kulturen vermischen und die zugehörigen Speisen und Gerichte über die Welt verbreiten, und sie haben ihren Anteil daran. In TamanGa war zeitweise ein solcher Weltreisender in Sachen Ernährung Küchenchef und forderte die Geschmacksknospen der Gäste und Mitarbeiter heraus mit immer neuen geschmacklichen Erlebnissen. Viele genossen die ständige, dem Zwillings-Merkur-Prinzip entsprechende Abwechslung, aber die Mitarbeiter genießen doch sehr die Rückkehr zu heimatlich gewohnter und dennoch herausragender Kost seiner Nachfolgerin und jetzigen Küchenchefin.

Zum selben Merkur-Prinzip, aber in seiner Jungfrau-Ausprägung, gehören die vorsichtigen Tester, denen Essen in mehrerlei Hinsicht ebenfalls herausfordernd, aber mehr im Sinne von gefährlich erscheint. Einerseits, weil es so entlarvend ehrlich macht, andererseits aber auch, weil es tatsächlich das Leben kosten könnte. Je wichtiger die Herrschaften, desto ängstlicher waren sie oft in dieser Hinsicht und hatten tatsächlich ihre Vorkoster. Die riskierten sozusagen ihr Leben für sie, wobei sie nur Erlesenstes zum Testen bekamen. Bei Tisch war Vorkosten zum Aufspüren vergifteter Speisen im Orient lange Zeit Sitte, auf der Bettebene war es nicht so einfach. Wobei hier lauernde Gefahren auch nicht zu unterschätzen waren. In Venus' Schatten gibt es neben dem *venenum* (lat. »Gift«) auch die früher extrem gefährlichen venerischen (Geschlechts)krankheiten.

Der vorsichtige Tester kann ein gewisses Misstrauen – trotz sorgfältigster eigener Auswahl der Speisen – nicht verhehlen und kostet heutzutage lieber selbst vorsichtig. Seine Vorsicht ist der Rücksicht auf die eigene Gesundheit geschuldet. »Bhoga« (»Weltessen«) im buddhistischen Sinn will er nicht übertreiben wie sein Kollege vom Zwillinge-Merkur-Prinzip.

Die Vertreter dieses Musters können ihr Misstrauen heute auch gut gegenüber dem zu Recht immer mehr wegen Giftbeimischungen ins Gerede gekommenen industriellen Futter ausleben und bezüglich tatsächlich schlechter werdender Wasserqualität. Die sich einander ablösenden Lebensmittelskandale sind natürlich Schrot(t) für ihre Mühlen. Ihr Motto lautet oft »›Gesund‹ ist nur ›unzureichend getestet‹«.

Die konstruktive Bearbeitung dieses Muster würde darauf achten, weder sich selbst noch anderen durch immer neue Hiobs- und Horrorbotschaften (je)den Appetit zu verderben. Stattdessen wäre eine gute Möglichkeit, über intensives Studium zur wirklichen Fachfrau oder dem entsprechenden -mann zu werden und sich und andere objektiv zu informieren, statt der Angst die Zügel schießen zu lassen und alle Welt – inklusive der eigenen – zu verunsichern, sondern lieber zu informieren (3). Warum nicht für die Stiftung Warentest arbeiten und für kompetente Aufklärungsarbeit sorgen? Das wäre im Sinne des Merkur-Prinzips, das diese dritte Lebensbühne zwecks Information seiner selbst und anderer abdeckt. Oder für den *Guide Michelin* oder *Gault Millau* als Tester das Essen der Welt testen und die Botschaft davon verbreiten? Es wäre tatsächlich sinnvoll, dort noch mehr auf die Art der verwendeten Materialien zu achten und zu testen. So ergänzen sich die dritte und die sechste Lebensbühne in diesem Bereich. Auf Letzterer geht es mehr um verlässliche Analysen der Inhalte mit besonderer Betonung ebenfalls der möglichen Schad- und Giftstoffe, und Erstere verbreitet die Information darüber.

FRAGEN

1. Wie viel Angst vor Giften oder verdorbenem Essen schwingt bei mir mit?
2. Welche Hierarchie habe ich bezüglich Geschmack, Ästhetik und Gehalt?
3. Teste und probiere ich gern Neues, oder bleib ich lieber bei Alt-Bewährtem?
4. Wie verhalte ich mich im Ausland? Neugierig auf all die neuen Geschmäcker? Oder vorsichtig bedacht, nichts Verkehrtes zu erwischen?

Selbstverwöhnende späte Babys (4)

Diese weichen Menschen mögen auch im Wesentlichen nur Weiches, sozusagen schon Vorverdautes. Und da schneidet Mamas frühe Küche einfach unvergleichlich gut ab. Essensmäßig bleiben sie in einer Art Dauerregression und geben zeitlebens Babynahrung den

Vorzug. Weich bleibt ihr Ideal, ansonsten kommt Flüssignahrung immer gut an: Von der Suppe bis zum Brei, es sollte einfach gut rutschen und darf auch ruhig schleimig oder altersentsprechend eher sämig sein. Sie lassen sich gern umsorgen und noch lieber verwöhnen und natürlich immer gern bekochen. Wie kleine entwickeln diese großen Babys auch viel Vertrauen, sie schlucken jeden Pampf und jeden *Schmarrn*. Es interessiert sie – im Gegensatz zu den vorgenannten Typen – kaum, was diese enthalten. Hauptsache, alles erinnert an Mamas gute Küche und rutscht ohne Härten und Widerstände quasi wie von selbst. Hier können schon Klümpchen im Schokoladenpudding alles verderben, weil sie zu viel Festigkeit bedeuten. Aber gern darf alles süß sein, und klebrig macht auch nichts, im Gegenteil.

Der konstruktive Ausweg aus dieser Kleinkinder-Küche liegt in der Erkenntnis des Steckenbleibens auf früher Entwicklungsstufe und der Weckung der Lust am (Er)wachsen(werden). Diese ist auch bei kleinen Kindern eine vorwärtstreibende Kraft. Die Aussöhnung mit dem inneren Kind kann helfen in Verbindung mit der Erkenntnis, dass es nicht darum geht, Kind zu bleiben, sondern ausdrücklich »wieder zu werden wie die Kinder«.

FRAGEN

1. Hat das Erwachsenwerden etwas Beunruhigendes für mich?
2. Wie schmeckt mir Erwachsenenessen mit würzigen, sauren, bitteren und scharfen Erfahrungen?
3. Habe ich zu wenig Regressionsmöglichkeiten, sodass ich sie beim Essen brauche?
4. Wie ist mein Verhältnis zu meinem inneren Kind?

Angeber-Esser (5)

Hier darf es nicht nur, hier *muss* es teuer sein, schon um sich abzuheben vom Rest, dem Durchschnitt. Und es sollte an einem Ort geschehen, an dem man auch entsprechend gesehen und bewundert wird. Der Sonnenkönig Ludwig XIV. wäre ein gutes Vorbild. Er verstand die Kunst, sich von allen Seiten bedienen zu lassen, von der Morgentoilette über das Ankleiden bis natürlich vor großem Hofstaat beim Dinner.

Heutzutage bieten da am ehesten Sterne-, Hauben-Lokale und Fünf-Sterne-Hotels mit der angehängten Krone das notwendige Ambiente. Aber diese Not der fünften Lebensbühne lässt sich mit demonstrativem Luxusessen praktisch nicht wenden, selbst wenn man das wunderschöne Essen der siebten Lebensbühne, das verrückte der elften und das brutale der achten noch hinzunimmt und dabei ununterbrochen den Ton angibt.

Die Lösung könnte darin liegen, es selbst bis zum hochdekorierten und überall bewunderten Sternekoch zu bringen, einem König der Küche. Ansonsten liegt sie darin, in wirklich bewundernswürdiger Weise bei wahrhaft wichtigen Themen den Ton anzugeben. Auch der An*geber* will ja etwas geben, nur leider auf so peinliche Art und nicht *weise*. Große Gelage zu geben, den Ton in der Schickeria *anzugeben* und sich als leicht durchschaubarer Angeber zu geben kann einfach nicht reichen.

Er könnte seine eigenen Begabungen entdecken, herzlichen Dank entwickeln für die Gaben, die darin stecken, und sich aus ganzem Herzen anschicken, sie freigebig und -zügig zu geben. Das wird zur gewünschten Anerkennung, zur Ausstrahlung und kann bis zur Entwicklung von Charisma gehen.

FRAGEN

1. Gibt es andere figurschonendere Wege, meine Wichtigkeit zu zeigen?
2. Was könnte ich außer Gelagen geben, um Bewunderung zu erfahren?
3. Wie ließe sich – vielleicht über die elfte Lebensbühne – Besonderheit und Originalität entwickeln und damit diese Bühne bereichern?
4. Wo könnte ich den Ton noch wirkungsvoller als beim Essen angeben?

Neunmalkluge Kalorienzähler (6)

Nicht weit vom Original des vorsichtigen Testers sind die Kalorienzähler angesiedelt. Sie haben in den Weight Watchers ihre eigene weltweite Organisation. Für sie ist Essen – weitab von Genuss – ein intellektuelles Planspiel mit Punktevergabe. Wer von jedem Teil auf seinem Teller die genaue Kalorienzahl kennt, lässt der Hingabe an Essensgenuss wenig Chancen.

Das Richtige ist hier das Gute und rangiert weit vor dem Geschmack(vollen). Was gut und gesund ist, darf auch nur wenig Kalorien enthalten, braucht aber andererseits gar nicht so gut zu schmecken. Es darf manchmal für andere auch geradezu etwas geschmacklos wirken. Das Hauptaugenmerk liegt hier sowieso auf dem Teller, der Kalorienzahl und dem Gehalt an Vitaminen, Spurenelementen und Vitaminmengen im Verhältnis zum Tagesbedarf.

Nach dem *Schatten-Prinzip* ist es gar nicht so erstaunlich, dass gerade Weight Watchers oft unter Übergewicht leiden. Das ist ihr Thema, und dahinter steckt der Schatten. Aber andererseits sind sie natürlich immer auf dem besten Weg zur Besserung. Das jedenfalls sagen ihre Punkte, mit denen sie sich und ihr Essen ständig bewerten.

Gern probieren Esser auf diesem mustergültigen Weg auch gerade mal wieder irgendeine Diät. »Diät« bedeutet natürlich qualitative und quantitative Auswahl, und so, wie auf ihrem Teller vieles gar nicht zugelassen ist, wird auch in ihrem Leben so manches ausgegrenzt und abgelehnt. Für Gastgeber sind sie keine reine Freude, denn zu vieles ist ihnen unrein und sammelt sich am Ende des Mahls, beziehungsweise der »Analyse«, auf dem Tellerrand. Liebevoller ließe sich auch feststellen, dass Essen hier bedeutet, auf dem Mandala des Tellers durch akribisches Aussortieren den Schwerpunkt vom Zentrum zur Peripherie umzusortieren.

Besonders häufig wird – nach dem seit Jahrzehnten gepflegten Vorurteil – jedes sichtbare bisschen Fett aussortiert, weil es ihnen und ihrer delikaten Gesundheit schaden und ihre oft kränkelnde Gesamtsituation noch verschlechtern könnte. In kleinkarierter, manchmal bis zu pedantischer Art wird hier nur wenig akzeptiert, wie es kommt, nach dem Motto: »Gut geprüft ist schon halb verdaut.«

Hier gilt: Glück ist eben nicht, wenn man alles bekommt, was man will. Glück ist, alles zu wollen, was man bekommt.

FRAGEN

1. Geht es mir beim Essen mehr um Kalorienvermeidung als um Genusssicherung?
2. Welche Rolle spielt Ausgrenzen in meinem Leben, welche Integrieren?
3. L(i)ebe ich Zahlenspiele mehr als Genuss?
4. Kenne ich die Gefahr, mich im Teil und das Ganze aus den Augen zu verlieren, etwa den Geschmack?

Anspruchsvolle Schön-Esser (7)

Diese bringen noch am meisten Verständnis für die Luxusesser der sechsten Lebensbühne auf, aber wenig für den Rest der erwähnten Typen. Für sie muss jedes Essen ein Ereignis sein und vor allem ein ästhetisches und geschmackvolles.

Man isst nicht zwingend gut, aber auf alle Fälle schön. In Sterne- und Hauben-Küche wird meist nicht einmal vollwertig gekocht, dabei aber durchaus Glutamat verwendet. Aus halb- und minderwertigen Rohstoffen werden wahre Kunstwerke gestylt, um dann von Sterne-EsserInnen mit Messer und Gabel sehr (selbst)bewusst zerstört zu werden.

Tatsächlich reicht guter Geschmack weit über Essen hinaus. Hier sollte alles stimmen, vom Ambiente bis zur Dekoration auf dem Teller. Verzierungen und Garnierungen bis hin zu Kunstwerken dürfen die wohlwollenden Augen hinter den Designer-Brillengläsern erfreuen. Hier wird eigentlich gar nicht gegessen, sondern vornehm gespeist, in feinstem Stil. Mundgerechte Häppchen werden serviert, aufwendigere Gerichte sollten vom Maître vorgelegt werden, der Sommelier rät zum passenden Wein zu jedem Gang. Etwas so aggressives wie richtiges Abbeißen oder kräftiges Kauen kommen nicht infrage, auch selbst die Weinflasche bedienen scheidet aus: Bedienen dürfen hier die Bediensteten – zurückhaltend und dezent, versteht sich. Sichergestellt ist dieser Service wiederum in den Lokalen, die es zu Sternen oder Hauben gebracht haben.

Fast lässt man mehr essen, als sich selbst die Finger am Tafelsilber schmutzig zu machen. Der Anspruch ist hoch, das Essen schön verziert und wunderschön dekoriert, zu essen gibt es in der Nouvelle Cuisine aber wenig. Da lautet die Antwort des Gastes auf die Frage des Obers »Wie fanden Sie das Schnitzel?«: »Rein zufällig unter einem kleinen Feldsalatblatt.«

Allerdings ist die schon fast wieder überstandene Nouvelle Cuisine wundervoll geeignet, um Übergewicht zu reduzieren. Hier wird mit Achtsamkeit gekocht und deshalb meist auch gegessen. Wir verdanken ihr neben überschaubaren Portionen ebenso, dass die Gemüse das Kochen halbwegs vital überstehen, ohne ihren Geschmack komplett verkocht an Mehlschwitzesoßen zu verlieren.

Zur siebten Lebensbühne gehören aber nicht nur Schönheit und Sinnlichkeit, sondern auch Kunst und Kultur, und Esskultur feiert hier ebenfalls Triumphe.

Eine ganz andere Variante, die aber – *nomen est omen* – auch hierhergehört, wäre Friedensessen – *Peace Food.* Frieden mit sich und seinem Organismus, etwa dem Immunsystem, Frieden mit den Hungernden, weil wir ihnen nicht mehr ihre Nahrungs- als Futtermittel für unsere Massentier-Zucht-Häuser wegkaufen, Frieden mit Mutter Erde und unserer Umwelt, Frieden mit den Tieren. »*Peace-Food*-BotschafterIn« wäre solch ein Titel, den wir von TamanGa aus gern vergeben, um diese friedliebende Ernährungsbotschaft mit Geschmack, Charme und Liebe in die Welt zu tragen.

FRAGEN

1. Wie wichtig ist mir, mich bedienen zu lassen?
2. Welchen Bezug habe ich selbst zum Dienen?
3. Wo ließen sich Kunst und Kultur, Ästhetik und Lebensstil außer beim Essen noch in mein Leben integrieren?
4. Welche Rolle spielt das Thema »Frieden« in meinen Leben?
5. Kann ich mir vorstellen, beim Essen für mich und andere Frieden zu stiften?

Russisches Roulette auf dem Esstisch (8)

Die Essensgewohnheiten der achten Lebensbühne hatten wir mit den schauerlichen Extremgerichten auf dem Rücken von Tieren bereits gestreift und wollen das keinesfalls wiederholen. Konstruktiver wäre hier, seinen Bedarf an Nervenkitzel beim Essen nicht mit Kugelfisch-Ritualen zu befriedigen, die russischem Roulette beim Essen entsprechen. Das Motto »Alles oder nichts« ließe sich erlöster in einer radikalen Ernährungsumstellung auf konsequent optimierte gesunde Kost angehen, die eigene kompromisslose Wandlungsfähigkeit unter Beweis stellt. Aber selbst beim lebensgefährlichen Kugelfisch-Ritual lassen sich noch Achtsamkeit und Aufmerksamkeit üben. Allerdings kann einen auf der achten Lebens- und Essensbühne auch die Frage des Kellners erwischen: »War der Fisch noch frisch genug?«

FRAGEN

1. Fehlt mir im Leben der Nervenkitzel, sodass ich ihn beim Essen brauche?
2. Wo könnte ich in mein Leben Spannung noch wirksamer integrieren als beim Essen?
3. Wo bieten sich radikale, das heißt an die Wurzeln gehende Verwandlungen in meinem Leben an?

Religiöse Ritualmahle (9)

Auf der neunten Lebensbühne geht es um den Sinn des Lebens, und der liegt heutzutage sicher nicht mehr im Essen. Aber früher haben auch unsere Vorfahren – wie heute noch viele Tiere – den ganzen Tag mit der Nahrungsbeschaffung verbracht, was die Bedeutung des Essens in unserer Geschichte und Evolution weiter hervorhebt.

Diese jovische Tendenz kann sich heute in überbordenden Essgelagen und richtiggehender Völlerei nach dem Motto und Filmtitel »Das große Fressen« mit Marcello Mastroianni und anderen ausdrücken. Klassisch zu des Römers Lukullus Zeiten, wo man sich nach dem Hochgenuss eines üppig-opulenten Gelages mit der Pfauenfeder am Gaumen kitzelte und alles wieder von sich gab, um anschließend wieder von vorn beginnen zu können. Völlerei und Sauferei auf primitiver Ebene findet sich heute bei All-inclusive-Angeboten oder noch schräger in der US-Variante des *All you can eat.*

Die konstruktiv erlöste Form findet sich im religiösen Ritual-Essen, wo heilige und das Bewusstsein heilende Pflanzen zur Bewusstseinserweiterung und -veränderung eingenommen werden, wie ich es unter der Reiseleitung von Curanderos (einer Art von Schamanen) im Amazonas erleben durfte. Diese heiligen Pflanzen führten auf beeindruckende, den Horizont erweiternde Ausflüge in die Seelen-Bilder-Welt, während der Curandero dazu singend den Ton angab und zur wundervollen Begleitung wurde.

Ähnlich ist wohl das christliche Abendmahl zu deuten, das sich auf das letzte Abendessen mit Christus bezieht. Leonardo da Vinci machte es mit seinem Gemälde unsterblich, wo sich wohl Maria Magdalena zur Rechten des Meisters findet, wodurch der Aspekt der Liebe auch bei diesem letzten Mahl integriert wäre.

Die Oblate ist im christlichen Ritualmahl kalorisch nullwertig und der Wein wird bei Katholiken nur gezeigt, nicht mal ausgeschenkt.

Hier geht es um rein rituelle Einverleibung der Lebensenergie in Gestalt des Blutes des Herrn als Rotwein und seines Körpers in Papiergestalt.

FRAGEN

1. Hat Essen für mich auch Ritualcharakter?
2. Welche Art von Sinn kann ich in meinen Mahlzeiten finden?
3. Habe ich noch Zugang zu religiösen Beziehungen zwischen Essen und tieferer Bedeutung?
4. Wünsche ich mir solche?

Verzichtbereite Asketen (10)

Asketen sind im Grunde Lebenskünstler und nicht ausgemergelte Verzichtler, ist die Askese (wörtlich »[körperliche und geistige] Übung«) doch neben Glück, Selbstsorge und »Tugend« wesentlicher Bestandteil der Kunst zu leben (lat. *ars vivendi*) im Sinne der klassischen Philosophie. Asketen sind mit wenig zufrieden in des Wortes doppeltem Sinn. Es gibt nur wenig, und nur wenige Dinge bestehen vor ihrem kritischen Blick und schlüpfen durch ihr strenges Ausleseverfahren. Und von dem bisschen, das ihre Kontrolle passiert, verbrauchen sie anschließend auch nur sehr wenig. Allein der Anblick ihrer kärglichen Menus – eine Schale Reis, ein Becher Kräutertee – lässt andere auf wenig Genuss schließen. Aus ausgemergelten Gesichtern spricht die Härte des Lebens und jene gegen sich und manchmal die Welt. »Wenig« und »bewusst« sind ihre Zauberworte, wobei es wenig Zauberhaftes für sie gibt und der Verdacht naheliegt, dass die Genüsse dieser Welt sie ängstigen. Andererseits: Wer mit diesen aufgewachsen ist wie der historische Gautama Buddha und sich dann der Askese als anderem Extrem zuwandte und beides kennt, kann anschließend leichter die Mitte finden. Hierzu passt der Christus-Satz »Weil du aber lau bist und weder kalt noch warm, werde ich dich ausspeien aus meinem Munde« (Off. 3:16).

Wer in konstruktiv-erlöster Weise »Weniger ist mehr« zu seinem Motto erhebt, kann aber auch das genießen. Konsumverweigerer, die den Gegenpol zur im Überfluss schwelgenden Konsumorgie leben, fühlen sich dabei wohler und sind definitiv gesünder als Überfluss-Esser mit ihrem Übergewicht. Persönlich kann ich auch sagen, Fasten macht mir genauso viel Freude wie Essen, und ich fühle mich dabei – geistig – noch leistungsfähiger und wohler. Ich kann mich auch an allem, was ich nicht brauche, sehr freuen, und manchmal denke ich sogar deutlich mehr als diejenigen, die viel brauchen und gerade dadurch ständig bedürftig bleiben.

Auf der konstruktiv-erlösten Ebene der angesprochenen zehnten Lebensbühne können wir erleben, dass beim Essen weniger nicht nur mehr, sondern auch gesünder ist und – jedenfalls für Übergewichtige – dem Individualgewicht sehr entgegenkommt. Fasten ist, inzwischen wissenschaftlich nachgewiesen, gesundheitsfördernd, Kurzzeitfasten ebenso, also ein wundervoller Beitrag zur Gesundung – natürlich nochmals besonders für Abnehmwillige. Wenig essen ist – ebenfalls wissenschaftlich bewiesen – ungleich gesünder, als viel zu essen, und führt zu Langlebigkeit, wie eine Untersuchung der Hundertjährigen dieser Welt ergab.

Makrobioten nach der Lehre des japanischen Philosophen Georges Ohsawa (1893–1966) essen oft sehr wenig und sehr ausgewählt und sind dabei oft sehr gesund, einigen fehlt damit aber auch einiges.

Zu wenig ist aber so schlecht wie zu viel. Wobei Ersteres sehr von der Bewusstseinseinstellung abhängt. Die russische Neurochirurgin und Ernährungsexpertin Galina Schatalowa (1916–2011) konnte zeigen, wie leistungsfähig wir mit wenig Kalorien bleiben. Bei unseren Fasten-Wander-Wochen essen wir minimale Rohkost- oder kalorisch irrelevante Minestrone-Portionen und bleiben nicht nur fit dabei, sondern kommen sogar Tag für Tag besser in Form.

FRAGEN

1. Ist Fasten – nun wissenschaftlich belegt – ein Thema für mich?
2. Wo wäre in meinem Leben »weniger mehr«?
3. Was könnte ich mit Gewinn an Lebensqualität in meinem Leben reduzieren oder sein lassen?
4. Was bedeutet Lebenskunst für mich?

Verrückte Überraschungsesser (11)

Mag das allen anderen Essenstypen auch völlig abwegig und »daneben« vorkommen, es gibt noch verrücktere Esser, die ganz bewusst abrücken von allem, was sonst als geschmackvoll, gut oder einfach auch nur als normal gilt. Gemeint sind nicht die perversen Esser, die mit Grauen erwähntes Affenhirn in lebendigem Zustand vertilgen oder Fischfilet, während dessen eigentlicher Besitzer noch atmet, sondern die es auf völlig unübliche ausgefallene Besonderheiten abgesehen haben wie auf Insekten und Vogelspinnen, Schlangen, Singvögel, Rehkitzbraten und Krokodilfleisch, Vogelnester oder Schildkrötensuppe und wie Kinder dauernd Überraschungseier lieben. In unerlöster Fleischeslust stürzen sie sich bevorzugt auf noch Blutiges, essen auch gern rohes Fleisch und eben Dinge, die ihre Mitmenschen eher überraschen und ihnen Gänsehaut statt Appetit machen. Nichts ist zu fremd, zu künstlich oder exotisch.

Ob sie mit allem ausgesöhnt sind oder Schockierendes brauchen, um sich überhaupt noch zu spüren, ist nicht leicht und nur von ihnen selbst zu beantworten.

Das Überraschende, Spontane der elften Lebensbühne könnte sich auch in kreativen, bisher nie dagewesenen Kochkreationen ausdrücken und sogar -toben. Kunstwerke aus Zucker und Schokolade sind hier zu erwähnen, bisher sind sie nur schrecklich ungesund, was typische Bewohner der elften Lebensbühne nicht weiter stört. Aber noch genialer – und Genialität gehört auch auf diese Lebensbühne – wären sie natürlich mit obendrein gesunder TamanGa-Schokolade und Eryfly-Zucker.

FRAGEN

1. Wie könnte ich mehr Abwechslung und Spannung in mein Leben statt in mein Essen bringen?
2. Wo kann ich meine Originalität und mein Anderssein noch kreativer in mein Leben integrieren?
3. Wie könnte ich in meiner eigenen Kochkunst neue Wege zu meinem Individualgewicht kreieren?
4. Wie mir und anderen Überraschendes servieren?

Einfühlsam robuste Alles(fr)esser (12)

Alles(fr)esser (Omnivoren) nehmen die Dinge und Mahlzeiten, wie sie kommen. Sie legen wenig bis keinen Wert auf Schnörkel und Verzierungen, und auch die Zubereitung geht, ohne viel Aufhebens darum zu machen. Unter Verzicht auf aufwendiges *Mise en Place* kochen und essen sie einfach drauflos und fast alles, wie es kommt.

Roh ist ihnen ähnlich lieb wie gekocht, auf übertriebene Vorspiele können sie gut verzichten oder sie einfach mitnehmen. Sie sind nicht gerade als soziale Gruppenmenschen verschrien. Stattdessen oft schon mit dem Essen beim Zubereiten fertig oder bevor die anderen so richtig Platz genommen haben. Etikette ist nicht ihr Thema, und sie gehen die Dinge eher meditativ an, nehmen, was kommt, wie es kommt.

Sie sind manchmal hart im Nehmen und können als Clochard den Mund auch ganz schön voll nehmen nach dem Motto: »Tischsitten, was ist das?« Im Wilden Westen ritten sie sich ihr Steak auf dem Weg gleich selbst zurecht beziehungsweise mürbe, auch wenn das schon mehr an die erste Lebensbühne erinnert.

Nach der Devise »Es gibt Wichtigeres als Essen« können sie dasselbe beim Meditieren ganz vergessen oder immer mal wieder fast unbeabsichtigt in Fastenperioden übergehen, die ihnen nichts ausmachen, im Gegenteil ihre Meditationsübungen fördern.

Je mehr Bewusstheit in diese entspannte, nach dem christlichen Motto »Dein Wille geschehe« akzeptierte Lebensweise einfließt, desto besser ist dies für Gesundheit und Entwicklung, selbst was Essen angeht.

FRAGEN

1. Wie könnte ich Meditation und spirituelle Entwicklung mit meinem Essen fördern?
2. Was könnte meinen spirituellen Fortschritt von Ernährungsseite unterstützen?
3. Was kann ich essend gutmachen für alle fühlenden Wesen?

DIE BOTSCHAFTEN UNSERER SPEISEN

Ähnlich wie aus unserem Essverhalten lassen sich natürlich auch aus der (Be)deutung unserer Lieblingsspeisen und umgekehrt auch aus abgelehnten Nahrungsmitteln wesentliche Aspekte des eigenen Musters herauslesen. Nur wer alles essen mag und nichts essen muss, entzieht sich dieser Deutung. Auffälligkeiten und besondere Betonungen implizieren dagegen *deut*liche Botschaften. Besonderer Appetit oder gar Hunger auf etwas verrät selbstverständlich (m)eine persönliche Vorliebe. Was dagegen gar nicht »nach meinem Geschmack« ist, zeigt typische Abneigung. Der Satz »Sag mir, was du isst, und ich sage dir, wer du bist« kann uns weiterhelfen bei der Entdeckung eigener Essensmuster. Und wieder verweisen die Ziffern in Klammern auf die urprinzipielle Logik.

Von fleischfressenden Pflanzen (1)

Fleisch- und Wurstliebhaber unterscheiden sich von Gesundessern meist durch fehlende Ideologie und oft auch Bewusstheit. Sie haben in aller Regel kaum Argumente für ihre Kost, abgesehen von etwas wie »Das war schon immer so«.

Häufig argumentieren sie nicht einmal mit Proteinen, selten mit Energie und jedenfalls nicht mit feinstofflicher. Nun ließe sich vermuten, sie seien ganz wild auf ihren Schatten und scheuten sich nicht vor seiner Konfrontation. Tatsächlich haben sie aber mehrheitlich gar keine Vorstellung vom Schatten und essen einfach, was es immer gab und ihnen deshalb auch schmeckt. Diesbezüglich sind sie erfrischend ehrlich. Die meisten essen »ihr Fleisch« und verdrängen seine

Herkunft. Müssten sie das jeweilige Tier selbst schießen, schlachten, ausnehmen, zerlegen und zubereiten, würden manche wohl rasch zu Vegetariern. Der Ober-Beatle Paul McCartney formulierte es bildlicher: »Wenn Schlachthäuser Wände aus Glas hätten, wäre jeder Vegetarier.«

Wer andererseits voll eingedenk dessen Herkunft Fleisch isst und genießt, verrät seine Bereitschaft, die eigene Herkunft zu konfrontieren und sich mit dem Jäger in seiner Seelentiefe zu identifizieren. Ob ihm das Thema mit seiner Männlichkeit so bewusst ist, muss – nach meinen Erfahrungen – eher bezweifelt werden, da greifen eher Vermeidungsstrategien, und man(n) verbirgt sich hinter Argumenten, die den Geschmack betreffen. Ginge es wirklich um den, wäre beim heutigen Stand der Fleischersatzprodukte ein Umstieg auf ungleich gesündere pflanzlich-vollwertige Kost gar kein Problem. Aber in Wirklichkeit wollen »richtige Männer«, die sich gern dieses Ausdrucks bedienen und dieses Themas eben gerade nicht sicher und damit nicht ausgesöhnt sind, keinen Ersatz für Männlichkeit – zumal sie sich auf ihre eben meist nicht verlassen können.

Wer offensiv neben Fleisch nichts anderes gelten lassen und genießen kann, zeigt sein Problem deutlich. Besondere Betonungen sind diesbezüglich immer verdächtig. Bei einer Mahlzeit ohne Fleisch fehlt ihnen etwas Wesentliches, eben das, was Fleisch ihnen symbolisiert: männliche Kraft.

Der Blutrausch früher Jäger und ihr Jagdfieber mögen hier noch hinzukommen. So mag manchen Menschen, vor allem Männern, auch Töten tatsächlich noch im Blut liegen und sich in ihrer Vorliebe für blutiges Fleisch niederschlagen. Jedenfalls gibt es ungleich mehr Jäger als Jägerinnen, und auch die mit weitem Abstand meisten Mörder sind männlichen Geschlechts.

Insofern handelt es sich bei Fleisch(fr)essern, abgesehen von ihrer oft ausgeprägten Unbewusstheit, meist um Männer mit einem stärkeren und oft unbefriedigten Bezug zu den eigenen animalischen Triebkräften, zu ihrer Vitalkraft und Durchsetzungsfähigkeit.

Sehr häufig ist aber auch hier die Kompensation, wo ein kleines Würstchen Mengen blutiger Steaks vertilgt – in der Hoffnung, nicht als das Würstel erkannt zu werden, das er ist. Wo vergleichsweise »unschuldige« Pflanzenkost auffällig betont zurückgewiesen wird, man sozusagen stolz auf das an den Händen klebende Blut ist, liegt der Verdacht auf einen Feigling hartgesottener Art besonders nahe.

Die Ausdrücke »Wurst« und besonders »Würstchen« bringen uns zur Babyebene des Fleischgenusses. Hier handelt es sich um in Darm verpacktes Durchpassiertes, sozusagen verwurstetes Fleisch. Die Form ist zwar noch phallisch, der Inhalt aber (ver)weich(licht). Gegenüber dem blutigen Steak wird die Wurst und erst recht das Würstchen von »richtigen Männern« nicht für ganz voll genommen. Ausdrücke wie »armes Würstchen« verdeutlichen es. Wem etwas »wurscht« ist, der hat keinen Standpunkt und ist vielleicht ähnlich durchgedreht wie die arme Wurst – ohne eigene Fasern und Struktur.

Eine gute Therapie für Männer mit diesem Männlichkeitsthema wäre etwa der Film »The Game Changers« von James Cameron, in dem zum Ausdruck kommt, über wie viel mehr Muskelkraft und Manneskraft im Sinn von Potenz vegan lebende Männer verfügen. Auch wirklich große Sportler wie Carl Lewis, mit neun olympischen Goldmedaillen und mehreren Weltrekorden einer der größten Leichtathleten, oder die finnische Lauflegende Paavo Nurmi (1897–1973) sind beziehungsweise waren – für sie selbstverständlich – Veganer.

FRAGEN

1. Wie wäre es, sich ehrlich bewusst zu machen, was das Fleisch auf meinem Teller hinter sich hat und in mir wirklich bewirkt?
2. Wie könnte ich meiner Manneskraft auf die Sprünge helfen, auch ohne dicke Brocken Fleisch zu essen und zu schlucken?
3. Wie mein Jagdfieber noch befriedigender (er)leben?
4. Wie wäre es, sich im Film »The Game Changers« mehr Muskeln zu geben als je in anderthalb Stunden zuvor und sich einzugestehen, dass sie an Veganern wachsen?
5. Wie wäre es, die stärksten Männer der Welt zu erleben und zu konfrontieren, dass sie vegan leben?
6. Und wie einer Studie an jungen Muskelmännern beizuwohnen und zu erleben, wie enorm ihre Potenz zunimmt, wenn sie nur wenige Tage pflanzlich essen?
7. Habe ich den Mut, die Wahrheit zu akzeptieren und das Spiel meines Lebens zu verändern, selbst zum Game Changer zu werden?

Die Antworten finden sich im erwähnten Film – 88 Minuten, die aus Memmen Männer machen können, jedenfalls auf körperlicher Ebene!

Gräten – Angst vor Spitzen und Spießen (1)

Wer keinen Fisch isst, weil er sich vor dessen Gräten ängstigt und letztlich also davor, erstochen zu werden, dürfte sich auch vor verbalen Spitzen und Sticheleien fürchten. Er hat ganz offenbar ein Problem mit Spießen und (Nadel)stichen. Könnte er in seinem Schatten auch Angst davor haben, ein *Spießer* zu sein?

Würde er in der Beziehung oder Arbeit schlagfertiger und könnte sich der scharfen Attacken und Spitzen erwehren, ließe sich mit der Zeit auch wieder Fisch (v)ertragen, wobei das aus Sicht des *Peace-Food*-Fans sowieso nicht höchstes Ziel ist. Aber natürlich wäre es ideal, alles vertragen zu können und sich dann auf Gesundes und für sich und alle Welt Verträgliches zu beschränken. Und nicht umgekehrt, pflanzlich-vollwertig zu essen, weil man sowieso nichts anderes mehr verträgt. Kein Geld auszugeben, obwohl man jede Menge hat, ist ungleich komfortabler, als keines auszugeben, weil man keines hat …

FRAGEN

1. Wie könnte ich (verbale) Spitzen besser parieren?
2. Wie aber auch mich ihnen stellen – frei von Angst?
3. Oder habe ich Angst vor den Spitzen, die ich loslassen könnte?
4. Was hindert mich, dem Aggressionsprinzip der ersten Lebensbühne die Stirn zu bieten?

Pudding und Mehlspeisen (2)

Erklärte Puddingfans, denen schon jedes kleine Klümpchen ein Problem macht, sind hier angesprochen. Mit Mehlspeisenanhängern teilen sie die Vorliebe für leichtverdauliche Süßigkeiten im Leben, aber auch für hochkalorische Kohlenhydratorgien. In dieselbe Richtung und für sich selbst sprechen Sahnetorten, die darüber hinaus höchst nahrhaft auf Fettebene sind. Einschlägige Liebhaber mögen es schön und rund und dabei weich und harmlos, aber nahrhaft, wie es die berühmt-berüchtigte Buttercremetorte verkörpert.

Die Abneigung gegen Klümpchen und Kerne entspricht der gegen Probleme. Sie geht naturgemäß oft einher mit der Vorliebe für schonkostähnliche Speisen. Wo Körner und Kerne nicht nur gemieden, sondern verabscheut oder gar nicht (mehr) (v)ertragen werden, ist die Problemangst offensichtlich. Wenn die an sich geliebte Kirschtorte aus Angst vor einem etwaigen verborgenen Kern gemieden wird, liegt das Problem auf der Hand und mehr im Bewusstsein als in der Torte oder den Kirschen. Bei Betroffenen dürfte es sich nicht gerade um kernige Kerle handeln.

FRAGEN

1. Was macht mir selbst bei kleinen Härten, nur schon bei Andeutungen von Problemen, so Angst?
2. Warum erwarte ich immer »Kindergeburtstag«?
3. Wenn ich ans Erwachsenwerden denke, was macht mir so besonders Angst?

Vegetarismus und Fleischersatz-Orgien (6)

Sogenannte Puddingvegetarier oder -veganer haben und machen (es) sich auch nicht leicht. Im Gegenteil, Pudding macht sie gewichtsmäßig sogar recht schwer. Das gilt aber für allen Süßkram und überhaupt für raffinierte Kohlenhydrate, zumal diese Lebensformen wirklich ungesund sind. Vegetarier, die (fälschlich) meinen, ihren Eiweißbedarf mit mehr Milchprodukten decken zu müssen, gefährden ihre Gesundheit mehr als bewusste Mischköstler – wegen des hohen

Gefahrenpotenzials der Milch, das aus meiner Sicht noch das des Fleisches übersteigt. Aber auch Weißmehl und -zucker, Kornsirup und -schnaps, Zigaretten und Zigarren sind zwar vegan, aber nicht gesund. Für gesunde Ernährung braucht es also schon den Schritt zu pflanzlich-vollwertiger Kost und dann noch einigen Verstand, denn auch biologisch gezogener Tabak ergibt noch keine »gesunden Zigarren«.

Und sosehr ich als Vertreter von *Peace Food* dankbar bin für den sich laufend vielfältiger entwickelnden und immer »echter« schmeckenden Fleischersatz, so fragwürdig ist er doch von der Be-Deutung. Hier wird und macht Essen schon sehr ehrlich. Fleischersatz-Vegetarier und -Veganer zeigen ihre eigentlichen Gelüste sehr offen und deutlich. Sie leiden wirklich unter Fleischeslust und lassen die als relativ unschuldige Kost erkannten Pflanzenprodukte in Fleischform pressen und mit Fleischaroma versehen. Aus einem einzigen Grund: um sich weiter ihrer eigentlichen Fleischeslust erfreuen zu können, ohne sich vermeintlich an ihrer Gesundheit, derjenigen der unschuldigen Hungerleider in der armen Welt, der von Mutter Erde und der der Tiere zu vergehen. Da muss dann Rote-Bete-Saft als Blut fließen und die Zähigkeit von Fleisch nachgeahmt, Umami-Geschmack imitiert werden, damit alles recht animalisch wirkt und schmeckt. Dabei ist es – zu unser aller Glück – nur Schein statt Schwein, so wie manches eben auch heilig wirkt und in Wirklichkeit doch nur scheinheilig ist. Das ist, als wenn ich mich in den Lotossitz, die Haltung Buddhas, setzte, als ihn die Erleuchtung heimsuchte, und mich dadurch schon für erleuchtet hielte.

So zeigt die Praxis natürlich, dass die meisten Vegetarier nur so befreit sind, wie ihre Sojaschnitzel Schnitzel sind. Aber solange uns das im Bewusstsein bleibt, ist alles bestens.

Andererseits ist Ersatz immer ein Segen für eine Übergangszeit, um zum Echten zu kommen, in diesem Fall, um wirklich frei von

Fleischeslust auf der Kostebene zu werden – idealerweise, um sie auf sinnlich-erotischer Ebene mehr zu kosten und zu insgeheim erträumten Höhen zu entwickeln. Insofern kann das Wort »Ersatz« auch bei Fleisch und Milch sehr hilfreich sein, indem es darauf hinweist, dass hier noch nicht das wahre, echte Niveau erreicht ist, sondern noch Handlungs- und Entwicklungsbedarf besteht. Tatsächlich haben Veganer – wie der Film »The Game Changers« mit einer eindrucksvollen Studie belegt – ein ungleich höheres Potenzniveau und können sich auf Dauer nicht mit Ersatz zufriedengeben.

Aber sie können getreu dem US-Spruch »Fake it, until you make it« (etwa: »Spiel es, bis du's kannst«) mit Spaß und Lust schon mal so tun, als ob. Wobei sie wissen sollten, dass es noch nicht so weit ist, aber sie sozusagen schon in der Anflugschneise sind für die richtige, echte Landebahn. Sie sitzen gleichsam noch im Simulator, aber der ist die beste Vorbereitung fürs echte Flugzeug.

Selbstverständlich esse ich keine »vegane Leberwurst«. Warum sollte ich heute etwas essen, was so schmeckt wie etwas, was ich schon vor fünfzig Jahren nicht mochte? Aber ich freue mich, dass es sie gibt, und empfehle sie gern für die so wichtige Übergangszeit.

FRAGEN

1. Was könnte bei meinem bewussten Verzicht auf Tierprotein im Schatten liegen?
2. Glaube ich, als Vegetarier oder Veganer der bessere Mensch zu sein?
3. Habe ich ein Problem mit dem Aggressionsprinzip, der ersten Lebensbühne?
4. Muss ich es besonders gut machen? Habe ich etwas (wieder)gutzumachen?

5. Halte ich mich für heiler oder schon fast heilig, weil ich pflanzlich esse?
6. Ist mir bewusst, dass überhaupt noch niemand über den Darm heilig wurde, aber schon einige schein-heilig?
7. Bin ich vegan, weil ich fit und in Form kommen will? Wundervoll, wenn ich es auch so sage.

Mit Früchten und Beeren im Reinen (6)

Manches Müsli ist schön bunt und färbt entsprechend auf die Einstellung seiner Esser ab. Meist liegt es an den Früchten, den Geschenken einer freigebigen Mutter Natur. Als erste uns von der Bibel empfohlene Nahrung sind Früchte in ihrem Werden und Gedeihen so rein, dass sie auch ihre Esser eher reinigen und erheben als beschweren, verunreinigen oder gar hinabziehen. Wie sie unter der Sonne in Himmelsnähe reifen, wirken sie verlockend und doch unschuldig. Bei der Ernte fallen sie uns gleichsam freiwillig in die Hände und finden auch ihre Erfüllung darin, von uns weitergetragen zu werden, sodass ihre Samen sich weit verbreiten können. Sie gehören also zu den ganz wenigen Pflanzen, die nichts dagegen haben, von uns verspeist zu werden. So lassen sie uns völlig unschuldig. Wir müssen sie nicht jagen und uns mit Blut besudeln wie beim Töten von Tieren und nicht einmal Gewalt anwenden wie beim Abschneiden von Getreidehalmen und Gemüsepflanzen. Als unsere unschuldigste Nahrung erfreuen sie sich bei Groß und Klein höchster Beliebtheit. Einige religiöse und spirituelle Zirkel stehen deshalb besonders auf sie.

Wobei die besondere Beliebtheit solcher Vermeidungsstrategie in spirituellen Kreisen auch darauf hinweisen könnte, einigen Dreck am Stecken und einiges Blut an den Händen zu haben und sich damit nicht konfrontieren zu wollen. Vegetarismus kann insgesamt auch Schattenvermeidung und der Versuch sein, nicht an seine animalischere Vergangenheit erinnert zu werden.

Eine Spezialisierung auf unschuldig reine Nahrung kann auch Angst ausdrücken, neuerlich schuldig zu werden und es eigentlich zu sein. Daher geht man dem Aggressionsprinzip lieber aus dem Weg, um sich einerseits die Hände nicht schmutzig zu machen und andererseits nicht an ihre Besudelung mit Blut erinnert zu werden. Das hohe, mit solch unverdächtiger Nahrung oft verbundene Ideal bringt folgende indische Weisheit zum Ausdruck: »Erst wenn Schweiß und Urin nach der zuletzt genossenen Frucht schmecken, ist Gesundheit erreicht.«

Dabei sind Früchte in ihrer Symbolik gar nicht so harmlos, sind es doch Samen, und auch die Form ist nicht selten eindeutig wie bei der phallischen Banane oder der Feige, hinter deren Blättern Adam und Eva schamhaft ihre geschlechtliche Blöße verbargen. »Feige« ist obendrein ein derber Ausdruck für die Scheide, italienisch heißt sie *fico,* was lautmalerisch auf den ordinären Ausdruck für »Geschlechtsverkehr« verweist. Es heißt sogar, der Apfel der Verführung im Paradies war in Wirklichkeit eine Feige. Äpfel sind aber auch in anderer Hinsicht, etwa als verführerische Äpfelchen, nicht ganz unschuldig geblieben. Vom süßen Erdbeermund wäre noch zu berichten und den Kirschen in Nachbars Garten, die bekanntlich immer am verlockendsten sind. Am ärgsten ist es wohl mit dem Granatapfel, der als Totenspeise im Hades und als Reichsapfel gleichermaßen schwer bekömmlich ist und dessen tiefrote Kerne noch wie Granaten aussehen, der plutonische Trachtenschmuck.

FRAGEN

1. Wovor habe ich Angst beim Essen?
2. Wie ist mein Verhältnis zu Schuld?
3. Was bedeutet es mir, gänzlich unschuldig zu bleiben?

Von Kernen und Problemen (10)

Auf dem Gegenpol zu den »Puddingvegetariern« sind sogenannte »Körner(fr)esser« angesiedelt, die Kerne und in jedem Kern das Problem sehr mögen. Auf ihre kernige Art wollen sie allem auf den Grund gehen und zum Kern der Sache kommen. Dazu setzen sie gern ihre Zähne ein, entwickeln Biss und beißen sich durch die Probleme durch. Sie suchen die Kerne und die Probleme und beißen sich daran fest und fressen sie gleichsam. So karg wie ihr Frischkornmüsli ist oft auch ihr Leben und hart wie die Körner, die sie gern und gründlich kauen, oft auch ihre Lebenseinstellung. An Problemen kauen sie trotzdem ähnlich lange herum wie an ihren Körnern, wohl weil sie sie – wie gesagt – mögen.

In der Ablehnung aller ungesunden Süßspeisen liegt wohl auch eine gewisse Portion Angst vor allem Weichen und Zärtlichen und letztlich vor der Liebe. Jedenfalls fällt es ihnen selten leicht, die Süßigkeiten, die das Leben eben auch bietet, bereitwillig anzunehmen oder gar zu genießen.

Der Körner- und Problem-Fan ist ebenso wie der, der Angst vor Kernen hat, gut beraten, sich mit Themen wie »Klarheit« und »Struktur«, »Verantwortung« und »Bescheidenheit« zu beschäftigen.

FRAGEN

1. Warum suche ich Probleme? Was macht mich daran so an?
2. Wie könnte ich meine Vorliebe für Härten und Probleme konstruktiv-erlöster ins Leben bringen?
3. Warum mache ich es mir so schwer?
4. Habe ich Angst vor einem leichten, entspannten Leben, einem, ohne aggressiv zu sein?

Von der Last mit Ballaststoffen (10)

Die Zahl der Ballaststoffanhänger wächst und gedeiht auf vielen Ebenen. Es rekrutieren sich immer neue Fans aus dem noch riesigen Heer der Verstopften. Aber auch von denen, die Angst vor Darmkrebs haben, der zweithäufigsten Krebstodesursache, deren Risiko sich dem Ernährungswissenschaftler Prof. Claus Leitzmann zufolge schon durch vegetarische Ernährung um 90 Prozent senken lässt. Wie stark erst durch bewusste, pflanzlich-vollwertige?

Vor allem aber wächst das Ballaststofffeld durch die rapide wachsende Zahl an Flexitariern, Vegetariern und Veganern, die als Überzeugungstäter für die Erde unterwegs sind und deren Zahl zu unser aller Glück rasch steigt.

Bei den Verstopften ist bereits alles (an)gedeutet. Sie haben ein Problem mit Geben und Nehmen und müssen alle möglichen Anstrengungen unternehmen, um das Geben gegenüber dem Nehmen zu fördern. Wo sich dann allerdings bei manchen beim Essen alles nur noch um die Ausscheidung dreht, gerät offensichtlich auch Nehmen und Genuss ins Hintertreffen. Außerdem ist der

Gedanke, schon beim Einführen in den Mund an die Konsistenz beim Verlassen des Organismus zu denken, nicht gerade ästhetisch anmachend.

Betroffene könnten mit der Zeit merken, wie ihr eigentlicher Genuss statt im Esszimmer doch eher auf der Toilette und im Loslassen und Geben liegt. Der Körper ist hier – wie immer – sehr ehrlich, und in dieser Situation wird er die seelische Lage weniger spiegeln als sie vielmehr kompensieren.

In dieser Erkenntnis kann schon die Lösung liegen, vor allem wenn forcierte Loslassakte sich in bewusste Rituale des Gebens wandeln und allmählich auf dessen konstruktiv-erlöste Ebenen übergreifen. Hier ist der Wechsel von Abführmitteln auf Geschenke gemeint, die beiden Seiten noch mehr bringen.

Und es gibt so wundervolle Erfahrungen des Loslassens, etwa beim Fertigstellen eines Projektes, am Ende eines erfüllten Tages, beim Einschlafen, Entspannen und vor allem beim Einswerden im Orgasmus oder im Moment der Befreiung von allem, bei der Peak-Experience, dem Gipfelerlebnis des Eintauchens in die Einheit.

Auch wer noch mit vergleichsweise banalen Ebenen des Loslassens wie der des Darms beschäftigt ist, kann diese hohe Perspektive doch schon im Hinterkopf haben.

Wer Angst vor Darmkrebs hat – etwa aufgrund seiner Familiengeschichte –, sollte erstens nicht nur auf viel Ballaststoffe achten, sondern zweitens auch aufhören, Fleisch zu konsumieren, und sich auf den Weg zum Veganer machen – um wirklich sicherzugehen, aber auch die seelische Komponente konfrontieren. Auch wenn hier die Ernährungskomponente nachweislich die entscheidende Rolle spielt, bleiben doch zehn Prozent offen. Das gilt in verstärktem Maße auch für diejenigen, die mittels ballaststoffreicher vegetarischer Ernährung ihr Brust- und Prostatakrebsrisiko um 50 Prozent reduzieren – ebenfalls nach Prof. Claus Leitzmann. Nach meinen Erfahrungen würde pflanzlich-vollwertig noch deutlich mehr schaffen als nur vegetarisch, aber trotzdem bleibt da doch ein oft entscheidender Anteil im seelischen Bereich offen.

Flexitariern, Vegetariern und Veganern ist zu sagen, dass sie auf dem richtigen Weg im Hinblick auf Gesundheit sind. Allerdings ist die andere Hälfte der Medaille die Seele. Der Blick allein auf Ballaststoffe reduziert das Leben unnötig auf Toilettenebene.

FRAGEN

1. Was schreckt mich am Geben so, dass ich auf Körperebene zum Be- und Festhalten neige?
2. Auf welchen Ebenen könnte ich noch Loslassen üben und lernen?
3. Welche Maßnahmen ließen mich ebenfalls Loslassen erleben?

VERLOCKUNGEN DER INTERNATIONALEN KÜCHE

Aufmerksamen Gourmets wird rasch auffallen, wie besonders die Schattenseiten der jeweiligen Küchen aufs Korn genommen werden, unter anderem weil es an denen am besten und einfachsten gelingt, (ver)hindernde Muster sichtbar zu machen. Jede nationale Lieblingsspeise bekommt aber nur dann Symptomcharakter, wenn sie wirklich zur beherrschenden Nahrung wird, beispielsweise auf Auslandsreisen mitgeführt werden muss, weil man nicht auf sie verzichten kann. Wer etwa überall auf der Welt nach seiner heimischen Lieblingskost verlangt und sucht, wird damit deut-lich und könnte schon gleich beim Lesen in eigener Sache zu deuten beginnen.

Fast alle tragen wir gleichsam als verbindende und irgendwie auch verbindliche Fantasie das Schlaraffenland als Traumland des Essens, Trinkens und Lebens mit uns herum. Es ist als von Menschen erdachtes Paradies jenes ferne Land, in dem einerseits Bäche von Milch und Honig fließen und andererseits gebratene Tauben direkt in den Mund fliegen. Es ist der uralte Traum vom süßen Leben, in dem Fleisch Kraft gibt und Milch starke Knochen sichert, und eben ein Traumland, aus dem jederzeit böses Erwachen droht, wenn der Schatten im medizinischen Sinn den Albtraum von Krebs enthüllt. An diesem traumhaften Ort gibt es alles ganz ohne Eigenleistung. Es ist so auch der Traum von völlig sorgenfreiem Genuss, wie man ihn von Königen und Fürsten annimmt und den Göttern unterstellt. Und natürlich gehen die Erwartungen bei dieser Art von Götterspeise weit über den hinlänglich bekannten Wackel- oder Glibberpudding *deutlich* hinaus.

Offenbar handelt es sich dabei um – zu allem Überfluss noch mit den üblichen Ernährungsfehlurteilen befrachtete – Versorgungsfantasien, dem Wunsch entsprechend, ins Paradies beziehungsweise den Mutterleib zurückzukehren, in dem wir uns um nichts kümmern mussten und doch bestens versorgt waren. Hier floss uns über die Nabelschnur tatsächlich alles ohne Gegenleistung zu, jederzeit und wann immer wir dessen bedurften. Insgesamt ein typisches Beispiel für die verbreitete Neigung zur Regression, die uns allen naheliegt. Sobald der Weg schwer wird, wollen viele lieber umkehren beziehungsweise zurück zu Mama und ihrer Versorgung oder erwarten von Gott, er möge Manna herabregnen lassen, wie es den Israeliten geschah, als sie sich zu den Fleischtöpfen Ägyptens zurücksehnten.

Am liebsten wollen wir alles bekommen und nichts dafür geben. Das ist die Paktsituation, die Goethe im Faust beschreibt. Der verspricht Mephisto seine Seele für alles Wissen und alle Macht der Welt, will aber am Zahltag seine Seele nicht herausrücken.

Wir wollen den Honig den Bienen nicht nehmen, er soll von allein fließen, die Kühe nicht melken, die Tauben nicht jagen, aber alles soll uns fertig zubereitet direkt in den Mund fliegen.

Das ist und bleibt auf dieser materiellen Ebene eine Illusion, die allerdings im übertragenen Sinn in der Befreiung oder Erleuchtung wahr werden kann, wenn wir erleben, bereits alles zu haben, was wir brauchen.

Ganz abgesehen von alledem haben die verschiedenen Völker ihre kollektiven Lieblingsspeisen kreiert, die dem Paradies nahekommen sollen. Ein Blick darauf kann uns zeigen, was uns am wichtigsten und liebsten ist, und das können wir wiederum deuten, um uns und dem Individualgewicht einen weiteren Schritt zu nähern, sei es, weil wir diese Leib- und Lieblingsspeisen nicht lassen oder uns dabei nicht beschränken wollen. Dann ist es gut zu wissen, was uns hindert und was dahinter an Symbolik steckt. Vielleicht erleben wir auch nebenbei Erklärungen, warum wir gern in manche Länder reisen und andere meiden, manche Leute mögen und gegen andere Vorbehalte haben.

Das bisher gesammelte Deutungsinstrumentarium können wir also auch auf die Küchen der unterschiedlichen Nationalitäten anwenden, um dabei weitere Mosaiksteine unseres individuellen Musters zu entdecken.

FRAGEN

1. Wo fahre ich am liebsten hin, und wo esse ich am liebsten?
2. Was gibt es da?

3. Wo will ich – schon wegen des Essens – überhaupt nicht hin?
4. Welche fremden Speisen bevorzuge ich, welche lehne ich strikt ab?

Süß im Mund und Hitze im Hintern (1)

Ungarn hat zwar fast nur Gulasch zu bieten, aber der hat es für unser Thema in sich – Fett und Feuer nämlich. Wilde Reitervölker aus der Puszta haben beim Gulasch die Küchenmusik gemacht. So liegt im Nationalgericht und seinem Paprika möglicherweise ein Geheimnis: In Ungarn neigt alles zur Explosion. Selbst der Kommunismus explodierte hier zuerst und recht bald, jedenfalls konnte er hier nie so richtig heimisch werden. Dazu ist die ungarische Küche und Mentalität wohl zu feurig und heiß. Mit ihr werden die Ungarn wohl immer ein bewegtes Leben haben – eben heiß und feurig.

FRAGEN

1. Wie stehe ich zu Süße und Schärfe dieser Art?
2. Kann sie mich dazu bewegen wie die Ungarn?

Zwischen Curry und Desinfektion (1)

Die indische Küche brennt ein Feuerwerk von Geschmäckern aus unglaublich vielen Gewürzen ab und ist insgesamt eine scharfe, ja heiße Geschichte und dabei gesund – nicht nur wegen ihres vegetarisch-veganen Schwerpunkts, sondern auch wegen so vieler wundervoller und dazu noch heilsamer Zutaten wie Kurkuma und Ingwer und vieler anderer mehr.

Mit ihr ist, wie mit den Indern selbst, aber nicht zu spaßen. Feuerwerke bestehen im Wesentlichen aus farbenprächtigen Knallkörpern und Raketen. Sie alle im eigenen Bauch zu zünden ist nicht nur eine Geschmackssache, sondern für untrainierte europäische Bäuche ein (r)echtes Abenteuer. Viele der Feuerwerkskörper gehen nach hinten los. So feurig und begeistert hier gegessen und damit einverleibt wird, so leidenschaftlich muss auch wieder (von sich) gegeben werden. Daher enden indische Mahlzeiten oft schneller als andere auf dem in diesem Falle nicht einmal mehr so »stillen Örtchen«.

So zauberhaft aufwendig und überraschend vielfältig Essen in diesem Land der Geheimnisse ist, so dunkel ist das Kapitel des Loslassens – für Europäer auf dem indischen Land einfach oft unvorstellbar.

FRAGEN

1. Was inspiriert mich an diesem Feuerwerk von Geschmäckern und Gewürzen?
2. Ist das eine Kochkunst für mich, um Gesundheit und Geschmack zu versöhnen?
3. Wie weit gehe ich für ein gutes Curry?

Transparenz – mit Biss (3)

Dem geheimnisvollen Durcheinander explosiver Gewürzmischungen Indiens steht in der kantonesisch-chinesischen Küche eine klare Linie von Transparenz gegenüber. Man sieht, was man isst, und ist vor Überraschungen sicher – guten wie bösen –, und es ist von allem etwas dabei: ein gutes Gemisch. So konnte sich diese Kost aus einer einzigen Provinz als chinesische Küche über fast die ganze Welt verbreiten und kommt praktisch überall gut an.

Essen wird hier so mundgerecht zubereitet, dass man es sich leisten kann, auf Esswerkzeuge im eigentlichen Sinne zu verzichten und mit Stäbchen zu arbeiten. Man kann die Stäbchen nutzen, um kontemplativer, langsamer zu essen und damit schneller satt zu werden – und sich in handwerklicher Geschicklichkeit zu üben oder es einfach wie gewohnt zu löffeln oder auf Gabeln zu stapeln.

Chinesische Köche beherrschen zudem die Kunst, ihren Beruf nicht zu übertreiben. Sie beenden das Kochen bereits, bevor die letzten Vitamine und sekundären Pflanzenstoffe gemeuchelt sind, und ermöglichen es so dem Gemüse, erst auf der Zunge des Genießers zu zergehen und vorher noch Biss zu brauchen. So lassen sich beim Essen nicht nur Ruhe und Ausgeglichenheit pflegen, sondern auch noch etwas wohldosierte Aggression in Form von Schärfe, Hitze, Mut und Biss ausleben.

FRAGEN

1. Wie geht es mir mit so viel Klarheit beim Essen?
2. Genieße ich es, vor dem Schmecken zu sehen, was ich mir gönne?
3. Mag ich diese Mischung aus dem Reich der Mitte?

Das Land der unbeschränkten Ungeheuerlichkeiten (3)

Als Schmelztiegel von Nationalitäten lautet in den USA die Frage: »Wen verantwortlich machen für das, was sich hier ›Küche‹ nennt?« Von »Ess*kultur*« kann weitestgehend keine Rede sein. Da gäbe es nichts zu reden. »Zeit ist Geld«, lautet das gängige Motto, dadurch wurde Genuss dann zu teuer und fiel wohl lieber aus.

Fast Food, Schnellfutter, ist das Ergebnis intensiver Auslese, bei dem von allen Küchen das Bekömmlichste, Schmackhafteste und Gesündeste aussortiert wurde. Übrig blieben in Einwegplastikcontainer verpackte Hühnerwürfel, sogenannte Chicken-Nuggets, Hot Dogs, an denen garantiert nichts heiß ist, oder eben Hamburger, an denen mit Sicherheit nichts hanseatisch ist: fettige Hackfleischscheiben, eingeklemmt zwischen hochelastischen Weißbrotbrötchen. Als Beilage gibt es French Fries, also Pommes frites in ihrer amerikanisierten Abart.

Für dieses Desaster alle Verantwortung dem schottischen Clan der McDonalds in die Schuhe zu schieben wäre sicher ungerecht, wobei schottische Sparsamkeit mit puritanisch-genussfeindlicher Grundstimmung schon für eine gewisse Geschmacklosigkeit sprechen könnte: weder Zeit noch Geschmack, und vorverdaute Einheitsnahrung plus Berge von Vitaminpillen und Spurenelementen aus der Pharmacy an jeder Ecke oder vom Internet-Heer der Geschäftemacher mit der Krankheitsangst.

FRAGEN

1. Wie erkläre ich mir den Welterfolg dieser Küchen-Abart?
2. Ganz ehrlich, gehe ich da auch manchmal rein und warum?
3. Brauche auch ich manchmal die Kindergeburtstags-Atmosphäre von Streifen-Kartoffeln mit roter Soße, schwarzes Zuckerwasser, Hühnchenwürfeln und Scheiben aus durchpassiertem fettigem Fleischmatsch?

Im Labyrinth der Nudeln (4)

Die italienische Küche, die uns so nahe gerückt ist, hat uns unter anderem die aus der Not gebackene Pizza beschert. Wenn das Geld schon vor dem Monat aus war, gab es immer noch ein bisschen Teig, der rund und ganz dünn geklopft wurde, um mehr Fläche zu bieten und Eindruck zu machen. Und es gab immer noch ein paar Reste, und jeder konnte noch eine Kleinigkeit beitragen, und so entstand diese runde Sache, die der damaligen italienischen *mamma* irgendwie glich. Auf ihr konnte sie sich ihre eigene kleine Welt zusammenbacken, und alle wurden nochmals satt. Aus diesem in Neapel aus der Taufe gehobenen Muster entwickelten sich unzählige Varianten, jede mit klingendem Namen und für jeden der großen Familie etwas.

Teigwaren in allen möglichen Formen sind die zauberhafte Grundlage dieser Küche, die leider wirklich kalorienreich ist – leider für die Abnehmwilligen, zum Glück für die Zunehmwilligen. Aber Teig ist geduldig und formbar, zum Beispiel in ungezählte Nudelvarianten aller möglichen Erscheinungs- und Ausdrucksformen. So würde sie am liebsten auch ihren Mann und die Kinder zurecht- und rund kneten. Das gelingt mit den Jungs und dem Teig in verblüffendem Maß, Erstere werden dabei weitgehend beziehungsunfähig und dick, Letzterer rund und sehr dünn. Dies gilt aber nur für den Teig, nicht für seine Esser. All den klingenden Erscheinungsformen des Teigs ist gemeinsam, dass sie voller meist raffinierter Kohlenhydrate stecken und deshalb nudeldick machen und die raffinierte Variante auch langfristig noch krank. Vor allem Spaghetti haben es trotzdem weltweit zu einem der beliebtesten Seelentröstergerichte gebracht.

FRAGEN

1. Was bedeutet mir Pizza, und welche mag ich besonders?
2. Welche Nudeln haben es mir angetan und warum?
3. Was mag ich an Spaghetti so besonders?

Die Haute Cuisine (7)

Die französische Küche lässt sich auf so kleinem Raum kaum beschreiben, dazu ist ihr Anspruch viel zu groß, zu weit und zu hoch – eben Haute Cuisine wie Haute Couture. Sie ist, wie wohl auch die Franzosen gern wären: raffiniert differenziert, exquisit und (sonnen)königlich. Insgesamt hat sie drei Sterne, die man aber nicht essen kann, wie vieles, was hier auf den Tisch kommt – sowohl aus moralischen wie aus geschmacklichen Gründen. Es braucht wie gesagt aus Perspektive meiner Geschmacksknospen schon viel schlechten Geschmack, um Gänseleberpastete, Froschschenkel oder Weinbergschnecken und Seeigel zu essen.

Aber hier kommt auch die bereits erwähnte Nouvelle Cuisine her, also die neue Küche, die mit Minimalportionen auskommt als konsequente Antwort auf die kollektive Fresssucht der reichen Welt. In der Nouvelle Cuisine wurden Kunst und Küche, die sich in Frankreich chronisch nahe stehen, auch erstmals auf einen Nenner gebracht: Minimal Art.

WENIGE FRAGEN ZUR GANZ GROSSEN KÜCHE

- Wie sagt mir diese Küchenkunst und Kunstküche zu?
- Was schmeckt mir da?
- Was hat Geschmack, obwohl es geschmacklos ist?

Göttliche Winde – Kamikaze (8)

Japaner vertrauen zwar auf Stäbchen beim Essen, aber ihre Köche verdienen den Namen noch viel weniger, lassen sie das meiste doch am liebsten roh und ganz, ganz frisch. Statt ums Kochen geht es hier in der Küche eher um akrobatische Höchstleistungen. Live vor den Augen staunender Gäste zelebriert entwickelt sich so manchmal eine wirklich faszinierende Kochshow. Kochen und Essen sind fast nachrangig, vordergründig ist die Sensation – und oft Schockerlebnisse, für die auch für westliche Augen die erwähnten Scheußlichkeiten nicht gescheut werden.

Ein Abendmahl wird so rasch zur Nacht der langen Messer, die immens geschickt vor den Augen des Gastes gesetzt, in halsbrecherischem Tempo noch eben mal schlachten, bevor sie zerlegen. Zu essen gibt es erst, wenn unsereinem der Appetit vergangen ist ob der für europäische Art geschmacklos-brutalen Zubereitung dann trotzdem noch einerseits schmackhafter, andererseits geschmackloser Gerichte. Diese Kochkunst ist tatsächlich Kunst und ehrlich bis zur Brutalität – eben das Prinzip der achten Lebensbühne, mit dem wir uns so schwertun.

Bei all der für uns oft anrüchig-schmutzigen Arbeit ist diese Küche absolut reinlich und der Frische bis zur Schmerzgrenze verpflichtet. Dem japanischen Wesen entsprechend bringt sie die Gegensätze hart aufeinander. Falls dem schockierten Europäer angesichts so roher Geschehnisse und Tatsachen vor Schreck ein paar Winde entweichen, bleibt er selbst damit in der japanischen Tradition gut aufgehoben – handelt es sich doch, selbst bei den Kamikaze, um göttliche Winde.

FRAGEN

1. Wie stehe ich zu so viel Show beim Kochen?
2. Mag ich den Kitzel beim japanischen Kugelfisch-Roulette?
3. Wie frisch muss es, wie frisch darf es für mich sein?
4. Möchte ich der Mahlzeit vorher noch in die lebendigen Augen gesehen haben?

Böhmische Wucht(eln) (9)

Österreicher frönen gar nicht so sehr der eigenen wie der böhmischen Küche, deren Mehlspeisen wir schon begegnet sind, welche insgesamt auf den alten, aus armen Zeiten stammenden Zauberworten »süß«, »fett« und »üppig« aufbauen. Damit passt die Küche sehr zu dem Land, dessen Bewohner charmant bis süß, mehrheitlich immer dicker beziehungsweise »blader« werden, wobei sie damit wie so oft nur knapp vor den Deutschen liegen und sich – in diesem gewichtigen Punkt – kaum von ihnen abheben. Allerdings sind sie deutlich genussfreudiger, worin sie sich wieder sehr unterscheiden. Damit haben sie sich wohl den Platz noch vor den Deutschen in der Gewichts-und-Fett-Hitparade verdient.

Ihre Süßspeisen mit Kindernamen von »Millirahm-Strudel« und »Powidldatschgerln« über »Salzburger Nockerln« bis »Kaiserschmarrn« sind so lecker, was den kollektiven Widerstand gegen das entsprechende Übergewicht dramatisch schwächt.

FRAGEN

1. Wie stehe ich zu solch ungesunden Köstlichkeiten – gesund ablehnend oder ungesund genießend?
2. Oder stelle ich mich so schwerwiegenden Fragen gar nicht und sehe beziehungsweise esse darüber hinweg?

Internationales Ratatouille

In diesem nicht ganz ernsten Stil ließen sich natürlich noch unzählige Länder bereisen und ihre Küchen benörgeln: Blutige Steaksitten und überdimensionierte Fleischlappen fallen in Südamerika nicht nur *Peace-Food*-Essern auf (1). Sie ließen sich der unglaublich achtsamen koscheren jüdischen Küche gegenüberstellen, die wie im Leben Weibliches und Männliches strikt trennt und jeden Blutstropfen aus dem Essen und dem Leben zu halten versucht (10). Wir könnten die bunte brasilianische Völkermischung mit ihren ebenso bunten Sitten, ihre Magie und Zauberei in ihrem nationalen Eintopfgericht wiederfinden, einem wahren Hexengebräu voller Schweineohren und ähnlicher Accessoires (8). Auf dem Balkan ließe sich erleben, wie verschiedenste Völker gemeinsam mit grenzüberschreitenden Wolken von Knoblauchgeruch der Vampirplage trotzen (8), wie Schweizer Heidis sich an ihren unvergleichlichen Schoki-Schätzen laben (7). Natürlich könnte auch noch einiges *Bissiges* für die einheimische deutsche Küche mit ihren Knödeln, Klopsen und Würsten *abfall*en.

Aber was soll man dazu andererseits sagen? Bei den genannten Speisen ist es nicht ganz einfach dahinterzuschauen, alles ist undurchsichtig, vieles ineinander vermengt und eben verwurstet und anschließend noch mit dicken Mehlschwitzesoßen zugekleistert. Deutsche lassen sich wohl nicht so gern in den Kochtopf schauen, möglicherweise haben sie etwas zu verbergen. In Klöpsen und Würstchen lässt sich einiges unterbringen. Bisher war es den Deutschen recht wurscht, was in ihrer Wurst war, in jüngster Zeit aber wollen sie einiges, wie etwa Hormone und Antibiotika, nicht mehr drinhaben. Es sollte eben auch alles sauber sein und seine Ordnung haben. Medikamente gehören nun einmal nicht in den Fleischerladen, sondern in die Apotheke.

ESSEN STRESSFREI GENIESSEN

Um Essen entspannt genießen zu können, an dieser Stelle ein paar Fragen an mich selbst:

1. *Gönne* ich mir genau dieses und jedes Essen, das ich esse?
2. Fühle ich mich in irgendeiner Weise schlecht, wenn ich es esse?
3. Fühle ich mich frei beim Essen, oder muss ich mir Gedanken darüber machen: Ist es gesund für mich, bekömmlich oder risikobehaftet, hat es zu viel oder zu wenig Kalorien?
4. Welchen Einfluss hat es auf meinen Individualgewichtsplan?

5. Gibt es eine Tendenz zur Dosissteigerung?
6. Ist da irgendeine Art von Besessenheit in diesem Zusammenhang? Muss ich es unbedingt haben?

Wer sich diese Fragen vorher ehrlich beantwortet, kann entspannt und stressfrei essen und dabei genießen – eine wichtige Voraussetzung für das Erreichen oder Beibehalten des Individualgewichts.

UNSERE TRINKMUSTER

Meist vergessen wir bei alledem: Atmen ist wichtiger als Trinken, und dieses wiederum ist wichtiger als Essen. Trotzdem ist es hier dem Essen erst einmal nachgeordnet, geht es uns doch ums Individualgewicht, das selbstverständlich mehr mit Essen als Trinken zu tun hat. Aber Vorsicht: Man kann sich auch viele Kalorien antrinken, am häufigsten mit Alkohol, aber auch mit sehr süßen Getränken wie sogenannten Softdrinks, wobei an diesen Giftmischungen Kalorien noch das Harmloseste sind.

Das Grundgetränk in allen Ländern und (Be)reichen dieser Erde ist Wasser. Es ist das Seelenelement, ohne das wir genauso wenig sein können wie ohne Seele. Wer sich zu wenig Wasser gönnt, lässt meist seine Seele mitdürsten. Alle, die genug trinken, also zwei Liter Wasser pro Tag, könnten dabei auch gleichsam automatisch ihrer Seele Zuwendung und Achtsamkeit schenken.

Statt vieler Weinproben, die natürlich auch etwas für sich haben und der zwölften Lebensbühne dienen, wäre eine Wasserprobe wichtiger, wie sie im Praxisteil noch beschrieben wird.

Für Getränke gilt bezüglich der Be-Deutung und hinsichtlich Entsprechung und Kompensation das Gleiche wie für das Essen und seine Spielarten. Wie Essensmuster und Nahrungsarten gibt es natürlich auch Trinkmuster und Getränkearten.

Vom sparsamen Trinken über bewusste Wasserorgien, vom Nippen bis zum Kippen, vorsichtigen Kosten bis zu gierigem Hinunterstürzen finden sich alle Übergänge. Einige trinken in großen, hastigen und andere in ruhigen Schlucken, um Durst zu löschen, der offenbar wie Feuer in ihnen brennt, während andere nur nippen, um dazuzugehören.

Viele in unserer Kultur nutzen Feuerwasser, das je nach Alkoholanteil ganz andere Möglichkeiten bietet, das Bewusstsein als Droge zu beeinflussen und zu verändern. Seine Gefährlichkeit wird weitgehend unterschätzt. Das dürfte daran liegen, dass in der christlichen Kultur und ihrer Heiligen Schrift der Wein oft vorkommt und fast immer ausgesprochen positiv wegkommt. In anderen Traditionen wie der muslimischen ist das bekanntlich ganz anders und Alkohol tabu.

Wie beim Essen liegen auch beim Trinken Spiegel- und Kompensationsfunktion oft nah beieinander. Während wir es bei den bisherigen Phänomenen eher mit beiden Funktionen zu tun hatten, schlägt bei Werbeslogans à la »Harte Sachen für harte Männer« eindeutig die Kompensation zu. Auch hier macht das Extrem ehrlich: Der Alkoholiker, der zu schwach ist, von der Flasche zu lassen, ist nicht gerade der Prototyp des harten Mannes. Nach meinen Erfahrungen überwiegen bei Alkoholikern weiche Typen, die die Härte der Welt kaum ertragen und sie sich aus Not weich und schön »saufen«.

Vergären bringt mit dem sich bildenden Alkohol den Geist ins Spiel des Lebens, für einige wohl auch der wichtigste Weg, sich damit anzufreunden. Immerhin kann Alkohol tatsächlich die Gedanken beflügeln, die Zunge lösen, und im Wein soll sogar die Wahrheit liegen: »In vino veritas« hat aber auch eine andere Seite, auf der ähnlich viel Lug und Trug wie Wahrheit ins Spiel des Lebens schwappt.

Früher spielte Alkohol als Geschenk der Götter, das an deren Schankstätten kredenzt wurde, offenbar tatsächlich eine im positiven Sinn berauschende und begeisternde Rolle, nicht nur beim schon erwähnten Abendmahl.

Bei den Wein-Fasten-Wander-Wochen in TamanGa lässt sich noch ein erhebender Nachgeschmack davon spüren. Ein Viertel guten Bioweins, direkt vor einer »Reise« mit der Übung des »verbundenen Atems« genossen, kann nicht nur Luft, sondern auch Be*geiste*rung unter unsere Atem- und Lungenflügel bringen. Das ist offenbar der Geist, der auch die geistlichen Getränke kennzeichnet und früher in den Klöstern zum erhebenden Alltag gehörte. Tatsächlich kam er in Form von Bier direkt aus Klöstern zu uns. Heute soll dieser Geist dem Erwachsenenalter vorbehalten bleiben, wohl wegen inzwischen bekannter Nebenwirkungen.

VERBUNDENER ATEM

Bei der Methode des verbundenen Atems atmen wir verstärkt mittels tiefer Atemzüge durch die Nase ein und lassen das Ausatmen ohne Pause, also verbunden, passiv geschehen. Diese Methode ist in vielerlei Hinsicht heilsam.

Die ersten Schritte des verbundenen Atems sollte man nicht ohne qualifizierte therapeutische Begleitung tun, zum Beispiel in unserem Heilungsbiotop in TamanGa oder im Heilkunde-Zentrum Johanniskirchen (siehe Anhang).

Diese sind durchaus ambivalent. Einige trinken sich Mut an, andere schütten sich zu, spülen ihren Frust hinunter, schlucken ihren Ärger, und manche ertränken ihre Sorgen darin.

Medizinisch ist und bleibt Alkohol, trotz einiger positiver Studien über Rotwein, die zumeist aus der Gegend von Bordeaux kommen, ein Problemfall. Andererseits ist es ein entscheidender Unterschied, ob er – wie zur Wein-Fasten-Wander-Woche – in Maßen genossen oder in Massen vertilgt wird.

Erdverbunden-bodenständige Zeitgenossen tendieren eher dazu, aus großen Humpen Bier zu trinken, wohingegen geistige Typen mehr zu erlesenen Weinen aus filigranen Kelchen neigen. Dabei kennzeichnen Bier und Wein nicht nur verschiedene Kulturen, sondern auch geografische Regionen. Wein ist ungleich klimaabhängiger als Bier, das von daher eher den dunkleren sonnen- und lichtarmen Norden dominiert, wohingegen Wein die helleren, mediterranen Länder beschwingt. Diese Charakterisierung der Regionen gilt – in Grenzen – auch für die Konsumenten. Wobei es natürlich auch im hohen Norden Weintrinker gibt wie auch im Süden Bierfreunde. Das aber sagt wiederum einiges über deren Muster. Tatsächlich gibt es auch gewisse soziale Unterschiede. Bei Weinproben finden sich ganz andere Typen als bei Bierfesten. Insgesamt trinken Arbeiter wohl eher Bier und Geistesarbeiter eher Wein, in dem auch etwas mehr Geist steckt und dafür weniger Kohlenhydrate. Wobei nach dieser Logik Schnäpse die allergeistlichsten Getränke wären? Diese Betrachtung hat offenbar ihre Grenzen, vor allem auch geografische: In Wien ist der grüne Veltliner das Bier, und in mediterranen Ländern hat der heimische die Nase vorn. Und natürlich gibt es auch im eher bierreichen Norden Geistesarbeiter und im weinseligen Süden Handwerker und Arbeiter. Hier wird *deut*lich, wie nah die Gefahr nicht nur von Fehldeutungen, sondern auch von Vorurteilen ist. Und trotzdem sagen uns diese Parallelen, wenn auch nicht alles, so doch einiges.

Eine ähnliche, nicht erschöpfende, aber doch Hinweise gebende Zuordnung ergibt sich bezüglich Kaffee- und Teetrinkern. Die Extreme mögen es wieder verdeutlichen: einerseits die schweigend ihren Tee zeremoniell schlürfenden Zen-Mönche und andererseits das im Wiener Kaffeehaus seiner Kaffeemelange oder Berliner Café »Kranzler« seinem Kännchen Kaffee fröhlich schnatternd hingegebene Kaffeekränzchen. Speziell auch die »Beilagen« sprechen ihre Sprache: Passt zum Kaffee fast alles, aber besonders gut ein Stück Sahnetorte. Zum Tee passt schon nicht annähernd so viel, eher wenig, ein Keks oder auch nichts beim Fasten.

Den Kaffeetrinkern aller Orte und Schichten stehen jene vor allem an Geistigem Interessierten gegenüber, die ihren Tee prinzipiell schwarz nehmen und denen schon bei gezuckertem Kaffee die Haare zu Berge stehen.

Wobei natürlich der englische Fife o'Clock Tea wiederum ganz anderen Regeln folgt und die deutsche Waterkant schon der Absprung dorthin ist und der Tee hier oft im Rum ertrinkt.

Weinproben und Teezeremonien verbundenen Kennern stehen einerseits jene himmlische Wesen näher, die mehr zum Nektar der Blüten tendieren. Andererseits muss gerade diese Vorliebe kein Zeichen hoher geistiger Entwicklung sein, steht doch süßer Saft unschuldiger Früchte der süßen Milch des Anfangs noch recht nahe. Hier treffen sich diejenigen, die sich schon wieder lösen wollen von allem Irdischen, mit denen, die noch gar nicht angefangen haben, sich einzulassen.

Besonders auffällig und deutenswert wird Trinkverhalten vor allem, wenn sich etwa Erwachsene wie Kinder nur von süßem Saft und Milch ernähren. Milch-Frucht-Mix-Fans bringen sogar beides zusammen und lassen oft zur Abwechslung höchstens Kakao und süße Limonaden gelten. Zu Tee, Kaffee oder anderen »Erwachsenengetränken« genötigt neigen sie dann dazu, diese mit Bergen von Zucker auf ihr süßes Kinderniveau zu trimmen. Kinder finden wir alle – schon wegen des sogenannten Kindchenschemas – so süß, aber Erwachsenen steht schon ein anderes Muster ins Gesicht geschrieben. Sie sollten eigentlich keine süßen Wonneproppen mehr sein, sondern könnten vielleicht öfter mal bewusst in den Spiegel schauen und sich dem gewünschten Ergebnis auch trinkend und essend anpassen.

FRAGEN

1. Für was für eine(n) TrinkerIn halte ich mich?
2. Ist es mir wichtig? Und was daran?
3. Trinke ich viel oder wenig? Habe ich viel Durst oder muss ich mich bewusst zum Trinken zwingen?
4. Zu welchem Trinkmuster neige ich? Nippen oder stürzen? Brauche ich Alkohol zum Entspannen und Loslassen?
5. Ertränke ich meine Sorgen darin?
6. Trinke ich mir mit Alkohol Mut an, zum Beispiel beim Tanzen, der mir ohne Alkohol also fehlt?
7. Kann ich meine Hemmungen damit erfolgreich benebeln?
8. Hat meine harte Welt es nötig, weich getrunken zu werden?
9. Trinke ich mir mein Leben schön?
10. Trinke ich Bier oder Wein, Kaffee oder Tee?

AUS DEM RAHMEN FALLEN

Neben Ess- und Trinkmustern gibt es einige weitere seelische Muster, die uns – im wahrsten Sinne des Wortes – aus dem Rahmen fallen und stellenweise gnadenlos verfetten lassen. Sie werden ergänzt durch so alte geschichtliche Muster wie die brutale Unterwerfung der Großen Göttin und so neue wie Werbung und ihre Verführung zu minderwertigster Fehlernährung. Geschichte und Lebensstil ergänzen sich solcherart zu einem mächtigen Gewebe, dessen unsichtbarer Macht sich viele nur schwer entziehen können. Am besten bekommt uns einmal mehr, seine verschiedenen Dimensionen kennenzulernen, in ihrer Wirkung zu durchschauen und konstruktivere Varianten des Musters zu finden und zu leben.

Beim *Reithosen-Phänomen* zum Beispiel ist durch Fasten und Diäten nämlich kaum etwas zu schaffen. Vielmehr gilt es, den Lebensschwerpunkt auf den unteren weiblichen Pol zu verlegen und die eigene weibliche Macht im übertragenen Sinn zu entfalten, sich mit der eigenen Weiblichkeit, Mütterlichkeit, der leiblichen Mutter und so weiter auszusöhnen. Das mehr bei Männern auftauchende *Doppelkinn* verrät eine materielle Machtthematik im Sinn von »den Hals nicht voll genug kriegen« oder einen »dicken Hals zu bekommen« in emotionaler Hinsicht. *Dicke Arme* deuten an, dass es darum ginge, das Leben stärker zu umarmen, *dicke Hände* sollen und wollen es stärker in den Griff bekommen. Und *dicke Beine* zielen auf mehr Standfestigkeit und stärkere Vertretung eigener Standpunkte, mehr Bodenhaftung und Entwicklung stärkerer Wurzeln.

Aber bevor wir uns intensiver auf solche Besonderheiten einlassen, sollten wir uns ein paar Gedanken machen zur Ehrlichkeit mit uns selbst vor dem Spiegel.

Das Verhältnis vieler Übergewichtiger zur Wirklichkeit ihres Gewichts ist erheblich getrübt und oftmals deutlich von Wunschdenken geprägt. Vieles kommt hier zusammen – von bei Übergewichtigen gefundenem höherem Angstniveau, geringerem Selbstbewusstsein bis zu eingeschränkter Wahrheitsliebe. Muster, die dem Übergewicht zugrunde liegen, und das Übergewicht selbst gehen hier oft eine unheilige Allianz ein. Die Flucht ins Fett ist ja schon ein Ausweichen vor der Realität, und der angefutterte Speck macht das Annehmen der neuen dicken Situation auch nicht leichter. So entwickelt sich nicht selten ein Teufelskreis, aus dem es ein Entrinnen gibt, das mit Ehrlichkeit beginnt.

Unehrlichkeit kann zwei wesentliche Ebenen betreffen. Einmal gibt es Aussagen wie: »Ich esse kaum etwas und nehme doch ständig zu.« Oder: »Bei mir hilft rein gar nichts, ich brauche nur ein Stück Kuchen zu sehen, schon habe ich es auf den Hüften!« Oft wissen diese Dicken trotz herzzerreißender Beteuerungen sehr wohl, was wirklich los ist. Sie schauen den Kuchen zwar erst nur an, aber dann essen sie ihn wohl doch. Auch die Knabbermischungen für den »kleinen Hunger zwischendurch« oder die Flut der Softdrinks und süßen Säfte werden gern stillschweigend übersehen. Viele Übergewichtige kennen schon ihr wahres Gewicht, nur würden sie es nie angeben, sondern mit geschönten Zahlen aufwarten oder vorziehen, von ihrem Knochenbau, den bösen Drüsen und der von Muttern geerbten Konstitution zu erzählen.

Gravierender wird das Ganze, wenn Betroffene anfangen, eigene Ausreden und »Notlügen« selbst zu glauben. Das geht bis zu eigenartigen Wiegemanövern, bei denen hilflose Waagen präpariert werden durch schiefes Aufstellen oder schnödes Verstellen der Nullanzeige. Manche wollen auch sich und der Waage die ganze Wahrheit nicht zumuten und stützen sich zur eigenen und Erleichterung der Waage leicht auf dem Waschbecken ab, bis die Anzeige für sie stimmt. Dann müssen – im nächsten Schritt – fremde Waagen selbstverständlich gemieden oder der Falschanzeige bezichtigt werden. Die Falschspieler unter den Gewichtigen haben andererseits oft eine zwar ambivalente, aber fast süchtige Beziehung zu Waagen. Jede ist herausfordernd und konfrontiert sie mit der Frage, ob sie es mit der neuen Waage wagen und ihr eigenes Gewicht mit diesem neuerlichen Gegner messen sollen. So bekommen unbewusst Waagen seltsame Macht übers Leben und seine Stimmung. Sie zeigen dann nicht nur das Gewicht, sondern auch die Stimmung an: je höher das eine, desto tiefer die andere – und umgekehrt.

Andere sind ihrem Gewicht und sich selbst so wenig gewogen, dass sie es überhaupt nicht wagen, sich zu wiegen. Stressfreie Waage-Abstinenz wäre an sich eine gute Idee, aber hier ist es eine aus Angst gewählte Vermeidungsstrategie – eine typische Situation. Unbewältigte Probleme neigen dazu, über(ge)wichtig zu werden. Wer in der Jugend nicht schwimmen lernt, bleibt so lange Nichtschwimmer, bis er es lernt. Ist es aber gelernt, wird das Thema rasch selbstverständlich, und wir können die Probleme von Nichtschwimmern oder Analphabeten oder wem auch immer … kaum nachvollziehen.

Ganz analog verhält es sich mit allen Problemen. Wer das Gewichtsthema gemeistert hat, wird kaum nachvollziehen können, wie manche ihr ganzes Leben rund um die Waage organisieren. Wer aber von der Waage abhängig ist, hat keine andere Chance, als das Problem zu (er)lösen, um sich wieder frei anderen Themen widmen zu können.

Genauso dicke kommt es vorm Spiegel. Vielleicht hat das Wort »Spiegelfechterei« hier sogar eine weitere Wurzel. Nicht wenige Dicke fechten so manchen Strauß mit ihrem Spiegel aus. Einige treten überhaupt nur in entsprechendem Ritualgewand vor ihn hin: ganz in Schwarz oder längsgestreift, weil das schlank mache. Die Krönung der Selbstbespiegelung ermöglichen jene Spezialanfertigungen, die, leicht gebogen, eine Traumfigur vorspiegeln. Solche Spezialspiegel gehören auf den Rummelplatz.

Eine andere weitverbreitete Spiegelfechterei betrifft Kleidung und Spiegel zusammen. Einige Gewichtige neigen dazu, Kleidung *deutlich* zu knapp zu kaufen – in illusionärer Verkennung ihrer wirklichen Figur. Damit erreichen sie das Gegenteil: eine *betont* ungünstige Figur. Über Pölsterchen und Speckrollen gespannter Stoff hebt Überflüssiges besonders hervor und zeigt in draller Spannung, wo die Probleme sitzen. Aus diesem Dilemma entwickelt sich manchmal eine Doppelstrategie im Kleiderschrank. Alles mit Herz und Engagement modisch und teuer Gekaufte wird fein säuberlich für die (schlankere) Zukunft, also meist für immer weggehängt. Für den (zu dicken) Augenblick bleiben dann wenige sackförmige Hüllen, die sie notgedrungen tragen, aber nur bis zum schlanken Tag X. Der ist Ausdruck der gesammelten, auf die Zukunft projizierten Hoffnungen, die aber mit dieser Strategie meist nie – ähnlich wie dann auch die engen Kleider – zum Tragen kommen. So wird klar, wie das ganze Leben auf die Zukunft verschoben wird. Da sich aber in der Zukunft nicht leben lässt, lebt hier jemand gar nicht.

Um aus dieser unmöglichen und tatsächlich furchteinflößenden Situation herauszukommen, ist zuerst und vor allem Ehrlichkeit sich selbst gegenüber notwendig und durch nichts zu ersetzen. Es gilt zu erkennen, dass man sich selbst nicht gewogen ist, solange man so viel wiegt. Alle eigenen Beteuerungen und die wohlmeinender Freunde, es sei gar nicht so schlimm, beruhigen nicht wirklich und helfen letztlich auch nicht. »Es« ist so schlimm und so schwer, solange sie es selbst als schlimm und schwer empfinden, das heißt es sich schlimm und schwer machen. Wahrscheinlich ist »es« in Wirklichkeit überhaupt nicht schlimm, aber das nützt so lange nichts, wie sie sich tief drinnen, aufgrund des eigenen Musters, verurteilen. Der erste Schritt zur Ehrlichkeit wäre, sich Rechenschaft abzulegen, wie sehr sie in Abhängigkeit von Spiegel, Waage und Kleidermode geraten sind. Dann ist ehrliche Bilanz zu ziehen: Wie viel wiege ich wirklich? Was für eine Figur mache ich vor dem Spiegel? In meinen Kleidern? In den Augen anderer?

Nur wenn Waage und Spiegel ihre verrückte Existenz als Lust- und Folterwerkzeug verlieren und wieder zu normalen Haushaltsutensilien und Einrichtungsgegenständen werden, wird aus dem Leidens- wieder ein Lebensweg in normal dimensionierten Bahnen.

Spiegel und Waage sind dann sogar ideale Hilfsmittel, um ehrliche Bilder und Ergebnisse zu bekommen. Ihnen Eigenleben bis hin zu böser Absieht, schlechte Funktion bis zur Gemeinheit zu unterstellen ist der Irrweg der Projektion.

FRAGEN

1. Wie geht es mir mit Waagen und Wiegen? Wie gewogen bin ich mir anschließend?
2. Wie stehe ich vor dem Spiegel da? Kann ich mir das ehrlich eingestehen?
3. Welche Themen spiegeln sich in meinen Formen?
4. Kann ich meine Problemzonen ehrlich konfrontieren und deuten, oder übersehe ich bei mir so einiges, was mir bei anderen auffällt?
5. Kaufe ich mir wirklich zu mir und meiner jetzigen Erscheinung passende Kleidung?
6. Wie ehrlich bin ich bezüglich meiner ganzen Erscheinung? Möchte ich anders erscheinen, als ich bin?
7. Bin ich zufrieden mit meinem Körper – lebe ich in Frieden mit ihm?

DICKE MUSTER

Vor allem das Spieglein an der Wand kann uns helfen, das Bild, das wir von uns haben, zurechtzurücken. Wir brauchen es nur zu benutzen, allerdings auf die Gefahr hin, uns im Augenblick noch nicht als die Schönste oder den Attraktivsten im Land zu erkennen. Wenn wir uns statt in Nadelstreifen im Adamskostüm dem ehrlichen Urteil unseres magischen Spiegleins stellen, mag so manches deutlich werden, und einiger der unübersehbar *schwer tragbaren* Deutlichkeiten und *Schwer*punkte wollen wir uns nun deutend annehmen.

Das Bäuchlein und seine Spielarten

Die Ausprägungen vom Kugel- über den Trommel- bis zum Hängebauch können *schwer* auf die Nerven gehen. Beginnen wir also mit der runden Urform, die klassisch am männlichen Körper auftritt.

»Ein voller Bauch beruhigt«, sagt die Volksmedizin. Ein dicker Kugelbauch ist folglich Ausdruck einer gewissermaßen dauerhaft beruhigten Situation. Man(n) hat den Speicher voll, da kann nichts passieren, sogar ein längerer Winterschlaf wäre möglich, die angesammelten und -gesparten Vorräte würden ausreichen. »Die Firma ist sehr gesund, es konnten erfreuliche Reserven erwirtschaftet werden«, hieße das auf ökonomischer Ebene – so weit die oberflächlich-körperliche Betrachtung.

Da der Körper aber auch Bühne für die Programme der Seele ist, wird er neben der Spiegelung seelischer Themen ebenfalls zur Kompensation benutzt beziehungsweise missbraucht. Ist es beispielsweise nicht gelungen, entsprechenden Raum auf anderen Ebenen einzunehmen und Reserven zu bilden, kann der Körper stellvertretend einspringen. Er muss dann jene beruhigende Fülle leben, die der Bauchbesitzer auf sinnvolleren Ebenen nicht schafft.

DICKE ACCESSOIRES

Dem *Hüftspeck,* auch »Rettungsring« oder »Schwimmreifen« genannt, hört man seine rettenden Fähigkeiten vor allem im Hinblick auf »gesellschaftlichen Untergang« schon an. Damit ringende Männer können hiermit obenauf schwimmen, denn Fett schwimmt immer, nicht nur auf der Suppe, oben.
Ein *Doppelkinn* signalisiert nicht realisierten und deshalb in den Körper gesunkenen Anspruch auf doppelte Willensstärke und deren Durchsetzungsmacht. Es deutet auch gleich die Perspektive dieses rein körperlichen Weges an, auf dem schlussendlich aller Wille im Fett baden geht. Dass Betroffene *den Hals nicht voll genug kriegen* und dazu neigen, sich aufzuplustern, ist ebenfalls offensichtlich und in der Mundartvariante »Blähhals« auch unüberhörbar.
Die Neigung, Besitz anzusammeln, wird in der Halsregion deutlich. Die Mund*art* oder »Kunst des Mundes« spricht nicht zufällig vom »Gierhals«, und die Hochsprache kennt sowohl den Geizhals als auch den Geizkragen. Wer würde schon »Geizschärpe« oder »Geizhand« sagen? Rein logisch ließe sich in eine Schärpe noch mehr einbinden als in einen Kragen, und eine Hand könnte mehr für sich krallen als der Hals. Die Symbolik der Regionen ist hier viel bestimmender als die Logik.
Der Ausdruck »*Hamsterbacken*« spricht für sich selbst und bedarf keiner weiteren Deutung; außer vielleicht dem Hinweis, dass betroffene Hamster dazu neigen, auch an allen möglichen anderen Ecken und Enden Vorräte anzusammeln,

sodass zu guter Letzt bei ihnen gar keine Ecken mehr übrig bleiben. Aber statt Gesicht und Körper weich und rund zu futtern, ginge es eher darum, das Leben rund und seinen Lebensstil geschmeidig und weich zu gestalten.

Ganz in der Nähe liegt der feiste *Fettnacken,* der signalisiert, gerade dort, wo der Stier sein Joch trägt, größte Kraft zu brauchen. Mit dem Aufbau von weichem Fett ausgerechnet an dieser Stelle deutet sein Besitzer an, kaum in der Lage zu sein, schwere Karren zu ziehen, geschweige denn den eigenen aus dem Dreck, wenn er festsitzt. Statt der kraftstrotzenden Sturheit des Stieres zeigt sich hier eher weiche, träge Unbeweglichkeit aufgrund geringer Belastbarkeit – der Massenhemmung vieler Übergewichtiger ähnlich.

Dicke Hände nennt die deutliche Mundart gern auch »Wurschtfinger«. Sie gelten – besonders wenn sie klein, kurz und dick sind, als eher unästhetisch, sogar unappetitlich, zum Grapschen neigend und darin tollpatschigen Patschhändchen kleiner Kinder ähnlich. Meist weich, sind sie wenig geeignet, hart zuzupacken, wenn Not am Mann ist, und gehören eher zu wenig männlichen, verweichlichten Menschen, die sich nicht hinzulangen trauen, aber den Anspruch zu starkem Zugriff haben.

Gravierender wird es, wo Bauchträger tatsächlich anfangen, schwer an der Last ihres Bauches zu tragen, wenn sie sich gar mit ihm abschleppen. Wir haben es dann bereits mit dem *Hängebauch* zu tun, der an seinem Besitzer hängt wie ein Rucksack – nur auf der Vorderseite. Dieser Bauchladen enthält, was immer seinem Besitzer in der Vergangenheit sich einzuverleiben wichtig war. Hätte er anstatt körperlich mehr geistig und seelisch integriert, würde er sich jetzt natürlich leichter fühlen und tun. So hingegen trägt er schwer an sich, sogar sein Gehen und Handeln verändern sich hinderlich. Nach hinten gelehnt schiebt er den mächtiger, runder werdenden Bauch vor sich her, Betrachtern damit Macht und Ohnmacht signalisierend.

In dieser Haltung liegt sicherlich auch eine gute Portion Stolz, wie er auch Schwangeren anzusehen ist, die gewichts- und bauchmäßig in ähnlicher Situation leben. Bleibt die Frage: Worauf ist der Hängebauchträger stolz? Womit geht er schwanger?

Jedenfalls wäre die Fülle des Geistes, seelischen Empfindens, Ansehens und Bankkontos offensichtlich leichter zu (er)tragen. Besitz war in unseren Anfängen sicherlich das, worauf der Mensch sitzen und was er mit sich herumtragen konnte. Damals litten die Vorfahren allerdings eher an Untergewicht. In unserer Überflussgesellschaft ist diese Form physischen (Bauch)besitzes offensichtlich von der Entwicklung überholt und hat, so gesehen, regressiven Charakter.

Manche Bäuche bestehen allerdings gar nicht aus gediegenem Fett, sondern nähern sich voller Luft dem sogenannten *Trommelbauch*. Auch Trommeln enthalten nichts als Luft, nur hat die hier die sinnvolle Funktion, entsprechend volle Töne zu produzieren. Töne gibt der aufgeblähte Trommelbauch ebenfalls von sich. Deren Sinn ist genauso eindeutig, nämlich dem aufgeblasenen Besitzer Erleichterung zu verschaffen, ihm zu helfen, Dampf abzulassen. Was in der Deutung einen Sinn ergibt, ist für den Besitzer eher unangenehm, denn so viel Ehrlichkeit ist gesellschaftlich nicht gefragt und gilt im Gegenteil als anrüchig. Hier »stänkert jemand hintenrum«, »stinkt gegen etwas an«, und zwar auf hinterhältige Weise, weil er sich vorn herum nicht traut. Es geht also um das Ablassen von Aggressionen auf anrüchigem Wege.

Auch dieses Symptom macht überaus ehrlich: Besteht die eigene Gewichtigkeit vor allem aus Fett, steckt in anderen gar nur heiße Luft dahinter. Solche Aufgeblasenheit ist ständig in Gefahr, wie ein Luftballon zu platzen. Als sogenanntes Roemheld-Syndrom besteht hier auch die Gefahr der Einengung und Bedrückung des Herzens.

Aus dem geradezu verniedlichenden Ausdruck »Bäuchlein« entwickelt sich manchmal auch das, was Mediziner »Fettschürze« nennen. Die Funktion einer Schürze liegt auf der Hand. Sie soll schützen und verdecken. Worum es geht, verbirgt sich natürlich immer direkt unter der Schürze, in unserem Fall also Geschlechtsorgane beiderlei Ausprägung. Schlaffes Bindegewebe muss hier erschwerend hinzukommen, wie es typisch für jene ist, die sich eher hängen lassen, als zu sich zu stehen und sich – ihrem Leben mit seinen Aufgaben – zu stellen. Im Fall der Fettschürze wollen sie sich also ihrer Geschlechtlichkeit und dem Thema »Sexualität« nicht stellen, sondern über beides den Mantel des Schweigens beziehungsweise die Schürze des Fettes breiten. Heute hoffen sie gern auf das Skalpell des Chirurgen, das allerdings alle Energiebahnen der Meridiane gleich mitkappt und das bisher verdeckte Thema energetisch wieder deutlich hervortreten lässt.

FRAGEN

1. Was trage und schiebe ich vor mir her und will es nicht herein zu mir nehmen?
2. Warum habe ich den Verdauungstrakt nach vorne ausgelagert (»outgesourct«)?
3. Wie könnte ich mein Leben abrunden statt meinen (Kugel)bauch?
4. Wozu will mich mein Trommelbauch rufen beziehungsweise wachtrommeln?
5. Was stinkt mir so, dass ich hinten herum stänkern muss?
6. Womit gehe ich schwanger?
7. Welches Thema verberge ich unter meiner Fettschürze vor mir und anderen? Worauf verzichte ich damit?

Voluminöse Durchsetzungsfähigkeit

Um sich im Leben durchzusetzen, bedarf es gewichtiger Argumente, eines brillanten Kopfes oder gegebenenfalls der Ellbogen – dieser heute vor allem im übertragenen Sinn. Wer sich über all diese immateriellen Ebenen nicht durchzusetzen weiß, wird das Thema in den Schatten drängen und es so gleichsam zwingen, sich am symbolisch passenden Ort zu verkörpern. Die Region, mit der beziehungsweise auf die wir uns setzen, ist natürlich das Gesäß. Ein mächtiges Hinterteil kann sich ganz anders durch*setzen* als ein zierliches und auch größeren Eindruck machen und hinterlassen – natürlich nur auf der materiellen Ebene. Um diese ging es seinem Besitzer in Wirklichkeit gar nicht. Weil Durchsetzung so ein (ge)wichtiges Thema ist, hat der betreffende Körperteil wohl auch den Ehrentitel »Allerwertester«.

Wenn es einmal mit der Durchsetzung ganz besonders hapert und man auf krummen Wegen landet, kann es Hiebe gerade auf jenen Allerwertesten setzen. Bei uns sind diese selbst als Erziehungsmaßnahme aus der Mode, aber in einem Land wie Singapur noch eine ganz normale gerichtliche Strafe. Lediglich wenn einmal ein US-Drogenschmuggler hundert Schläge auf seinen Popo bekommen soll, heult die Welt auf. Der brennende Schmerz zeigt dann noch lange an, wo das Problem sitzt und dass man darauf sitzt, anstatt sich durchzusetzen.

Offensichtlich ist unser allerwertester Teil in der Moderne der Kopf. Aber manchem ist auch sein Sitzfleisch wichtiger als gewichtige Gedanken. Wenn es brennt von Hieben, kann man nicht mehr sitzen bleiben, sondern muss aufstehen oder in die Gänge kommen. Festsitzen kann im Sinne von Blockiertsein negativ wirken, aber auch positiv als fest im Sattel sitzen. »Fest im Sattel« sitzt man heute allerdings wieder hauptsächlich im übertragenen Sinn. Ein voluminöses Hinterteil ist dabei eher hinderlich.

FRAGEN

1. Wo möchte ich mich eigentlich durchsetzen?
2. Habe ich mit Besitz ein großes Thema?
3. Was möchte ich mit meinem Allerwertesten signalisieren?

Mit Muskelpaketen zu Männlichkeit – in Reithosen zu Weiblichkeit

Eine Betonung des Allerwertesten ist immer auch eine Gewichtsverlagerung nach unten. Archetypischerweise ist der untere Pol im weiblichen Körper betont, wohingegen der Schwerpunkt des männlichen im oberen liegt. Entsprechend dem Tai-Chi-Symbol ist der helle Yang-Pol oben, enthält aber mit dem schwarzen Yin-Punkt die Essenz des Weiblichen, im Körper den Brüsten der Frau entsprechend. Weicher und nährender als sie ist gar nicht möglich. Das untere dunkle Yin-Feld enthält umgekehrt mit dem weißen Punkt die Essenz des Männlichen, im Körper durch den Phallus symbolisiert.

Kommt es nun über Muskelaufbau zu einer mächtigen und damit machtvoll wirkenden Brust- und Schulterpartie, dem Archetyp des Herakles entsprechend, heute als »Cornetto-Figur« bezeichnet, liegt eine Betonung des Männlichen vor. Bei Herakles war diese Betonung Spiegel seiner Macht und Kraft, die ihn schon im Babyalter zwei Schlangen mit bloßen Händen erwürgen ließ und im reifen Alter befähigte, die zwölf »Arbeiten« oder »Aufgaben«, also archetypischen Heldentaten zu vollbringen und sich so auf allen zwölf Lebensbühnen zu bewähren. Bei modernen Bodybuilder-Figuren liegt dagegen oft der Eindruck der Kompensation geistig-seelischer Unzulänglichkeiten näher. Die Erfahrung zeigt, dass im gewaltigen Körperhaus muskelbepackter Bodybuilder häufig rechte Hasenfüße wohnen, die sich ihrer Männlichkeit gar nicht sicher sind. Hinzu kommt, dass die Muskeln oft mithilfe von Hormongaben erreicht wurden, die über Rückkopplungsmechanismen die Produktion eigener Sexualhormone blockieren, was bis zu Impotenz gehen kann.

Der Körper macht wie immer ehrlich. Er betont das Thema »Männlichkeit« als Lernaufgabe.

Wo andererseits der untere weibliche Pol besondere Betonung erfährt – mit breitem Becken, dazu passendem Po und Schenkeln –, gilt natürlich dasselbe. Die Große Göttin zeigt, etwa in Gestalt der bereits genannten Venus von Willendorf, das Spiegelgesetz: Wie innen, so außen. Der ehrliche Körper signalisiert das anstehende Thema, nämlich Weiblichkeit. Ihre Überbetonung auf Körperebene lässt heute oft an Vernachlässigung im Geistig-Seelischen denken. Seelisch ausgelebte Weiblichkeit kann sich körperlich leicht in Grenzen halten.

Der Test zwischen beiden Varianten ist wieder einfach: Spiegelung liegt vor, wenn Frauen ihre körperliche Üppigkeit genießen und ihre Partner sie genießen lassen und jedenfalls damit kein Problem haben oder Leid verbinden. Meist sind dann in der oberen Körperhälfte die Brüste entsprechend ausgeprägt in Harmonie mit der ganzen Erscheinung.

Bei dem von seinen Besitzerinnen meist gehassten Reithosen-Phänomen findet sich dagegen fast immer strikte Ablehnung der betonten Lernaufgabe. Die ehrlichen Hinweise des Körpers werden als peinlich empfunden. *Frau* möchte gerade nichts mit dem Weiblichen zu tun haben und reagiert abweisend und ungehalten auf seine unübersehbare Betonung. Meist ziehen hier die Brüste auch nicht mit, sondern bleiben normal ausgeprägt, es geht also bei dieser Form von Betonung der Weiblichkeit besonders darum, sich seinen fraulichen Wurzeln und Mutter Erde zu nähern und den Lebensschwerpunkt in ihre Nähe, nach unten zu verlegen.

Wie wichtig dem Gesamtorganismus dieser Ausdruck von Problemen ist, zeigen lange »Diät-« und Fastenzeiten. Ganz im Gegensatz zur Absicht seiner BesitzerInnen wird der Organismus darauf achten, gerade besonders beanstandete Polster und Problemzonen wie Reithose oder Doppelkinn aus Fett hartnäckiger als alles andere zu erhalten. Das ist verständlich, braucht er sie doch, um seine Botschaft auszudrücken. Erst wenn die verstanden und angenommen ist, werden die (arche)typischen Fettpolster in den Problemzonen überflüssig.

Tatsächlich gibt es aber auch hier einige praktische Tipps, die eine gewisse Erleichterung verschaffen können, zum Beispiel das kalte Sitzbad, ein altes indisches Rezept. Das Cold-water-hip-Bath ist so eine Art indische Kneippkur fürs Becken, die außerdem bei Schlafstörungen hilft. Es führt reflektorisch zu sehr starker Durchblutung und entfacht Leben in diesem entscheidenden Bereich des Beckens.

Ähnliches ermöglichen auch konsequente Bürstungen morgens und abends mit entsprechend harten Naturbürsten, wie sie zur TamanGa-Natur gehören. Sie verschaffen dabei auch gleich der unteren weiblichen Körperhälfte Zuwendung. Schließlich lässt sich auch der regelmäßige Gebrauch der aus dem (teuren) Power Plate entwickelten, vergleichsweise günstigen Rüttel-Geräte für Kräftigung und bessere Durchblutung des Gewebes nutzen. Wenn dieses Teil im Bad vor dem Spiegel steht, wo *frau* und man sowieso täglich einige Zeit verbringen, kann das die konsequente Nutzung fördern und sogar das als Cellulite verabscheute Phänomen lindern. Natürlich ist ähnlich regelmäßiger Ausdauersport im Sauerstoffgleichgewicht noch hilfreicher.

FRAGEN

1. Wie könnte ich meine Weiblichkeit bewusster annehmen und leben?
2. Den Schwerpunkt meines Lebens verstärkt in den weiblichen Pol legen?
3. Wie mich Mutter Erde engagierter zuwenden?
4. Wie ließe sich meine Männlichkeit über die Cornetto-Figur hinaus betonen?
5. Wie könnte ich starke Schultern, an die frau sich gern lehnt, außer mit Hanteln noch verwirklichen?

Schwerwiegende Mütterlichkeit

In diesem Zusammenhang ein Organ wie die weibliche Brust abzuhandeln, öffnet Missverständnissen Tür und Tor. Es aber nicht zu tun ist angesichts seiner Wichtigkeit und der daran hängenden Probleme noch unsinniger. Die weiblichen Brüste – der Busen ist eigentlich der leere Raum dazwischen – sind zu einem hohen Anteil aus Fettgewebe, worin die Milchdrüse eingebettet liegt. Eine große Brust signalisiert also, auf natürliche Art große Bedürfnisse zu nähren und zu befriedigen und somit Mütterlichkeit. Zum Problem wird sie, wenn die innere Bereitschaft dazu fehlt beziehungsweise unterdrückt ist. Genauso kann eine kleine Brust nur zum Thema werden, wenn ein größerer Anspruch an nährende Mütterlichkeit und sinnlich-erotische Signalwirkung demonstriert werden soll. Bei Letzterem ist das Ziel der Demonstration fast ausschließlich der Mann, denn dem Baby reicht die Brustgröße praktisch immer, und die Fähigkeit zu stillen ist davon unberührt.

Verschiedene Zeitströmungen machten diesen zu lustvoller Ernährung und zum Nähren der Lust gleichermaßen geeigneten Bereich zum Problemfeld. Bezeichnend ist schon die bis in die Sprache vorgedrungene Verwechslung von Brust und Busen. Es geht heute primär um die äußere Wirkung des Busens beziehungsweise Dekolletés. Die innere Funktion, die Brust(drüse), ist dagegen zweitrangig geworden. Da Bios, das Leben, sich weder um die schnell zwischen Kurvenstar und flacher Brust wechselnden Modeströmungen kümmert noch um neurotische Verbiegungen entsprechender Liebhaber, ist hier ein weites Feld für Leid gegensätzlichster Art entstanden.

Wo immer aber Leid entsteht, kann das Normalste und Gesündeste Symptomcharakter annehmen. Wo sich etwa eine Frau mit großer, schöner Brust dieselbe chirurgisch verkleinern lassen will, weil ihr Partner sich noch gar nicht an eine richtige Frau herantraut und ihm eine flachbrüstige Knabenfigur weniger Angst macht, liegt eine deut-liche Symptomatik vor.

Selbst in Situationen, in denen das Leid offensichtlich von außen stammt, etwa vom Modediktat, bleibt es wichtig, nicht zu projizieren. Das Außen kann uns nur dort tangieren, wo eine Beziehung zum Thema besteht. Der neurotischste Partner, die verrückteste Mode sind niemals schuld. Wir können – sogar dankbar – lernen und wachsen, sofern wir unsere Beziehung zum jeweiligen (Zeit)-geist erkennen und die Verantwortung dafür übernehmen. Fühlt sich eine Frau der von ihrer Brust vermittelten Mütterlichkeit oder dem davon ausgehenden Sex-Appeal nicht gewachsen, ist es ihr Thema und ihr Problem sowohl bei Fülle als auch bei vermeintlichem Mangel.

Hinzu kommt noch ein uralter, tatsächlich archaischer Grund. In den Darstellungen der Großen Mutter, die bis zu 30 000 Jahre zurückreichen wie die der Venus von Willendorf, finden wir die frühesten Symbole unserer Vorfahren, die wohl für die Üppigkeit und Großzügigkeit von Mutter Natur stehen. Sie versorgt uns aus riesengroßen Brüsten, ist immer schwanger von neuem Leben und verfügt natürlich über mächtige Schenkel und ein entsprechendes Gesäß, alles Aspekte weiblicher Kraft, Macht und Durchsetzung. Das damalige, sehr wahrscheinlich weltweite Matriarchat ist auch logisch begründet. Denn selbst noch moderne Frauen, die sich von künstlichem Licht völlig zurückziehen und keine Pille nehmen, menstruieren innerhalb kürzester Zeit wieder bei Neumond. Wenn aber die Hälfte der Menschen im selben Rhythmus schwingt, geht von ihr eine riesige resonante Kraft aus. Diese Resonanzkraft kennen wir, wenn nur eine Kompanie Soldaten im Gleichschritt marschiert und dabei sogar die Stabilität von Stahlbetonbrücken gefährdet. In Zeiten vor der Beherrschung des Feuers waren alle Frauen im gleichen Rhythmus sicher die bestimmende Kraft, zumal auch nur sie Kinder bekommen und stillen konnten. Mangels Kalender dürfte der Anteil der Männer an der Fortpflanzung lange unklar geblieben sein. Bis heute kennen in Madagaskar viele ihren Vater gar nicht.

Als die Männer mittels Werkzeugen und Waffen schließlich die Oberhand gewannen und die Macht – nicht nur über das Feuer – eroberten, wird das ein eher brutaler Prozess gewesen sein, der das Weibliche diskriminierte und Frauen quälte und ermordete. Das zeigte sich noch bis in die Jahrhunderte der katholischen Inquisition oder zum Teil bis heute, wenn sie etwa in weiten Bereichen des afrikanischen Islams verstümmelt werden mittels sogenannter Beschneidung.

Jede Form der Unterdrückung – wie hier des Weiblichen – führt auf Dauer unweigerlich zur Gegenreaktion. In den Schatten Vertriebenes treibt immer vor sich her und drängt konsequent zurück an die Oberfläche des Bewusstseins.

Ein anderes Beispiel bietet das Christentum, das seine Vorgänger, die keltischen, germanischen und schamanischen Naturreligionen, brutal niedermachte und sich nun von deren im Schatten überdauernden Resten wieder ein- und überholen lassen muss. An berühmten katholischen Wallfahrtsorten am meisten verehrte Marien-Darstellungen sind schwarze Madonnen, deren christlichen Hintergrund mir kaum ein Priester wirklich plausibel erklären kann. Wir finden sie in Chartres, in Altötting, in Einsiedeln und vielen zentralen Orten katholischer Frömmigkeit.

Am deutlichsten hat an Ostern die christliche Passion den Kürzeren gezogen gegen den eierlegenden Osterhasen, das uralte heidnische Symbol der Fruchtbarkeit, das in Schokolade und Zuckerguss späte und doppelte Rache übt. Es bringt – fast unbemerkt – ein heidnisches Symbol zurück ins Spiel unseres Lebens und gleich als Zugabe auch noch Stoff für Übergewicht, metabolisches Syndrom und in der Folge Zuckerkrankheit verschiedener Spielarten.

So finden wir heute in besonders krass von Dominanz geprägten Gesellschaften, nicht nur bei Frauen, eine Rückkehr zur Großen Göttin – wenigstens auf Figur-Ebene. Die Venus von Willendorf ist inzwischen in der New Yorker U-Bahn figürlich omnipräsent in Gestalt vieler großer, ja gewaltiger schwarzer Göttinnen. Manche sprechen dort wie auch in Wien von der Geisterbahn, und das ist nicht so falsch. Wir begegnen dort den Geistern der großen Natur- und Muttergöttinnen, die die Frühchristen erfolgreich vertrieben zu haben meinten. Aber nach dem Schattenprinzip sind sie gerade diejenigen, die ich rief. Alles, was ich verdränge, rufe ich unbewusst ins Leben zurück. Was wir im Bewusstsein weder persönlich noch gesellschaftlich anerkennen, muss sich gleichsam stellvertretend auf der Körperebene niederschlagen.

Das heißt nichts anderes, als dass die tiefestgehende Therapie der Fettsucht-»Pandemie« in den Industrienationen die freiwillige Einladung an die große Muttergöttin wäre, in Würde und Ehren zurückzukehren und den weiblichen Pol mitzubringen, der uns heute in erlöster Form so sehr fehlt. Wo wir sie einladen, muss sie sich und ihre Energie nicht im Untergrund ausleben, weder im persönlichen noch im kollektiven.

FRAGEN

1. Spielt die Große Göttin als Mutter Erde, Mutter Natur oder Frau Welt noch irgendeine Rolle in meinem Leben?
2. Kann ich erkennen, wie sie in zunehmenden Naturkatastrophen ihre Stimme mahnend erhebt?
3. Wo fehlt mir persönlich der weibliche Pol im Leben?
4. Habe ich eine Beziehung zu Maria als Muttergottheit, Mutter Gottes, Vertreterin des weiblich-göttlichen Prinzips in unserer Kultur?

ZWISCHENBILANZ

Wertvolle Hinweise lassen sich jetzt dem eigenen Steckbrief entnehmen, der ganz persönlichen Zusammenfassung des bisher Gelesenen (siehe auch das Einleitungskapitel »Praktische Hilfsmittel oder Tools«). Entweder durch Notizen oder Unterstreichungen beziehungsweise Hervorhebungen entstanden kann er zur Basis des entscheidenden Resümees werden, das Ihnen Anhaltspunkte zum weiteren Vorgehen liefert. Bei Unklarheiten, ob etwas mit uns zu tun hat oder nicht, sind Außenstehende in der Regel verlässlich, um uns vor Fehleinschätzungen aufgrund möglicher Eigenblindheit zu bewahren. Jeder, der ehrlich und mutig ist, uns nahe genug steht und uns gegenüber unabhängig ist, kann helfen.

Am besten ist es, den Steckbrief als Stoffsammlung zugrunde zu legen und sich allmählich wesentliche Punkte daraus auf geduldige Papierbogen zu schreiben: auf die linke Seite und Punkt für Punkt untereinander. An oberster Stelle rangiert dabei der schwerwiegendste Punkt, darunter der nächstgewichtige und so weiter.

Gegenüber, auf der rechten Seite, sind anschließend Stichworte zu Bedeutung und Gewichtung zu notieren, wie sie im jeweiligen Zusammenhang bisher beschrieben wurden. Fasst man die linke Spalte zusammen, entsteht ein Profil des eigenen Essensmusters, wird die rechte Seite so »addiert«, ergibt sich eine Sammlung eigener Themen und Probleme, unter denen man leidet, beziehungsweise – so sie den Betroffenen vertraut sind – ihrer Ur- oder Lebensprinzipien.

Am wichtigsten aber wird nun ein weiteres Blatt, das rechts daneben kommt. Hier gilt es, zu jedem Problembereich eine oder mehrere neue Einlösungsmöglichkeiten zu finden, die wirklich ansprechen. Diese sind beispielhaft auch bereits im jeweiligen Zusammenhang genannt worden. Steht zum Beispiel links auf dem Blatt: »Lust auf scharfe, pikante Gerichte«, ergibt sich für die rechte Spalte als Thema der Wunsch, Neues, Aufregendes, Anregendes zu integrieren und Sehnsucht nach Abenteuer, kurz: nach Würze im Leben. Und als Prinzip – in der Mitte – das der Aggression oder ersten Lebensbühne. Auf dem rechten Blatt ist jetzt herauszufinden, wie sich dieses Thema auch noch anders leben ließe als in Mengen von scharfem Essen. Da könnte also ein abenteuerliches Leben im Beruf, aber auch in der Beziehung Platz finden. Möglichkeiten wären, sich mutiger in der Arbeit zu positionieren, etwas zu wagen, voranzugehen, erste Schritte zu machen, Neues einzubringen. Oder in der Beziehung »schärferen« Sex zu haben: dem Partner seine Fantasien anzuvertrauen und die Chance zu ergreifen, auf dieser Ebene im gegenseitigen Einverständnis Neues auszuprobieren, Mutiges zu wagen. Oder auch das Thema

»Beziehung« couragiert anzugehen, als Single gewagt zu flirten, auch mal einen Korb zu riskieren.

Im Hobbybereich ließe sich ebenfalls Mutiges und Abenteuerliches finden, wie gewagtere und riskante Reisen oder Sportarten, im musischen Bereich, Schlagzeug zu lernen oder eine Djembe anzuschaffen und draufloszutrommeln. Ungeeignet wäre dagegen, sein Cellospiel zu verbessern oder Gesangsunterreicht zu nehmen. Das mag in anderen Situationen eine gute Lösung sein, hier aber nicht, da das Prinzip, um das es geht, nicht befriedigt wird, sondern eher vom venusischen Gegenpol inspiriert ist.

In einem anderen Beispiel könnte auf der linken Seite des linken Blattes stehen: »Viel zu viel Essen, große Mengen kalorien- und fettreicher Speisen«. In der gegenüberliegenden Spalte für den Problembereich findet sich dann möglicherweise: »Sehnsucht, zu wachsen, zuzunehmen, die eigene Einflusssphäre auszudehnen, mehr besitzen und verstehen zu wollen«. Ideal, wenn hier das Lebensprinzip der neunten Lebensbühne erkannt wird. Für das rechte Blatt könnten dann Ideen kommen wie: anstatt das Körperhaus ständig auszubauen und zu vergrößern, tatsächlich ein größeres eigenes Haus zu bauen. Eine andere Wachstumsmöglichkeit wäre, beruflich, partnerschaftlich oder gesellschaftlich mehr Einfluss zu nehmen und auf dieser Ebene zu expandieren. Vielleicht geht es auch nur darum, sich ein größeres, bequemeres Auto zu gönnen, in dem man genug Platz für sich und seine Gedanken hat, mit dem man im Verkehr, im städtischen wie gesellschaftlichen, besser gesehen wird. Möglicherweise geht es auch um Nahrung für Geist und Seele statt für den bereits fülligen Leib. Vielleicht ist auch Bewusstseinswachstum bis in spirituelle Bereiche angesagt, steht die Frage nach dem Lebenssinn an.

Hier mag schon klar werden, selbst wenn wir das für alle zwölf Lebensbühnen durchspielen, lassen sich diese Themen ob der großen Vielfalt nicht rezeptmäßig verallgemeinern. Es bedarf immer des Gespürs und der Meditation über das eigene Thema, erst recht im Hinblick auf neue Lösungen.

Gute Kenntnis und bewusster Umgang mit den Ur- oder Lebensprinzipien sind hier offensichtlich hilfreich. Aber auch aus der eigenen Intuition kommen oft gute Erkenntnisse, welches ursprüngliche Bedürfnis durch Essen ersetzt wurde. Diese ursprüngliche Sehnsucht wiederzuentdecken, um ihr jetzt neuerlich eine Chance zu geben und sie zu leben, ist natürlich ungleich sinnvoller, als auf andere Tätigkeiten auszuweichen, die auch wieder nur Ersatz sind.

Oft bringt es schon viel, sich einfach die Zeit zu gönnen, nur das Essens- und das dahinterliegende Problemmuster auf sich einwirken zu lassen. So eine halbe Stunde kann schon wichtige Erkenntnisse an die Bewusstseinsoberfläche bringen. Das erkannte Essensmuster wird jetzt wie zu einer Mantra-Meditation: Immer wenn man in Gedanken abschweift, kann man einfach zum Thema zurückkehren und sich den aus dem riesigen Reservoir der Seelen-Bilder-Welten auftauchenden Ideen öffnen. Dazu bewährt sich eine Entspannungsmusik à la »Klang der Stille« oder Downloads, die durch die wesentlichen Themen begleiten (siehe Anhang). Sie können den Prozess zugleich erleichtern und vertiefen.

Wichtig ist, zu seinem ganz persönlichen Essensmuster sinnvollere Einlösungsmöglichkeiten zu finden als die, die sich im Gewichtsproblem ausdrücken. Aber auch diesen schulden wir Dank, führen sie uns doch nun auf den Weg zu konstruktiveren Alternativen. Ideal ist, die ursprünglichen, durch die Zeiten verschütteten und dann aufgegebenen Lösungen wiederzubeleben. Am vordringlichsten ist die Lösung für das erste, links zuoberst auf dem Bilanzbogen verzeichnete Hauptmuster. Ob sie bei stillen Waldspaziergängen, in Gesprächen zu zweit oder in tiefer Meditation für sich allein oder auf den geführten Meditationsreisen oder an deren Ende in tiefer Entspannung oder Trance auftaucht, ist zweitrangig. Die konstruktive Alternative wird desto schneller und überzeugender erscheinen, je eher wir unserem jeweils ersten Gedanken zu vertrauen lernen. Der erste auftauchende Gedanke enthält meist den entscheidenden Schlüssel, um den es geht. Selbst wenn das auf den ersten Blick noch gar nicht erkannt wird, erweist sich diese Quelle als idealer Zugang zur eigenen Intuition, dieser Instanz, die auch die Träume der Nacht speist. Das Bild der Balkenwaage mag auch hilfreich sein bei diesen Ausflügen in die Seelen-Bilder-Welten. Wir brauchen etwas so Substanzielles, dass es das Übergewicht aufwiegt und von der Bedeutung her auch das Untergewicht ausgleicht. Die Vorteile, die das Gewichtsproblem uns verschafft, muss die Lösung nicht nur aufwiegen, sondern sie sollte viel mehr bringen von dem, was wir wirklich brauchen, um im Leben voranzukommen auf unserem persönlichen Weg zum Individualgewicht und sogar darüber hinaus zu erfülltem Leben.

Wer nur mit Diät die überschüssigen Kilos wegschmilzt, erreicht vielleicht sogar sein statistisch ermitteltes Idealgewicht, verfehlt aber sein persönliches Gleichgewicht.

Die leichteste Methode, um wieder in Balance zu kommen, ist, dann einfach wieder zuzunehmen. Dieser unbewusst oft gewählte Ausweg schafft wenigstens wieder Gleichgewicht, wenn auch auf dem gehabt unerlösten und damit unbefriedigenden Niveau.

Erinnern wir uns, dass diese Schicksalswaage Seelisches genauso anzeigt wie physisches Gewicht, das ja auch immer seelische Wichtigkeiten beziehungsweise Themen repräsentiert. Gibt man nun den seelischen Themen wieder mehr Raum und Gewicht, können sie das Über- oder Untergewicht ersetzen und die Waage in Richtung Gleichgewicht bewegen. Wer geistig-seelisch schwergewichtiger wird, kann damit körperlichen Ballast aufwiegen und diesen loslassen.

Dabei ist es nicht gleichgültig, womit wir das seelische Gewicht erhöhen, um die Waage unseres Lebens in Balance zu bringen. Wenn wir nur neuen Ersatz finden, der dem Essen und dem daraus folgenden Übergewicht in seinem Ersatzcharakter entspricht, können wir zwar Gleichgewicht erreichen. Allerdings wird seine Aufrechterhaltung auf Dauer viel seelischen Einsatz fordern, ähnlich wie die Aufrechterhaltung des Gleichgewichts auf höherem Gewichtsniveau viel ständigen körperlichen Einsatz erfordert. Ein Übergewichtiger bewegt in 24 Stunden mehr Gewicht als Schwerathleten in ihren vor- und nachmittäglichen Übungseinheiten in der Kraftkammer. So entstünde also wieder nur ein unbefriedigendes Gleichgewicht unter Anstrengung.

Spüren wir dagegen jenes Thema auf und widmen uns ihm, das wir in der Vergangenheit in den Schatten oder in unserem Bild auf die andere Waagschale ge- und verdrängt hatten, nehmen wir seelisch zu. Gleichzeitig wie der Problem- beziehungsweise Schattenbereich, der den ständigen Gewichtsausgleich erforderte, abnimmt. Wer auf solche Art in die Mitte findet, erreicht eine wahrhaft ausgewogene Situation: ein Gleichgewicht, das sich aus sich selbst heraus erhält und weder auf körperlicher noch auf seelischer Seite ständig auf Subventionen angewiesen ist.

Wie leicht oder mit welchem Aufwand sich dieser Idealzustand der harmonischen Mitte erreichen lässt, ist individuell ganz unterschiedlich. Ein Wiedergewinnen ist immer leichter als sein erstmaliges Verwirklichen, da der Organismus das ursprüngliche formgebende Feld immer gespeichert hat und sich noch daran erinnert. Wer also jemals im Leben sein Idealgewicht hatte, und sei es als Kleinkind, schafft das Wiedererlangen dieses Gewichtes folglich leichter. Diejenigen, die schon immer übergewichtig waren, weil sie zu »süßen kleinen Dickerchen« herangefüttert wurden, tun sich schwerer mit der Schwere. Aber auch aus dicken Kindern können schlanke Erwachsene werden, der Aufbau eines gänzlich neuen Feldes braucht nur mehr Einsatz. Ein schönes Beispiel bietet der in unserem Buch

Die Hollywood-Therapie ausführlich gedeutete Film »The Kid« mit Bruce Willis.

Wo das Problem Suchtcharakter in die eine oder andere Richtung angenommen hat, wie bei (Fr)ess- oder Magersucht, kann eine aufdeckende Psychotherapie im Sinn der Schattentherapie sehr hilfreich sein. Immer wird dieser Weg in die Mitte Mut und Ehrlichkeit erfordern. Das Ergebnis wird aber auch immer mehr als nur Figurkorrektur sein. Tatsächlich entsteht so ein neues Lebensmuster.

DER WEG INS NEUE LEBEN

Moderne Menschen haben meist verlernt, ihren inneren Bildern und Vorstellungen zu trauen, und so trauen sie ihnen auch nichts mehr zu. Sie legen kaum noch Wert mehr auf Namen und Träume, Visionen und Eingebungen. *Nomen est omen* gilt als alter Aberglauben, Träume seien Schäume, Mythen und Märchen werden nicht mehr vorgelesen, und junge Menschen legen kaum noch Wert auf ihr eigenes Märchen, ihren Mythos oder ihre Vision. Sie vertrauen nicht mehr auf Schutzengel und leben in einer entzauberten Welt, die auch kaum mehr einen Zauber ausstrahlt. Mein demnächst erscheinendes Buch zu Tugenden kann hier wieder Zugang verschaffen.

Moderne Mediziner glauben meist nicht mehr an Wunder und wollen in der Regel auch nichts davon wissen, selbst wenn Kollegen sie wissenschaftlich beschreiben und untersuchen. Und so erleben sie auch kaum noch welche, und wenn, werden sie rasch beiseitegeschoben. Das nimmt auch den PatientInnen die Chance, Wunder zu erleben.

Dabei sind Bilder und Vorstellungen etwas so Reales und Bestimmendes im Leben und Wunder eine Erfahrung auch vieler Ärzte und ein zentrales Thema unserer Religion. Bilder und Vorstellungen bestimmen unser Leben und seine Form viel weitgehender, als die meisten glauben.

Stellen wir uns als Test einmal gemeinsam vor, ein 20 Zentimeter breiter und 20 Meter langer Balken läge vor uns auf der Erde und wir sollten darüber balancieren. Nichts leichter als das, wir brauchen nicht einmal zu balancieren, sondern gehen sicher und entspannt hinüber – ein Kinderspiel! Stellen wir uns aber vor, der Balken liege quer über einer Schlangengrube und darin wimmele es von gefährlich züngelnden Giftnattern, sieht plötzlich alles ganz anders aus, und wir trauen uns nicht mehr, über denselben Balken zu balancieren. Der einzige Unterschied liegt in der Vorstellung, was uns ein Fehltritt bringen würde. Die damit verbundene Angst ist mit inneren Bildern verbunden.

Wir reagieren also auf innere wie auf äußere Bilder, denn die Vorstellung, das Bild eines Absturzes und von Schlangenbissen ist ja ein ausschließlich inneres. Wie sehr wir auf Bilder reagieren, zeigen uns Filme: voller Emotionen, eingesponnen in Handlungsmuster, die es in Wirklichkeit gar nicht gibt, vor einer Leinwand oder Mattscheibe, auf die bewegungslose Bilder in schneller Folge projiziert werden. Eine einzige große Täuschung, die uns aber über Bilder und Vorstellungen tief in Erleben verwickelt, von dem wir wissen, dass es nicht existiert. Aber dieses Wissen macht gar keinen Unterschied, weil die Bilder direkt auf die Seele wirken.

Vorstellungen und Bilder sind also von großer Wirksamkeit, und ihre ständige Wiederholung lässt sie sich tief in unserem Bewusstsein verwurzeln und formgebende Felder bilden, die unser Leben mehr bestimmen, als den meisten bewusst ist.

Der Aufbau des neuen formgebenden Feldes

Wer ein neues Feld aufbauen will, wie wir das unseres Individualgewichts, muss sich also der Vorstellungskraft und möglichst häufiger Wiederholungen bedienen. Kindern wäre das ein Kinderspiel, leben sie doch noch ganz in der magischen Welt innerer Bilder und Vorstellungen. Das dürfte auch der Grund sein, warum sich in dieser frühen Zeit Muster so schnell und tief verwurzeln. Früher dachten wir wie gesagt, in den ersten vier Lebensjahren würden alle Muster angelegt, heute wissen wir, dass die der Ernährung schon in den ersten tausend Tagen einschließlich der Schwangerschaft fest geprägt werden, das heißt Ende des zweiten Lebensjahres stehen die Ernährungsmuster fest.

Wir Erwachsenen wähnen uns über Kinderkram wie innere Bilder erhaben und kümmern uns mehrheitlich nicht mehr darum – als Ergebnis bleiben wir den unser Leben bestimmenden inneren Mustern relativ hilflos ausgeliefert. Denn als Macher nur mit starkem Willen haben wir nachgewiesenermaßen wenig Chancen gegen Über- oder Untergewicht. Je mehr wir wollen und uns anstrengen, desto stärker wird der Widerstand der tieferen Seelenebene. Unser innerer Gewichtsregler nimmt seine Befehle offenbar hauptsächlich vom jeweils bestimmenden inneren Muster an. Mithilfe unseres bewussten Willens sind wir nicht einmal in der Lage, eine Minute ohne Gedanken zu sein.

Nur mit dem Willen haben wir also nicht genug Kraft, auch wenn er uns gute Unterstützung bieten kann und hilft, auch in Zukunft bei der Stange zu bleiben.

Was die inhaltliche Verwirklichung des neuen formgebenden Feldes angeht, kann uns träumen viel mehr nützen als wollen. Die Chance, das neue Muster nachhaltig zu verankern, wächst, je mehr wir von ihm träumen und ihm in unserer inneren Bilderwelt einen festen Platz reservieren. Das ist in der Wirklichkeit des Bewusstseins gar nicht schwer, denn die meisten von uns sind sich längst ihrer Traumfigur bewusst und träumen folglich sowieso schon in die richtige Richtung. Es gilt einfach, diese Träume jetzt zu intensivieren, mit der Vorstellungskraft zu arbeiten und die Traumfigur konkreter zu fassen – vielleicht mit einem Foto oder einer eigenen Collage aus verschiedenen Fotos, dabei aber realistisch bleibend. Ziel ist, ein ziemlich fest umrissenes Bild von sich mit dem erträumten Individualgewicht zu erhalten. Hier können die geführten Meditationen zum seelischen Gewichtsmuster (siehe den Link im Anhang) zusammen mit dem Programm »Selbstbild & Körper-Bewusstsein« gute Dienste leisten. Ein Bild von sich zu malen und das Ergebnis gut sichtbar aufzustellen oder eine Version davon in der Brieftasche immer mit sich zu tragen, um jederzeit daran erinnert zu werden, kann auch hilfreich sein. Es wirkt unterstützend, sich dieses Bild anzusehen – konkret oder in Gedanken –, wenn alte Gewohnheiten nach uns greifen wollen. Wer lange genug mit der neuen Form »schwanger geht«, wird sie schließlich auch ganz konkret auf die Welt bringen. Es muss gar keine lange schwere Geburt werden, wenn man es sich leicht macht, während man sich – körperlich und seelisch – erleichtert. Der Beitrag der inneren Bilder dazu ist jedenfalls nicht zu unterschätzen.

Richtig wichtig ist nun, sich täglich Traum-Zeit zu nehmen, in Tagträumen in seine Traumfigur mit Individualgewicht zu schlüpfen und darin schon einmal Probe zu leben. Je lebendiger wir uns dieses neue Leben in neuer Gestalt in deutlichen Formen und klaren Farben ausmalen, desto wirksamer und besser. Je eindrucksvoller die inneren Bilder, desto tiefere Eindrücke werden sie hinterlassen und desto wirkungsvoller das neue Feld in uns verankern. Mit der Zeit können wir dazu übergehen, das neue Feld auch mit offenen Augen zu spielen nach dem schon erwähnten Muster »Fake it, until you make it«. Je mehr und je intensiver wir es spielerisch erleben, desto leichter wird es sich im Körper verwirklichen.

Grundsätzlich gibt es zwei Möglichkeiten, mit diesen Bildern zu spielen, und beide lassen sich gut nutzen. Ein Fernglas kann uns das verdeutlichen. Was immer wir dadurch betrachten, rückt beeindruckend nahe, wir sehen die Bergspitze, als wären wir fast oben. Mit diesem Trick arbeitet etwa Werbung, indem sie uns alles zum Greifen nah, direkt zum Anbeißen in Großaufnahmen vorführt, um uns dazu zu verführen. Bei Nahrungsmittelwerbung wird der Kuchen bildfüllend und groß dargestellt, damit uns das Wasser nur schon vom Hinsehen im Mund zusammenläuft und das Herz vor Freude hüpft, während der Magen sich schon bereit macht.

Anstatt auf Werbung und ihre verführerischen Praktiken zu schimpfen, das heißt zu projizieren, ist es schlauer, von ihr zu lernen und seine eigenen inneren Bilder auf dieselbe Art zu inszenieren, sodass sie Freude und Lust machen und wir uns nicht satt sehen können an der eigenen neuen Figur und ihren harmonischen und geschmeidigen Bewegungen, die es im nächsten Schritt geradezu zu spüren, zu erleben gilt. Großaufnahmen in Super-Slow-Motion können hier besonders anmachend sein. Und darum geht es, uns selbst anzumachen, im Sinn von anschalten, um alle Sinne und Geister zu mobilisieren für das Projekt Individualgewicht mit Traumfigur.

Drehen wir das Fernglas dagegen um, erleben wir alles weit weggerückt in großer Ferne und irgendwie distanziert. Die Bergspitze hat nun nicht mehr viel mit uns zu tun, sie ist unerreichbar weit weg. Würden wir einen ganzen Film mit dieser distanzierenden optischen Einstellung betrachten, wird das Geschehen weit zurücktreten, uns kaum noch berühren und beeindrucken, sondern eher im Hintergrund bleiben, und unser Interesse würde (ver)schwinden. Das ist die Einstellung, die uns in Verführungssituationen helfen kann, etwa wenn es darum geht, inneren Abstand zu angebotenem, früher als verlockend erlebtem Essen zu bekommen, oder wenn die verführerisch dargebotenen, aus alten Zeiten noch gut bekannten Genüsse eines opulenten Buffets uns geradezu anspringen und zum Verschlingen animieren wollen. Dann ist der richtige Zeitpunkt, das Fernglas in Gedanken umzudrehen. So können wir uns sofort und viel leichter distanzieren.

Die beiden Seiten der Fernglasoptik können uns zum Schlüssel werden und die Erkenntnis schenken, jederzeit selbst zu entscheiden, wie nah wir etwas kommen lassen oder wie sehr wir uns erlauben, Abstand zu nehmen. Daraus lässt sich eine Art Ritual machen, das mit jeder weiteren Benutzung sein eigenes Feld baut und unser Muster des Individualgewichts vertieft, ausweitet und verstärkt.

Mit der Fernglasmethode können wir beliebig spielen und den Prozess der (Ver)wandlung unterstützen, indem wir uns das neue Muster möglichst oft möglichst nah heranzoomen und das alte Muster mit seinen Verlockungen in die Ferne rücken. Die Erkenntnis, dass wir jederzeit in der Lage sind, den Spieß umzudrehen, gibt uns Sicherheit; und die Erfahrung, dass diese Methode mit jeder Benutzung wirksamer wird, schenkt Vertrauen.

Vieles, um nicht zu sagen alles, hängt von der richtigen Einstellung ab, und die können wir nun nach Belieben ändern.

Solche Tricks können viel bewirken. Tatsächlich kennen wir die Methode schon lange, nicht nur durch die Werbung, sondern auch im täglichen Leben. Da neigen die meisten dazu, das Schöne heranzuzoomen und das Hässliche wegzuschieben, es zu verdrängen. Da wird auch gleich der Schatten der Methode deutlich. Sie hat nur dann Aussicht auf nachhaltigen Erfolg, wenn wir das alte Muster durchschaut und innerlich damit abgeschlossen haben. Ein weiterer Schattenaspekt ist die Möglichkeit der verkehrten Benutzung des Fernglases: alle Verlockungen heranzuholen und das Motiv des Individualgewichts in der Ferne verdämmern zu lassen. An diesem Punkt ist offensichtlich unser Wille von entscheidender Bedeutung. Diese Ent*scheid*ung aber müssen wir bewusst fällen, dazu muss das Schwert aus der Scheide gezogen werden, um dann loszuschlagen und das Projekt in Angriff zu nehmen. Dazu braucht es also die archetypisch männliche Aggressionskraft der ersten Lebensbühne.

Bei dieser Mentaltechnik ist es von größter Wichtigkeit, ehrlich zu bleiben. Das Fantasieleben in der angestrebten Rolle und Figur zeigt dann auch die Kehrseite sehr deutlich: All die Vorteile des dicken Fells in der dicken Trutz- und Trotzburg sind nun mit verschwunden. Die Bewegungen im schlanken Land sind leichter und eleganter, anregender, aber auch aufregender – und nicht nur für einen selbst. Ziel ist nicht, nun nur noch den rosa Filter vor das Auge zu setzen und alles Dunkle zu verdrängen. Das wäre genauso unsinnig, wie mit Graufilter alles grau in grau und grauenhaft zu sehen. Letzteres führt nur in Resignation und Depression.

Die Fernglasmethode ist punktuell wundervoll geeignet für die Umstellungsphase auf das neue Muster bis zum Erreichen und zu sicherer Verwurzelung des Individualgewichts im Körper und des neuen Musters auf der Seelenebene.

Mit einem ehrlichen Blick und der richtigen Einstellung lässt sich so viel lernen und integrieren. Bekannte, oft im alten Muster mühsam erlebte Situationen lassen sich nun bewusst im Individualgewicht durchleben und die sich dadurch ergebenden Veränderungen wahr und wichtig nehmen. Möglicherweise wird Scham durch Selbstbewusstsein ersetzt, ein plumpes durch ein geschmeidiges Gefühl, Qual durch Genuss und so weiter.

Was auf den ersten Blick verlockend und leicht erscheint, mag es auf den zweiten durchaus nicht sein. Vielleicht ist ein neues Verhalten erforderlich, das eine innere Umpolung im Selbstverständnis erfordert. Wer vorher pummelig und tollpatschig wirkte, mag nun attraktiv rüberkommen und beim Gegenüber ganz andere Assoziationen auslösen, die es auszuhalten, abzuwehren oder auch zu genießen gilt.

Reaktionen der anderen werden sich verändern, und auch von einem selbst werden plötzlich andere Reaktionen erwartet. Von Patientinnen erfuhr ich, dass das Verhältnis zu Männern durch die Umwandlung anspruchsvoller und das zu Frauen schwieriger wurde, weil Erstere mehr verlangten und Letztere sie plötzlich als Konkurrentin erlebten.

All das im ersten Teil dieses Buches erworbene Wissen bezüglich des alten Musters ist jetzt hilfreich. Auf den *Reisen nach Innen* lässt sich nun auch ehrlich erleben, was etwa das alte Übergewicht an Vorteilen gebracht hat. Da fehlen möglicherweise nun Schutz und Geborgenheit, die angenehme Abschottung, aber auch die unangenehme Isolierung. Auch der früher beliebte Ausweg, die Flucht ins Essen, fällt nun im neuen Muster aus. Das erfordert Umstellung. Manches ist durchzustehen, und es gilt, sich im Übertragenen statt im Konkreten durchzubeißen. So mögen die Veränderungen, vor allem anfangs, auch anstrengend und herausfordernd sein. Als Arzt habe ich Rheumatiker erlebt, die nach Jahrzehnten und einer späten Lebensumstellung ihr Rheuma aufgaben und durchaus traurig reagierten, weil ihnen wesentliche Lebensinhalte und die bisherigen Aufgaben zugleich abhandengekommen waren. Ein Patient fuhr trotzdem – wie jedes Jahr – in die Rheumaklinik, um mit den alten Kollegen zu sein, die nun aber von ihm und seinem Heilungsweg mehrheitlich gar nichts wissen wollten. Er fühlte sich fast wie ein Feind behandelt, gewann aber tatsächlich zwei Kollegen zum Überlaufen ins Feld der Gesunden. Aus Leidensgenossen wurden so echte und sehr dankbare Freunde.

Es bietet sich natürlich an, die veränderte Situation mit ihren neuen Möglichkeiten auf der Ebene der inneren Bilder zu üben und gleichsam auf Probe zu leben. So kann sich das neue formgebende Feld mit jeder Reise, die schon in neuer Figur geschieht, fester und besser verankern. Diese Ebene lässt sich so auch nebenbei benutzen, zusätzliche Klarheit über das alte Muster zu erlangen, und es so, Stück für Stück, bewusst abzubauen.

Anfangs mögen solche Spiele mit Fantasiebildern kindlich oder sogar kindisch erscheinen. Der zu Recht um seine unangefochtene Stellung fürchtende innere Schweinehund wird sie so in diesem Sinne abtun und die verlorene Zeit anführen. In solchen Situationen ist es besonders wichtig, sich zu erinnern: Auch das alte Muster, gegen das vielleicht sogar lange vergeblich angekämpft wurde, bestand aus solch einfachen Bildern und wahrscheinlich wesentlichen Impulsen aus der Kindheit.

Die Ebene der inneren Bilder lebt im Gegensatz zu der des Intellekts nicht von komplizierten Dingen, Zusammenhängen, Philosophien, sondern von einfachen, einleuchtenden Bildern, wie sie eben Kinder sofort erfassen. Entscheidend ist, sich auf diese einfache Vorstellungswelt einzulassen. Je klarer wir (uns) die Bilder machen, desto mehr Emotionen wir ins Spiel bringen, desto tiefer sinken sie ein und desto schneller wird sich das neue Muster, in dem wir unsere neue Rolle spielen, etablieren und stabilisieren.

Es ist sogar sinnvoll, noch weiter zu gehen und richtiggehende Zwiegespräche mit dem neuen und auch dem alten Muster zu führen, sie gleichsam wie eigene Personen anzusprechen. Tatsächlich sind es Persönlichkeitsanteile, die in uns leben. Der innere Schweinehund ist auch nur ein solcher. Auch ihn in ein Gespräch zu verwickeln, ihn vielleicht gleich mit seinem neuen Namen anzusprechen und zur Mitarbeit zu bewegen, ist eine gute Idee. Er kennt unsere Situation sozusagen von innen.

Solch ein Gespräch ist einfach einzuleiten. Wir könnten dem Ex-Schweinehund eine Gestalt geben, die seiner neuen konstruktiv-erlösten Rolle entspricht, vielleicht schon mehr die eines Schutzengels. Anschließend reicht es, sich dem Fluss der Gedanken anzuvertrauen. Es ist immer der erste aufsteigende Gedanke, der uns am besten zum Wesentlichen leitet. Bei all diesen Gesprächen ist es zentral wichtig, darauf zu achten, was unser Partner mit dem ersten aufsteigenden Gedanken spricht. Wir fragen ihn etwas, und sofort wird uns eine Antwort einfallen, und das ist seine. Solche Persönlichkeitsanteile bedienen sich immer unseres ersten aufsteigenden Gedankens, und ihn zu erhaschen ist unsere Chance.

Auf diese Art und Weise lassen sich wesentliche Hinweise für unseren neuen Weg erlangen. Wir könnten uns beispielsweise von unserem Schutzgeist, Tierverbündeten oder wie wir diesen Teil nennen, wenn uns Schutzengel zu altmodisch ist, berichten lassen, wie er unseren neuen Weg sieht. Ist er mit den Möglichkeiten einverstanden oder sogar zufrieden, die wir zukünftig statt Essen ins Auge gefasst haben? Reichen sie zur Befriedigung der betroffenen Ur- oder Lebensprinzipien? Gegebenenfalls könnte er uns auf noch bessere hinweisen – im ersten aufsteigenden Gedanken.

Durch Übung funktionieren die Dialoge immer leichter und besser. So können sich auch nachgeordnete Persönlichkeitsteile zu Wort beziehungsweise in ersten aufsteigenden Gedanken melden, die vom alten Essensmuster profitiert und zu ihm beigetragen haben, wie etwa der Genießer oder machthungrige Anteil von uns. Natürlich können sie ihrerseits in eine schwierige Lage geraten durch die eingetretene Verschiebung des Schwerpunkts in eine andere leichtere, gesündere Variante. Dann brauchen sie Hilfe und können uns ebenfalls helfen.

Reisen nach Innen in die Welt der (Seelen)bilder gelingen umso besser, je entspannter und ruhiger die Atmosphäre ist. Ungestört und wirklich ganz für sich, gelöst von allen äußeren Anforderungen, bei sanfter, beruhigender Hintergrundmusik, die einen Klangteppich webt, der uns wie ein fliegender Teppich in die Welt der Seelenbilder begleitet, gelingt es am leichtesten, sich sinken und loszulassen. Liegend ist es für Anfänger in Meditationsübungen noch entspannender und wirkt schon rasch erleichternd. Bei bisher wenig Erfahrung mit *Reisen nach Innen* geht es anfangs wahrscheinlich einfacher mit geführten Meditationen, die die notwendigen Voraussetzungen aus sich heraus schaffen. Die CDs und Downloads (siehe Anhang) sind zugleich Einführungen in diese Art der Meditation wie auch Hilfen, um in der Seelentiefe dem eigenen Muster nachzuspüren. Es ist wichtig, möglichst häufig zu reisen, um so mit jedem Mal tieferen Zugang zur eigenen Bilder- und Fantasiewelt zu gewinnen und sich zugleich im eigenen Ernährungsmuster zurechtzufinden. Auch ein fester Zeitpunkt im Tageslauf ist für Meditationen in dieser Zeit der Umstellung und des Aufbaus eines neuen Musters sehr vorteilhaft.

Die Macht der Gewohnheit

Felder haben ein Eigenleben, weshalb wir von der Macht der Gewohnheit sprechen. Selbst wenn Felder schon ihren Sinn verloren haben, existieren sie noch weiter, und es bedarf – wie gesehen – eines ziemlichen Aufwands an Bewusstseinsenergie, sie aufzulösen. Besonders Situationen, in denen wir früher meist auch noch unbewusst gegessen haben wie beim Fernsehen und zwischendurch, zeigen es. Bevor man sich's recht versieht, ist schon wieder eine Ladung Chips oder Erdnüsse im Mund verschwunden. Insofern verlangt die erste Zeit der Umwandlung des Musters, besonders viel Aufmerksamkeit auf solch kritische Zeiten und Orte zu verwenden. Ein kleiner, aber wirksamer Trick ist, den Fernsehsessel aus der Reichweite des Süßigkeiten- oder Salzgebäckspenders zu entfernen oder besser noch Letzteren samt Inhalt zu entsorgen. Der Fernglastrick kann auch helfen.

Die gute Nachricht: Mit jedem Sieg des neuen Musters wird es wachsen, und parallel dazu wird die Energie des alten schwächer. Aller Anfang ist schwer, weiß der Volksmund. Jeder bewältigte Schritt, jede gemeisterte Versuchung macht es leichter, und schließlich kann daraus sogar ein Spiel werden. Es wirkt plötzlich nicht mehr gefährlich, sondern aufbauend, wenn all die kleinen, früher leckeren Versuchungen ihre Macht verlieren und man selbst immer mehr Macht über und Zutrauen zu sich gewinnt. Schon relativ bald werden Zuversicht und Zufriedenheit in solchen Momenten die Oberhand erlangen. Das Motto »Was ich heute nicht esse, werde ich morgen nicht wiegen« wirkt erleichternd und stärkend auf das Selbstbewusstsein.

Durch die enger werdende Verbindung mit unserer Idealfigur und der Verantwortungsübernahme für das neue innere Gleichgewicht wird sich auch das Verhältnis zur Nahrung wie von selbst wesentlich intensivieren. Wo wir früher unbewusst gegessen und uns die Nahrung nur halbherzig gegönnt haben, weil zwar das alte Muster dafür war, unser Bewusstsein aber nur widerwillig mit dem Gefühl des Versagens bei der Sache war, hat sich die Lage jetzt entspannt. Was wir essen, werden wir bewusst und mit Genuss zu uns nehmen, da inneres Muster und bewusster Wunsch in Einklang sind. Beide werden mehr Genuss an weniger haben als früher an viel. Es bedarf nur einiger weniger bewusster *Mahl*zeiten, um ihre Überlegenheit gegenüber früheren Schlingzeiten zu spüren.

Der größte Unterschied durch die Ausmusterung des alten Feldes und die Anmusterung des neuen wird in der Entlastung des Essens liegen. War das Essen früher mit vielen unbewussten Themen befrachtet, ist es nun geradezu erleichtert und erleichternd und wird zu einer um ihrer selbst willen genossenen Lust und zum Luxus in seinem ursprünglichen Sinn, steckt doch phonetisch das Licht (lat. *lux*) in diesem Wort und hoffentlich in dieser Kost.

Der rundum wohltuende Fortschritt vom Leistungs- zum Genussprinzip wird wiederum zur klaren Entscheidung für das neue Feld beitragen. Jetzt wird es viel leichter, sich vor dem Essen vorzunehmen, wie viel es gibt, und ebenso leicht, das auch durchzuhalten. »Weniger ist mehr« wird so zur lebendigen Erfahrung. Das »Nichtaufhören-Können« ist mit dem alten Muster ausgemustert, war es doch Ausdruck eines Hungers, der auf anderes Essen und anderes als Essen zielte. Mit der Ausmusterung unbewussten und minderwertigen Essens, das zudem ein schlechtes Gewissen machte, wird das Gewissen freier, das Lebensgefühl positiver, die Stimmung gehobener.

Eine auf den ersten Blick für Materialisten unglaubliche Erfahrung von denjenigen, die solch einen Musterwandel durchlebt haben, ist, wie bewusst Genossenes weniger dick macht. Im Gegenteil sind es gerade jene mit schlechtem Gewissen, quasi heimlich verdrückten Kuchenstücke, die wir uns nicht wirklich und bewusst gönnen, die besonders dick auftragen – tatsächlich hatte ein Teil von uns sie auch immer »dicke«. Dieses Phänomen mag wundervoll klingen – wer es nicht glauben kann, darf es trotzdem erleben. Wer es dann glauben kann, wird es noch intensiver und deutlicher erleben.

Hinzu kommt, dass bewusstes »Über-die-Stränge-Schlagen«, das wir uns aus vollem Herzen gönnen, eine ganz natürliche Essenspause nach sich zieht. Der Organismus wird längere Zeit als üblich brauchen, um wieder neuen Hunger zu entwickeln. Und nun ist man plötzlich so frei, auf ihn zu hören und sich wirklich die Essenspause zu gönnen wie vorher den Exzess.

Andererseits ist es aber auch bei solchen Gelegenheiten wie opulenten Banketts möglich, den inneren Dialog mit dem inneren Muster aufzunehmen. Das klappt mit der Zeit auch im Stehen, Gehen und bei allen möglichen Gelegenheiten, und dann ist da noch das Fernglas und unsere Wahl, wie herum wir es ansetzen.

Die größte Sünde auch beim Essen, die Unachtsamkeit, wird so mit dem alten Muster »Mal für Mahl« ausgemustert. Im Idealfall wird jedes Mahl ein bewusster, mit Freude verbundener Genuss. Gleichzeitig wird damit aus banaler Gewohnheit ein bewusstes Ritual. Aus Gewohnheiten Rituale zu machen ist nebenbei einer der besten Wege zu eigener Entwicklung und letztendlicher Befreiung.

Bei unseren Vorfahren war Essen wohl früh mit dem Ritualgedanken verbunden und in ein Feld aus Gottesdienst, Opferhandlung und Mahlzeit eingebunden. Noch heute zeugen Spuren davon wie vorheriges Händewaschen in Unschuld, Tischgebet vor dem Essen und die Sitte, sich vor dem Mahl die Hände im Kreis zu reichen, um gemeinsam zu danken. Bis heute wünschen wir uns »Guten Appetit« oder »Wohl bekomm's«, achten darauf, gemeinsam zu beginnen, stoßen miteinander an. Auch Tischsitten erinnern an frühere Rituale wie die Form des runden Tisches oder der langen Tafel, die Sitzordnung, die dem Oberhaupt einen besonderen Platz einräumte, Tischreden und -sitten, schließlich Dekorationen, die von Blumengestecken über Kerzen bis zu Kleinkunstwerken aus Servietten und feierlicher Kleidung der Teilnehmer reich(t)en.

Auch heute achten noch viele – mit großem Gewinn – auf die Harmonie des Ganzen: Gewürze passend zu Speisen, Getränke zum Essen, Gäste zueinander, auch die Reihenfolge der Speisen legt es auf innere Stimmigkeit an. Die kann auch individuell und ganz ungewohnt sein. Mir geht es etwa noch besser, seit ich alles Rohe vorweg esse und nie mehr Obstsalat als Nachtisch.

Drei oder besser zwei Essrituale am Tag können, ein ums andere Mahl, auch noch uns Moderne den Weg der Achtsamkeit lehren, um uns essend dem Ziel völliger Bewusstheit näher zu bringen. Das Ziel aber ist nichts anderes als die Einheit. Wir essen uns also bewusst den Weg frei, heim ins Paradies.

Hier mag auch die Verlockung für jene deutlich durchscheinen, die auf der anderen Seite des Problems leben und wenig bis keine Lust an Essen und (zu) wenig Gewicht haben. Auch wer spindeldürr ist, wird dem Weg der Bewusstheit mit Erfolg folgen. Das alte Feld und Muster lässt sich auf dem genau gleichen Weg aufspüren und das neue ähnlich finden. Wo Übergewichtige bewusstes Genießen weniger dick macht, ließe sich noch besser sagen: »Bewusst Genossenes wird nicht schaden, sondern fördern.« Untergewichtige kann bewusster Genuss zunehmen lassen. Unglaublich, aber ohne Risiko auszuprobieren.

Im bewussten Vollzug praktisch jeder Tätigkeit liegt ein eigenartig tiefes Geheimnis. Völlige unausgesetzte Bewusstheit ist überhaupt das große Ziel. Aber schon auf dem Weg dorthin arbeitet Bewusstheit immer in die für uns beste Richtung.

Mehrfach erlebte ich, wie Kettenrauchern mit einem Tageskonsum von vier Schachteln bei einer bewusst und rituell gerauchten Zigarette übel wurde. Als Lehrer des »verbundenen Atems« ist es uns eine geläufige Erfahrung, wie eine Reihe wirklich bewusster Atemzüge die Bewusstseinsebene vollkommen verändern kann. »Nur atmen?«, fragen viele staunend. »Das mach ich doch schon immer.« Ja, aber eben unbewusst.

Insofern bestehen auch für Untergewichtige einige Chancen, mit der Durchleuchtung ihres dünnen Musters Zugang zu einem neuen Feld zu finden, das ihnen mehr Genuss und Gewicht erlaubt. Allerdings wird gerade in unserer Zeit und Gesellschaft das schlanke Leistungsprinzip nicht so leicht abmustern zugunsten des eher rundlich-gemütlichen Genussprinzips. Möglich jedoch ist es, und die im folgenden beschriebenen Hilfen auf dem Weg, wie Fasten und pflanzliche Vollwertkost, sind – ebenso erstaunlicherweise – wundervolle Mittel auch dazu.

FRAGEN

1. Was macht mein altes Feld aus?
2. Was mein neues?
3. Nehme ich die Fernrohrmethode ernst, und lerne ich, damit umzugehen?
4. Bediene ich mich der erleichternden Techniken mit Lust und Freude?

Schöne Aussichten

Ein neues Muster in die Realität des täglichen Lebens zu übertragen und dort zu verankern und mit Energie zu füllen ist eine Aufgabe, aber eine sehr schöne. Hat sich dieses neu zu belebende Muster nämlich aus der Aufarbeitung und Durchleuchtung des eigenen alten über- oder untergewichtigen Musters ergeben, macht die Etablierung des neuen Freude und Lust. Außerdem wird die Belebung des neuen das alte bereits durchschaute Feld leichter auflösen helfen. So bekommt das anfangs noch instabile neue Feld von Beginn an Rückenwind und gute Chancen.

Wo dagegen einfach nur ein fremdes, vielleicht sogar gutes Muster ausgeliehen wird, ob von TherapeutInnen, aus Büchern oder woher auch immer, hat es deutlich schlechtere Karten gegenüber dem ungeschickten alten, aber immerhin eigenen inneren Muster. Denn auf dessen Seite stehen Jahre der Gewohnheit, die tiefe Spuren eingegraben haben. Hinzu kommt, dass es mit jedem Sieg gegen Diäten oder Sportanstrengungen mächtiger und wirkungsvoller wurde, ähnlich wie unser immunologisches Abwehrsystem – dort, wo es möglich ist – mit jedem neuen eigenen Sieg über Erreger stärker wird im Gegensatz zu den Pyrrhussiegen unter Zuhilfenahme von Antibiotika.

Nach allem, was wir bisher über Muster und unseren inneren Gewichtsregler wissen, ist es sogar ein Glück, dass die Manipulation mit neuen Mustern, die vordergründig besser oder sinnvoller erscheinen, nicht so einfach funktioniert. Denn für uns selbst wie auch unsere Umwelt ist es letztlich gesünder, wir leben im Gleichgewicht, auch wenn das nicht ideal ist, als mit mühsam ertrotztem Idealgewicht unter Aufbietung aller unserer Kräfte ständig auf Messers Schneide zu balancieren. Selbst wenn solche Balanceakte einige Zeit gelingen mögen, sind sie auf Dauer nie mit Freude und Lebenslust verbunden. Lediglich wenn wir wieder das Original werden, als das wir geboren wurden, geht es uns gut, und das spiegelt sich im Individualgewicht. Als Abziehbild zu leben ist und bleibt immer anstrengend, selbst wenn es ein schönes Motiv darstellt. Wir werden alle als Originale geboren, wobei die allermeisten als Abziehbilder sterben. Der Weg zum Individualgewicht wird das nebenbei und fast unbemerkt beenden und uns wieder zu dem Original machen, als das wir immer gemeint waren.

Bevor wir also den Aufbau des neuen, formgebenden Feldes in Angriff nehmen, ist es enorm wichtig, über das alte Klarheit herzustellen, die eigenen Problembereiche zu kennen und vor allem befriedigendere Lösungsmöglichkeiten gefunden zu haben. So aus- und aufgerüstet, kann uns eigentlich nur noch das Beste passieren, was wir anstreben, oder etwas noch Besseres.

Die meisten Essensmuster haben mit Überleben und die allermeisten mit der von Anfang an bestehenden und bestimmenden Sehnsucht nach Zuwendung und Liebe zu tun. Da wir die Essensebene zugunsten einer entwickelteren verlassen wollen, stehen uns sehr liebevolle Zeiten ins Haus, ins seelische und körperliche.

So ist es von Anfang an wichtig, mit sich selbst liebevoll umzugehen auf diesem Weg und sich lieber noch etwas mehr Zeit mit dem bisherigen Stoff zu gönnen, damit der Aufbau des neuen Feldes auf guten Fundamenten ruht und zu der Freude und dem Genuss wird, auf die es im Leben ankommt.

FRAGEN ZUM THEMA »ÜBERGEWICHT«

1. Was ist mir wichtig im Leben und kommt bei mir bisher zu wenig zum Tragen?
2. Nehme ich mich wichtig (genug)?
3. Wie kann ich ausreichend dafür sorgen, von anderen wichtig genommen zu werden?
4. Für wen bin ich wichtig? Für wen möchte ich es sein? Was tue ich bisher dafür? Was wäre zukünftig diesbezüglich wichtig?
5. Wie (ge)wichtig sind meine Argumente?
6. Wie wichtig ist mir meine Beziehung? Meine Arbeit? Meine Ziele? Meine Vision von mir in meinem Leben?
7. Was an mir wird wahr- und wichtig genommen?
8. Womit gehe ich schwanger, ohne mein »Kind« zu gebären?
9. Was trage ich mit mir herum wie in einem Bauchladen, ohne es anzubringen?
10. Gibt es Kummer in meinem Leben, den ich durch Naschen erträglich halte?

11. Brauche ich ein dickes Fell? Und wenn ja, wogegen schütze ich mich und vor wem? Oder wofür ist das dicke Fell ansonsten gut?
12. Will ich mich isolieren? Gegen was oder wen?
13. Verstecke ich mich hinter meinen eigenen Mauern? Und wenn ja, vor wem oder wovor?
14. Verberge ich meine Figur? Um was zu erreichen?
15. Welchem Muster oder Symbol ähnele ich so, wie Gott mich geschaffen hat? Was sagt es mir?
16. Wofür sprechen meine nackten Tatsachen? Was sagt mir und anderen meine Figur? Was symbolisiert sie? In ihren Einzelteilen?
17. Wofür muss ich mich essend belohnen, weil andere es nicht tun? Und es sonst zu wenig geschieht?
18. Wer sollte mich eigentlich belohnen und wie? Wie erhoffe ich mir meine Belohnung?
19. Wo ist mein Leben noch unrund? Wo und wie ließe es sich am besten abrunden?
20. Inwieweit lebe ich ein erfülltes Leben?
21. Wo fehlt mir noch Fülle, wo Erfüllung?
22. Wo fehlt mir noch etwas, und wenn ja, was? Was fehlt mir am meisten?
23. Was ist mir mein Individualgewicht wert?
24. Was bin ich bereit dafür zu tun, es zu erreichen?
25. Wo oder wie finde ich Unterstützung dabei und dafür?
26. In welches Feld habe ich mich verwickelt?
27. In welches Feld entwickle ich mich jetzt?

FRAGEN ZUM THEMA »UNTERGEWICHT«

1. Woran hindert mich mein körperliches (Unter)gewicht?
2. Worauf zielen meine hochfliegenden Träume?
3. Welcher Ehrgeiz spornt mich an? Bestimmt mein Leben?
4. Wo will ich wirklich hin? Wie hoch hinaus?
5. Wonach sehne und *verzehre* ich mich?
6. Welches Gewicht will ich in der Welt erlangen?
7. Was gefällt mir an schlanken Ranken?
8. Habe ich genug Halt, um mich festzuhalten, wenn ich mir selbst schon keine Säule und kein groß(er)mächtiger Halt bin?
9. Was könnte mich unnötig beschweren? Habe ich Angst davor, mit körperlicher auch seelische Schwere abzubekommen?
10. Was käme auf mich zu, wenn ich zulegte?
11. Könnte mehr körperliches Gewicht die Geschwindigkeit meines angestrebten Fortschritts behindern?
12. Wie könnte ich mir mein Leben im übertragenen Sinn erleichtern?
13. Wodurch könnte ich es mir leichter machen statt mich?
14. Was würde mir jetzt am meisten Erleichterung verschaffen, so sehr, dass ich mir mehr Gewicht leisten könnte?
15. In welches Feld habe ich mich verwickelt, in welches möchte ich mich entwickeln.

II.
DIE KÖRPERLICHE EBENE DER GEWICHTSPROBLEME

SEELE UND KÖRPER IN ENGEM ZUSAMMENSPIEL

Der natürlichen Hierarchie in der Zusammenarbeit zwischen Seele und Körper, wie sie sich so schön und der wirkenden Wirklichkeit entsprechend im Wort »Psychosomatik« ausdrückt, sind wir nun gerecht geworden. Es ist einfach viel geschickter, die Treppe von oben nach unten zu kehren als umgekehrt. Nachdem das übergeordnete seelische Thema gefunden ist, gilt es, alle notwendigen körperlichen Unterstützungsmaßnahmen dazuzubringen.

Als Fastenarzt, der sich auch immer mit dem Gegenpol, optimierter Ernährung, beschäftigt hat, und nach all den Büchern zum Thema *Peace Food* bekommt dieser Aspekt durch die Jahrzehnte bei mir sogar immer mehr Gewicht auf dem Weg zum Individualgewicht, da sich hier vonseiten der Wissenschaft so viel Unterstützung ergibt. Und auch weil alles Körperliche in materiellen Zeiten für die meisten so viel leichter und einfacher in Angriff zu nehmen ist.

Sich um den Körper zu kümmern und zu bemühen ist auch ohne Kümmernis und Kummer, ohne Mühe sogar, gut möglich. Wir können uns auf leichte Art das Leben erleichtern, wie ich in unserem Online-Idealgewichtsprogramm seit Jahren im Frühjahr und Herbst mit so vielen teile und miterleben darf. Jetzt geht es also – am liebsten – voll Freude und mit Hingabe und Dankbarkeit um das Haus, in dem unsere Seele schon so lange leben darf, und die körperlichen Gründe, die es ihr schwer machen und die wir ihr erleichtern wollen.

Auch wenn wir im Deutschen dazu neigen, Probleme zu be*arbeiten,* und überhaupt ständig an uns *arbeiten* wollen, uns Lösungen er*arbeiten* und Körper- und Beziehungs*arbeit* leisten, sogar von »Wasser*arbeit*« bei einer der schönsten Erfahrungen freien Schwebens sprechen – es kann alles viel leichter, angenehmer und schöner gehen. Das Leben im Individualgewicht, in seiner besten Form und schönsten Figur, hat eine Tendenz zum Hochgenuss.

Denn die in Studien belegten Vorteile pflanzlich-vollwertiger Kost könnten zwar allein ein Buch füllen, aber Gesundheit, humanitäre, (tier)ethische und ökologische Vorteile reichen einfach noch nicht, sonst wäre die Welt längst umgestiegen.

Tatsächlich hilft es, im Sinne des ersten Schrittes der Salutogenese zu verstehen, warum so einiges zu meiden ist, auch Dinge, die uns bisher sehr schmeckten. Aber noch entscheidender ist, sich jetzt auf das zu verlegen, was *wirklich* schmeckt. Nur Weglassen ist tatsächlich keine Lösung, wie die Erfahrung mit *Peace Food* zeigte. Mir schwante das schon, weswegen auch ein paar Rezepte ins Buch kamen. Aber das reichte nicht, Essen muss richtig schmecken, es muss ein Genuss sein und anmachen im Sinne von »anschalten« und beim Gedanken daran Lust und Freude auslösen, die das Belohnungssystem und seinen Neurotransmitter Dopamin aktivieren und ins Spiel (des Lebens) bringen.

Das schaffen eben die Produkte der Industrie, die es absichtlich und ausschließlich darauf anlegen. Pflanzlich-vollwertige Kost kann das aber sogar noch besser, allerdings kostete es auch mich Zeit, das zu lernen. Nachdem Weglassen nicht reicht, lud ich die besten mir bekannten Köche ein, ihre leckersten und am besten ankommenden und bekömmlichsten pflanzlich-vollwertigen Gerichte nach meinen Vorstellungen einzubringen. *Peace Food – das vegane Kochbuch* entstand so (siehe Anhang). Dessen Erfolg gab uns recht. Nun zeigte sich aber, wie viele Neuveganer enorm viel Zeit brauchten, um leckere Gerichte zuzubereiten. Die nächste Herausforderung war also, nicht nur kostbare, sondern ausgesprochen wohlschmeckende pflanzlich-vollwertige Menüs einfach und in kurzer Zeit zu zaubern: *Peace Food – vegan einfach schnell* ist voller rasch zubereiteter Kostbarkeiten mit Zutaten, die es um die Ecke gibt, denn Essen muss auch praktikabel und überall verfügbar sein wie das Industriefutter und obendrein sehr lecker schmecken, allerdings mit gesunden Mitteln.

Der Aspekt des Genusses ist mit ansprechender Ästhetik und überschaubarem Herstellungsaufwand zu verbinden, entscheidend für nachhaltigen Erfolg aber ist exzellenter Geschmack. *Das große Peace Food-Buch* mit den 150 besten Rezepten der letzten zehn Jahre und anmachenden Bildern könnte eine Basis sein, auf der sich jede(r) seine/ihre Lieblingsspeisen zusammenstellt oder sie neu kombiniert und weiterentwickelt zu eigenen geschmacklichen Höhepunkten. Mit dem Ziel, dass das Leben schmeckt und sein Essen besonders. Das ist der Motor, der nachhaltige Wandlung in Gang bringt.

Selbst eine Ernährungstherapie bei Krankheitsbildern wie Diabetes 1, 2 und 3, neurodegenerativen Erkrankungen und Krebs, aber auch einfach bei Übergewicht muss Wohlschmeckendes bieten, sonst reicht nicht mal bei Kranken die Motivation, sie durchzuhalten. Die *Peace Food Keto-Kur* zeigt aber, dass es selbst für all diese Probleme möglich ist. Guter Geschmack ist der attraktivste Punkt auf dem Weg zum Individualgewicht.

UNMÄSSIGES ESSEN VON UNZULÄNGLICHEM UND SÜCHTIG MACHENDEM

Es gilt aber natürlich auch, die Hindernisse zu betrachten, sie gehören wie Schatten zum Licht. Natürlich kommt bei Gewichtsproblemen auch unsägliches Essen – etwa Fast Food – er*schwer*end hinzu. In USA »Junkfood« genannt (engl. *junk* [Gerümpel, Plunder]), ist es tatsächlich Müll und enthält nicht, was wir brauchen, um gesund zu werden und nicht einmal zu bleiben. Wer solch ungeeignete, minderwertige Nahrung vertilgt, wird davon nicht wirklich satt, weil der Körper zwar weit mehr Kalorien bekommt, als er braucht, aber bei weitem nicht die notwendigen Vitamine, Spurenelemente und sekundären Pflanzenstoffe, um gesund zu bleiben. Das gilt meist ebenso für unsere »Normalernährung« oder Mischkost. Tatsächlich muss man aber auch sogar in den meisten Krankenhäusern *trotz* der angebotenen Nahrung gesund werden, keinesfalls *wegen* ihr. Das Einzige, was sie überreichlich enthält, sind Kalorien, aber gleichsam leere Kalorien ohne all das erwähnte für die Gesundheit so wichtige Beiwerk.

Kaum hat sich der Esser solcher »Müllkost« vom Völlegefühl durch die enorme Kalorienmenge einigermaßen erholt, meldet sein Organismus wieder Hunger in der Hoffnung, doch noch etwas vom Notwendigen, noch Fehlenden zu ergattern. Insofern ist minderwertige Mangelernährung im Kalorienüberfluss, wie heute in Industriestaaten nach US-Vorbild üblich, eine aktive Beihilfe zur Verfettung praktisch aller, die sich auf diese Ernährungskatastrophe einlassen – einzelner Menschen wie ganzer Gesellschaften. Die Corona-Pandemie, die bisher in USA am meisten Opfer forderte, spricht eine deutliche

Sprache. Nirgendwo sonst leiden so viele Menschen an Junkfood-geförderter Fettsucht und in der Folge Diabetes 2 und Hochdruck. Hinzu kommt die Unterversorgung mit Vitamin D, besonders der Schwarzen in nördlichen Breiten.

Indigene Bevölkerungen ereilt der aus Junkfood folgende gesundheitliche Verfall aufgrund der geringen Anpassungszeit sogar besonders rasch. Indianer- und Insulanervölker, die sich lange der mangelbetonten Verfettungsmast enthielten, gerieten, als der Bann schließlich brach, umso schneller ins moderne Gesundheitselend. Innerhalb kürzester Zeit war zum Beispiel die Hälfte der bereits erwähnten Pima-Indianer aus Arizona mit Diabetes vom Typ 2 geschlagen.

Die Gründe für dieses moderne Ernährungselend sind also einfach und ebenso leicht zu eliminieren. Die Fehlernährung enthält viel zu viel Zucker und überhaupt raffinierte Kohlenhydrate wie auch zu viel minderwertiges Fett tierischer und pflanzlicher Herkunft, vor allem aber Tierprotein, das – nach vielen modernen Forschungsergebnissen – besser ganz wegbliebe wie auch Zucker.

Die gesündesten und langlebigsten Menschen der Erde, die Adventisten in Südkalifornien um die Stadt Loma Linda, sind Beleg dafür. Eine große Zahl von ihnen isst und lebt seit Generationen in jeder Lebensphase pflanzlich-vollwertig. Nach Prof. Claus Leitzmann erreichen hier die Frauen ein in der übrigen Welt unerreichtes Durchschnittsalter von 91, die Männer von immer noch 89 Jahren, was zur Zeit der Erhebung gut zehn Jahren über dem US-Durchschnitt lag. Vor allem aber sind sie mehrheitlich bis ins sehr hohe Alter gesund und über Hundertjährige bei ihnen üblich.

Für das Zusammenspiel von Seele und Körper eignet sich gut der von Sigmund Freud eingeführte Begriff der »Ergänzungsreihen«. Stehen seelische Gründe weit im Vordergrund, braucht es nicht viel Fehlernährung, um zu verfetten. Wer sich andererseits konsequent und ausschließlich fehlernährt, braucht nicht viel seelischen Grund, um stark zuzunehmen. Allerdings ist, um viel schlechte Nahrung zu sich zu nehmen, natürlich auch eine entsprechende seelische (Fehl)haltung unerlöster Gleichgültigkeit nötig oder eben – *nomen est omen* – Wurstigkeit.

Tatsächlich ergänzen sich Körper und Seele perfekt. Wo gleichzeitig von beiden Seiten Gründe auflaufen, entwickeln sich moderne Fettsuchtseuchen US-amerikanischer Provenienz. Und in dem Maße, wie wir diesen – aus meiner Sicht kranken – Lebensstil nachahmen, geschieht dies auch bei uns. Menschen, die ihr Leben nicht mehr rund bekommen, bei denen nichts mehr rundläuft, die zudem vom Überfluss minderwertiger Nahrung schlecht leben, fallen ausufernder Fettsucht besonders leicht zum Opfer und dann auch jeder Grippewelle.

Wenn Essen nicht enthält, was der Organismus braucht, führt das Hungersystem zu Daueressen. Nur vollwertige, alles Notwendige enthaltende Kost bietet die Chance, Hunger wirklich nachhaltig zu stillen.

Neben dem schon erwähnten Mangel im Überfluss gibt es einige weitere (Gewichts)fallen und Stolpersteine auf dem Weg zum Individualgewicht. Der Mangel bezieht sich auf Spurenelemente, sekundäre Pflanzenstoffe und Vitamine, der Überfluss auf leere Kalorien. Das Ergebnis ist nicht enden wollender Hunger nach dem Wesentlichen in der Nahrung – in körperlicher wie seelischer Hinsicht. Dieser ständige Appetit führt zu immer mehr Essen. Ein entscheidender Punkt, der zusätzlich für Vollwertigkeit spricht, ist das zwingende Weglassen von Zucker und anderen raffinierten Kohlenhydraten.

Wie enorm das Suchtpotenzial von Zucker ist, zeigte sich in Studien, wo man Ratten Kokain, Heroin und Zucker anbot und diese sich viermal häufiger für Zucker als für Drogen entschieden, auch wenn sie die Wirkung von Kokain und Heroin kannten.[1] Das erklärt jenes enorme Verlangen nach Süßem, das auch viele Menschen erleben und die Amerikaner »Craving« nennen. Es ist nachweislich umso stärker, je raffinierter das Nahrungsmittel ist, und kann sich auch auf Salziges richten. Selbstverständliches Ziel der Nahrungsindustrie ist, Menschen dazu zu bringen, möglichst viel von ihrer Kost zu essen. Dazu verwenden sie Geschmacksverstärker wie Glutamat, aber auch Zucker, Salz, Fett und Alkohol. Je raffinierter die jeweiligen Stoffe sind, desto rascher gelangen sie ins Blut und desto höher ist ihr Suchtpotenzial. Bei Kohlenhydraten und ihrem glykämischen Index (GI) beziehungsweise der entsprechenden Last (GL) ist das inzwischen allgemein bekannt, aber es gilt darüber hinaus.

GLYKÄMISCHER INDEX (GI) UND GLYKÄMISCHE LAST (GL)

Der *glykämische Index* ist ein Maß, um die Wirkung eines kohlenhydrathaltigen Lebensmittels auf den Blutzuckerspiegel zu bestimmen (griech. *glykýs* [süß] und *haíma* [Blut]). Je höher der Wert, umso mehr Zucker ist im Blut. Die blutzuckersteigernde Wirkung von Traubenzucker dient dabei als Referenzwert (100). Die *glykämische Last* gilt als Indikator für den ausgelösten Insulinbedarf. Sie ist das Produkt aus GI und Menge der zugeführten Kohlenhydrate. Der GI von Möhren und Baguette zum Beispiel ist gleich, aber die GL von 100 Gramm Baguette entspricht derjenigen von 700 Gramm Möhren.

Die Ärzte und Suchtspezialisten Shird Schindler und Iris Zachenhofer schreiben: »Viel mehr als in unserer alleinigen persönlichen Verantwortung liegt das Problem darin, dass wir zunehmend den falschen Lebensmitteln ausgesetzt sind. Die Industrie entwirft sie absichtlich so, dass sie ein Suchtpotenzial wie Drogen haben. Sie verursacht durch die Auswahl der Inhaltsstoffe absichtliches chemisches Craving bei ihren Kunden. Und sie sorgt dafür, dass ihre Produkte überall schnell, billig und unkompliziert verfügbar sind.«[2]

Aber es liegt natürlich doch in unserer Verantwortung, was wir kaufen und zu uns nehmen. Mit pflanzlich-vollwertiger Kost können wir uns all das jedenfalls ersparen, denn natürliche Lebensmittel lösen diese chemische Lust-Sucht nicht aus.

Allerdings gibt es nach Aussagen beider Autoren auch emotionales Craving, das sich auf jede Kost beziehen kann, einfach weil unser »Sucht-Gedächtnis« diese mit bestimmten angenehmen Situationen verbindet. Das beginnt schon mit dem Stillen an der weichen, warmen Brust der Mutter und dem süßen Geschmack der Milch. In dieser Hinsicht hilft vor allem Achtsamkeit und Bewusstheit und wiederum im Sinn der Salutogenese das Durchschauen des Zusammenhangs, um ihn zu wandeln.

Zuckerorgien

Der schon ausführlich erwähnte Umgang mit der Süße des Lebens, die von Anfang an und durch die ganze Kindheit natürlicherweise wichtigste Geschmackskomponente, wird zum oft entscheidenden Stolperstein. Große Nahrungsmittelkonzerne nutzen diese Falle auf ebenso bedenkenlose wie zuckersüße Weise aus und setzen voll auf billigen Zucker und analoge Stoffe wie Corn-(Mais-)Sirup. Viele bleiben damit ein Leben lang – nicht nur essensmäßig – auf Kinderniveau, sondern überlasten auch biochemisch ihre Zellen. Auch wenn Glucose als Teil der Galaktose in der Muttermilch die Grundlage unserer frühen Großhirnentwicklung darstellt, wird sie den Körperzellen unter der modernen extremen Verzuckerung durch Industrie-Fertignahrung und Zuckergetränke viel zu viel. Sogenannte Softdrinks machen tatsächlich die Gefäße hart, statt sie weich *(soft)* zu halten. Weich machen sie höchstens im übertragenen Sinn das Gehirn, da sie nicht nur Übergewicht, sondern auch Alzheimer-Demenz im Sinne von Diabetes Typ 3 anbahnen und die Gefäße hinsichtlich Herz- und Hirninfarkten schädigen.

Die Wissenschaft nennt die Auswirkungen dieser das ganze System heimsuchenden Verzuckerung wie gesagt »Glykierung«. Den Zellen bleibt schließlich kein Ausweg, als gegen die Zuckerflut dichtzumachen und sich ihr zu verschließen. Diese Insulinresistenz geht ins sogenannte metabolische Syndrom als Vorstufe von Diabetes 2 über. In dieser Not entsteht – von der Stoffwechselebene aus betrachtet – auch Krebs. Denn dessen Zellen stellen sich auf den neuen Überfluss an Zucker ein, akzeptieren ihn als neue Nahrung und lassen es sich in diesem süßen und zugleich sauren Milieu so richtig gutgehen. Mittels eines uralten Verfahrens aus Evolutionszeiten, der Gärung, machen sie gute Miene zum bösen Spiel.

Alle anderen Zellen, selbst die härtesten des Zahnschmelzes, leiden unter der Verzuckerung beziehungsweise werden zur leichten Beute geradezu zuckersüchtiger Kariesbakterien. Die Quelle der Überzuckerung des Stoffwechsels – und des modernen Lebens – ist die Mast mit raffinierten Kohlenhydraten. Die Folgen sind neben den erwähnten Krebs, Gefäß- und Herzproblemen, Alzheimer-Demenz und eine Fülle weiterer Krankheitsbilder.

Der Weg dahin beginnt mit dem der Insulinresistenz. Wenn die Körperzellen gegen die Zuckerflut dichtmachen, erhöht der insulinproduzierende Teil der Bauchspeicheldrüse reflektorisch die Insulinproduktion und -ausschüttung, aber die Organzellen bleiben im Widerstand. Der dadurch immer weiter steigende Insulinspiegel führt wie erwähnt über das metabolische Syndrom zur Resignation und schließlich zur Aufgabe der Bauchspeicheldrüse und damit zu Diabetes Typ 2, das heißt, es bleibt zu viel Zucker im Blut. Bis dahin wird weiter – gleichsam unter Hochdruck – Zucker gegen den Widerstand der Zellen in diese hineingepresst, was sie wachsen und anschwellen lässt wie ihre Besitzer.

Die Überschwemmung mit raffinierten Kohlenhydraten ist also auf biochemischer Ebene mitentscheidend für die Übergewichtsseuche, die die moderne Welt erlebt, soweit sie sich besagtem amerikanischen Lebens- beziehungsweise eigentlich Todesstil ergibt.

Besonders deutlich wird das an den Ufern des Amazonas. Am dichter besiedelten Hauptstrom und den größeren Seitenarmen, wo die amerikanische Junkfood-Flut angekommen ist, sind die Bewohner bereits unförmig und übergewichtig. Wo die Amerikanisierung noch nicht hinreicht, sind sie noch schlank und drahtig. Bis auch sie sich dem körperlichen – und seelischen – Elend ergeben, scheint eine reine Zeitfrage.

Wie bei all diesen entsetzlichen Entwicklungen muss das Elend bei uns gestoppt werden, um es auch bei den indigenen Völkern zu beenden.

Persönliche Vorbereitungen und Voraussetzungen

Ein entscheidender Punkt für all die angebotenen gut erprobten Lösungen ist Bewusstheit beim Essen. Solange wir »nebenbei« essen, bekommen wir kaum mit, was und wie viel wir uns wie und wann im wahrsten Sinne des Wortes einverleiben. Statt uns sollten wir also lieber das Nebenbeiessen aufgeben!

Daraus folgt, dass Fernsehen und Essen unvereinbar sind. Solange Kinder nach Hause kommen, sich aus dem Kühlschrank bedienen und vor der Glotze verschlingen, was dort eingelagert war, machen sich beide, Eltern und Kinder, schuldig an der ruinierten Zukunft Letzterer.

Ein Familientisch ohne Fernsehen und Computer, an dem gemeinsam gegessen wird, böte darüber hinaus verblüffende Chancen. Wo weder Fernsehen noch Radio dröhnt und der ganze IT-Zauber außen vor bleibt, fangen Kinder sogar wieder an, mit ihren Eltern zu reden, wodurch die wieder mitbekommen, woran ihre Kids leiden und wo sie in ihrer Entwicklung gerade stehen und vielleicht Hilfe bräuchten.

Ein ruhiger Esstisch für solche aus der Mode gekommenen Essensrituale ist ein Segen für die ganze Familie.

Der Beginn könnte am besten mit einem solchen täglichen Ritual gelingen. Das Frühstück hätte als Einstimmung auf den Tag seine Vorteile, ist aber bei heute üblicher Individualisierung und eingerissener Hektik wahrscheinlich illusionär. Mittagstisch ist für die meisten inzwischen auswärts, also bliebe das Abendessen. Diese Idee ist sicher schon sehr schwer durchzusetzen und fordert viel von den Eltern, kann sich aber zum späten Segen entwickeln, vor allem wenn sich – wie beschrieben – ein Feierabend anschließt.

Hilfreich ist, wenn es im Kühl- und allen anderen Schränken nichts mehr gäbe, was einfach und leicht zu verschlingen ist. Solange sich dort rohes Gemüse und Obst findet, ist die Versuchung der Selbstbedienung geringer. Und wenn es doch geschieht, ist der gesundheitliche Schaden minimal.

Tiefkühlkost, die nachweislich kaum mehr Biophotonen enthält und damit nichts zum Leuchten des Lebens beiträgt, würde am besten ganz verschwinden. Schon um den Kindern die Option zu erhalten, Leuchten zu werden. Süßigkeiten fallen sowieso weg.

Zuckerersatz – Übergangssüße auf dem Weg ins Erwachsenenalter

Wie Zuckersüße zur Kindheit, gehören scharfe, salzige, saure und bittere Geschmacksrichtungen zum Erwachsenenleben. Wir haben heute – analog zum unübersehbar herrschenden Jugendkult – eine Tendenz, all diese Geschmacksrichtungen zu ignorieren zugunsten überbordender Süße, die unser Leben auf körperlicher Ebene früher als nötig zerstört und zuvor schon behindert. Ein Beispiel sind Salate, deren neuere Züchtungen weniger oder so gut wie keine Bitterstoffe mehr haben. Das Nachsehen hat dabei die Leber, die Bitterstoffe so dringend braucht.

Um den Übergang zur Vielfalt der Geschmäcker wieder zu schaffen, ist es gut, vorerst auf weniger schädliche oder sogar unschädliche Süßungsmittel zu setzen statt auf die in industriell produzierten Lebensmitteln verwendeten. Agaven- oder Birnendicksaft, Kokosblütenzucker, Dattel- und Ahornsirup sind zwar natürlich und auch in Bio-Qualität erhältlich, haben aber doch einen hohen Glucoseanteil, folglich einen entsprechend hohen glykämischen Index und ebensolche Last. Das macht sie im Hinblick auf das metabolische Syndrom verdächtig, bezüglich Diabetes 2, 3 und neurodegenerative Erkrankungen problematisch und verbietet sie bei Krebs komplett.

Aber selbst in diesen Situationen kann man natürliche Süßungsmittel wie Stevia verwenden. Es ist allerdings vielen geschmacklich nicht angenehm und bald sogar unerträglich. Süße aber sollte nicht ertragen, sondern genossen werden. Birkenzucker, Xylit, ist den meisten geschmacklich angenehmer und hat den Vorteil eines geringeren glykämischen Index gegenüber den anfangs erwähnten reinen Naturprodukten. Für Hunde ist es allerdings tödlich.

Vor allem aber Erythrit, aus Reis oder Mais durch Vergärung von deren Glucose gewonnen, ist der neue Star unter den Zuckerersatz-Tipps, denn es nimmt gar nicht am Stoffwechsel teil, schmeckt fast genau wie Zucker und hat circa 50 bis 70 Prozent von dessen Süßkraft. Der Stoff wurde bereits im Jahr 1848 isoliert, 1997 in den USA und 2006 in Europa ohne Mengenbeschränkungen als Lebensmittelzusatzstoff zugelassen. Mit einem gewöhnlichem Haushaltszucker sehr ähnlichen Geschmack und ganz ohne dessen verheerende gesundheitliche Schäden, was GI und GL angeht, ist es – wie Xylit auch – für die Zähne sogar gesund, da es bakterizid wirkt und insofern Karies vorbeugt. Da es auch ein gutes Antioxidans ist, haben wir hier gesunde »Süße ohne Reue« zur Verfügung.

Allerdings wirkt Erythrit noch kühlender als Zucker, was im Sommer sehr angenehm, aber im Winter für viele weniger günstig ist, natürlich abhängig vom jeweiligen Naturell. Für heiße Typen ist es immer ideal. Die von uns bevorzugte geschmackliche Erythrit-Variante heißt »Eryfly«, sie versüßt mein Leben und das unserer Gäste in TamanGa seit Jahren.

Eryfly ist auch das Geheimnis der milch- und zuckerfreien Eryfly-Schokolade.

HUNGERFALLEN

An erster Stelle ist bei den »Hungerfallen« sicher der Lebenshunger zu erwähnen. Die große Mehrheit aller Menschen hat – nach wissenschaftlichen Untersuchungen der Sterbeforscher – ein und dasselbe Problem auf dem Totenbett: das nicht gelebte Leben. Vor lauter

Ablenkung im Bereich Konsum, Karriere und Unterhaltung verpassten sie die wesentlichen Dinge des Lebens, was bei der letzten großen Bilanz dann so deprimierend zu Buche schlägt.

An zweiter Stelle trägt – wie gesagt – zum Dauerhunger bei, dass die von der Industrie produzierten Nahrungs- schon längst keine vollwertigen Lebensmittel mehr sind und vielfach nicht mehr enthalten, was wir eigentlich brauchen. Deshalb der, kaum ist das Völlegefühl überwunden, neue Hunger.

Die Zucker-Insulin-Falle ist ein weiterer Garant für ständigen Hunger und Übergewicht. Raffinierte Kohlenhydrate lassen den Insulinwert hochschnellen. Da der Körper keinen so raschen Glucose-Anstieg aus der Evolution kennt, missversteht er ihn als riesige Zuckermenge und schüttet entsprechend viel (zu viel) Insulin aus, was schon nach kurzer Zeit zu Unterzucker und damit neuerlichem Hunger führt. Das heißt, nach dem Frühstück braucht es rasch ein zweites, das Nüni der Schweizer, die zweite Jause der Österreicher, das zweite Frühstück der Deutschen – und wieder eine Orgie raffinierter Kohlenhydrate. So kommen wir schon hungrig zum Mittagessen, das wiederum nicht lange vorhalten kann, aber es gibt ja Snacks und Riegel »für den kleinen Hunger zwischendurch«. Auf jeden Fall braucht es eine Kaffeepause, schlimmstenfalls mit Kuchen, und die garantiert dann, dass wir auch hungrig zum Abendessen kommen. Dessen Zusammensetzung führt anschließend zu weiteren Kleinkatastrophen wie Süßigkeiten und Chips. Auch die von Seminarhotels angebotenen Tagungspauschalen fördern durch Speisenangebot und -fülle körperliche Fülle. Der ständig hohe Insulinspiegel drückt die Kohlenhydrate in die Zellen und sorgt für Gewicht.

Hier ergibt sich die nächste Falle, weil dauerhaft erhöhte Insulinspiegel auch die Hormonsituation beeinflussen; das heißt, das den Hunger besänftigende und aktivitätssteigernde Leptin gerät ins Hintertreffen gegenüber dem Hungermelder Ghrelin, der unser Gehirn entsprechend um- beziehungsweise falsch programmiert.

Dazu kommen Stoffe, von Experten »Brain-Transformer« genannt, die die Schaltkreise in unserem Gehirn vorsätzlich manipulieren. Was nach Drogen klingt, sind tatsächlich »nur« legale Zusatzstoffe zur Nahrung.

Inzwischen sind einige Stoffe bekannt, die Botenmoleküle im Organismus beeinflussen und unser Gehirn so umprogrammieren, dass dauerhaft Hungergefühle entstehen. Spanische Wissenschaftler fanden, dass etwa Glutamat bei Ratten die Konzentration des »Schlankheitshormons« Leptin reduziere und so deren Gehirn dahin gehend manipuliere, dass es falsche Botschaften erhalte und Impulse zu Nahrungsaufnahme aussende, obwohl gar kein Bedarf bestehe. Der Kieler Forscher Prof. Dr. Michael Hermanussen hat ebenfalls mit seiner Forschungsgruppe festgestellt, dass Glutamat »Gefräßigkeit« verursachen kann.

Ein bekanntes Beispiel sind die Stapelchips in runden Dosen. Den Geschmack dieser Chips garantiert meist insbesondere der Zusatzstoff E 621 (Mononatriumglutamat [MNG]). In hohen Dosen wirkt er als Nervengift. Die Blut-Hirn-Schranke schützt unser Gehirn vor solchen Giften, aber nicht, wenn sie indirekt wirken über die Zentrale unseres Hormonsystems, das auch unser Hungergefühl regelt. Das Gift MNG führt so zu dauerhaftem Hunger – und wir essen immer mehr Chips und können kaum aufhören.

Das ist aber nur eines von vielen Beispielen. Man denkt: Was soll an Kartoffeln schon schlecht sein? In Wirklichkeit handelt es sich dabei um bedenkliche Fette, überhöhte Salzmengen und gefährliche Zusatzstoffe, der Kartoffelanteil gibt den Namen, ist sonst aber zu vernachlässigen.

Vieles spricht außerdem dafür, dass über lange Zeiträume große Gefahr von solchen sogar meist deklarierten Stoffen in der

Industrienahrung ausgeht. Sie können den Organismus schleichend vergiften und oft erst nach langem Konsum ihr volles Schadenspotenzial entfalten.

RAUS AUS DER HUNGERFALLE!

Als Konsequenz aus der Hungerfallensammlung kann man grundlegend folgende Strategien anwenden:

- den persönlichen »Hunger nach Leben« auf angemessene Weise stillen,
- raffinierte Kohlenhydrate konsequent meiden,
- auf industriell verarbeitete Lebensmittel verzichten und
- die Ernährung auf pflanzlich-vollwertige Lebensmittel von Bio-Qualität umstellen, da sie bei viel Volumen rasch den Sättigungsreflex vom Magen zum Gehirn auslösen, ohne viele Kalorien zu enthalten.
- Intensiver Sport lässt das Sättigungshormon Leptin ansteigen und den Gegenspieler Ghrelin, der Hunger fördert, sinken.
- Ausreichend guter Schlaf gleicht in Bezug auf beide Hormone intensivem Sport,
- der wiederum guten Schlaf fördert.
- Aber Sport ist nur hilfreich, wenn er Spaß macht. Als erzwungene Abnehmmaßnahme ist er schädlich, weil er dann einen Teil der Motivation verbraucht (mehr darüber in den Kapiteln »Bewegung und Motivationsenergie« und »Das Grundumsatz-Dilemma«).

BIOHACKING – NOCH MEHR LICHT NACH SO VIEL SCHATTEN

Der Gegenpol zu viel Unheil in unserer Nahrung: Wir können über sie auch für Heil sorgen. Der normal gewordene Gifteintrag durch Mischkost lässt sich durch pflanzliche Kost um 92 Prozent reduzieren, der verbleibende Anteil von acht Prozent durch Vollwertigkeit weiter minimieren.

Wir können durch Frisch- und viel Rohkost den Lichtanteil (Biophotonen) der Nahrung enorm erhöhen.

Unsere persönliche Idealkost lässt sich am besten nach dem Fasten finden. Danach ist es leicht, Gemüse Sorte für Sorte daraufhin zu testen, ob und wie sie uns bekommt. So lässt sich unser Speisezettel mit Genuss erweitern, statt Verzichtgefühle zu wecken, wie sie mit strengen Diäten wie der von US-Chirurg Dr. Steven R. Gundry stets einhergehen.

Als Erster im Bunde der stimmungsbestimmenden Neurotransmitter ist das Wachstumshormon HGH (Human Growth Hormone) wichtig, das der Organismus nach sechs Stunden Fasten ausschüttet. Wir bekommen es durch Kurzzeitfasten täglich gratis, und ich genehmige es mir seit guten vierzig Jahren. Es sorgt für die aufgeräumte Stimmung des Zu- und Anpackens und inneren und äußeren Aufräumens bei Fastenzeiten.

Darüber hinaus können wir aber noch trickreich für mehr Lebensfreude und -lust sorgen, indem wir uns gezielt die Vorstufen jener Neurotransmitter zuführen, die für Wohlgefühl zuständig sind, wie Serotonin oder für Glücksgefühle Dopamin. Beides findet sich in der kleinen roten Pille Amorex: 5-Hydrotryptophan (HTP) aus der Afrikanischen Schwarzbohne (Griffonia) und ist die Vorstufe von Serotonin; S-Adenosyl-Methionin aus Hefe ist in die Dopaminproduktion involviert. Wir müssen dem Organismus dann »nur« noch Gelegenheit für solch schöne Seelenzustände bieten, schon kann er sich ausreichend Wohlfühlhormon und Belohnungs- und Glückshormon herstellen.

Als pflanzlich-vollwertiger *Peace-Food*-Esser brauche ich – konsequent vegan lebend – Amorex auch, um genügend vom richtigen Vitamin B_{12} zu bekommen. Die kleine rote Pille, morgens nach dem Aufstehen und abends vor dem Schlafengehen genommen, bringt nicht nur eine gut ausreichende Dosis des Methylcobalamins ins Spiel, sondern auch gleich noch 2000 I.E. Vitamin D. Das ist das Minimum, das wir alle brauchen. Eine Studie zu Beginn der Corona-Krise zeigte, wie die Schwere des Covid-19-Verlaufs mit zu geringem Vitamin-D-Spiegel zunahm.[3] Zusätzlich empfehle ich noch, so oft wie möglich, am besten täglich, jedenfalls jeden dritten Tag eine halbe Stunde Sonnenbaden. Außerdem mag ich das enthaltene Vitamin B_6, das es mir erleichtert, mich an meine Träume zu erinnern. Darüber hinaus sind noch so empfehlenswerte Bestandteile wie Vitamin B_1, Biotin und Folat enthalten. Es sind alles natürliche Stoffe, durchweg vegan. Die kleine Pille lässt sich auch locker ohne Wasser schlucken. *Peace-Food*-EsserInnen müssen jedenfalls unbedingt für das richtige Vitamin B_{12} sorgen. Alles andere ist nicht zwingend, aber macht es leichter; und besonders die Vorstufen der für unsere Lebensstimmung zuständigen Neurotransmitter sind eine zauberhafte Möglichkeit, deren gezielten Einsatz ich nicht mehr missen möchte.

IMMER MEHR FÜR IMMER WENIGER – DAS ARCHETYPISCHE WEGMUSTER IN DEN ABGRUND

Durch das Überangebot zuckerreicher Kalorienbomben, immer mehr in Massentier-Zucht-Häusern produziertes Tierprotein und minderwertiges Fett in Gestalt von hochraffiniertem Öl wurden Lebens- zu Nahrungsmitteln und diese zur Freude der Verbraucher immer billiger, aber keineswegs günstiger. Denn durch ihre mindere Qualität kosten sie viel Lebensqualität und letztlich das Leben selbst – und zwar viel zu früh. Auf der anderen Seite sank der durchschnittliche Anteil der Ausgaben für Ernährung von annähernd 50 Prozent nach dem Krieg auf unter zehn Prozent im heutigen Deutschland. Vor lauter Freude und Dankbarkeit der Bevölkerung, nach dem Krieg alles reichlicher und besser zu bekommen, bemerkte sie den anschließenden Niedergang der Qualität kaum.

Diese Kurve aus der anfänglichen Verbesserung in den späteren Absturz ist ein Archetyp, ein Urmuster und wesentliches Element unserer Zeit.

Um den Weg ins Gewicht- und Figurelend zu durchschauen, ist es hilfreich, das zugrunde liegende Muster zu (er)kennen. Mein bevorzugtes Modell der Erklärung ist ebenso deutlich wie drastisch.

Werfen wir einen Frosch in 50 °C heißes Wasser, springt er, um sein Leben zu retten, sofort wieder heraus. Derselbe Frosch, anschließend in einen Topf mit 10 °C kaltem Wasser gesetzt, wird träge abhängen. Als wechselwarmes Wesen nimmt sein Blut die jeweilige Außentemperatur an. Heizen wir das Wasser nun langsam auf, wird er immer agiler. Bei 20 °C geht es ihm schon besser, bei 30 °C bekommt er mediterrane Sommergefühle, mit 40 °C sind schon karibische Temperaturen überschritten, und es wird ihm sehr warm, aber er wird bleiben, da es ja bisher immer besser wurde. Erstaunlicher*weise* bleibt er nun aber auch bei 50 °C und lässt sich schließlich (ab)kochen.

In ähnlicher Weise lassen wir uns abkochen, meist ohne es zu bemerken: Natürlich war es ein Riesenfortschritt, der so vielen das Leben verbesserte, als unsere Vorfahren endlich mehr und schließlich genug zu essen bekamen. Wenn es nicht genug (Quantität) gibt, spielt die Qualität im Bewusstsein der Hungernden nur eine untergeordnete Rolle. Insofern bemerkten es die meisten gar nicht, wie mit zunehmender Quantität allmählich die Qualität abnahm. Tatsächlich verhielten sich beide umgekehrt proportional. Die Qualität ging in dem Maße zurück, wie die Quantität zunahm. Die Einbuße an Lebensqualität nehmen die meisten nicht als solche wahr. Sie bringen die Fülle der erwähnten Krankheitsbilder kaum mit dem Mangel an Essensqualität in Zusammenhang. Wenn eine Entwicklung am Anfang längere Zeit nach oben führt, akzeptieren die meisten von uns in Froschmanier anschließende sukzessive Abstürze in unsägliche Tiefen.

Für dieses Muster gibt es so viele Beispiele, auch aus unserem Schwerpunktbereich. Natürlich ist mit der Entdeckung des Kunstdüngers durch den deutschen Chemiker und Humanisten Justus von Liebig die Nahrung erst mal reichlicher und günstiger geworden. Liebig wollte damit den Hunger auf der Welt beenden. Das ist nicht geschehen, denn im Kapitalismus geht es nicht um Menschenfreundlichkeit, sondern um Profit(maximierung). Zwar wurden der Erde mittels Kunstdünger die Hauptbestandteile der Nahrung eben »künstlich« zurückgegeben, aber Spurenelemente, Vitamine und sekundäre Pflanzenstoffe blieben auf der Strecke und fehlen heute meistens massiv. So wurde aus dem ursprünglichen Fortschritt das moderne Fiasko. Es führt wie schon gesagt zu Dauerhunger und

-essen – aber vor allem öffnet es Krankheitsbildern wie Krebs Tür und Tor.

In typischer Froschmanier lässt sich die Mehrheit der Bevölkerung weiter mit jenem billigen Industriemüll der Konzerne abkochen, von dem einer ihrer CEOs (frei übersetzt »Chef-Exekutions-Offizier«) in schönstem Einklang mit den Cheflobbyisten in der Politik freimütig zugibt, dass er weiterhin 90 Prozent Schädliches enthält.

Immerhin haben wir in der Bio-Landwirtschaft einen Gegentrend zurück zu ursprünglicher Qualität. Zwar auch zu höheren Preisen, die jedoch durch kleinere erforderliche Mengen, aber auch durch bessere Gesundheit und damit geringere Kosten für die medizinische Versorgung mehr als wettgemacht werden, von den weiteren positiven Effekten für Umwelt, Mensch und Tier gar nicht zu reden.

DIE ROLLE DES ALKOHOLS BEI DER GEWICHTSTHEMATIK

Natürlich enthält Alkohol ziemlich viele Kalorien, vor allem aber schädigt er – dosisabhängig – direkt Leber und Gehirn und leistet auch Krebs Vorschub. Wohingegen ein Glas Wein am Tag sogar kardioprotektiv sein soll, also herzschonend. Zugunsten von Alkohol ließe sich anführen, dass ohne ihn die bürgerliche Betrübnis noch gravierender wäre und Feste, die das Leben feiern, kaum noch denkbar. Alkoholverbote eröffnen, wie beispielsweise in der US-amerikanischen Prohibitionszeit (1920–1933) ausprobiert, lediglich dem organisierten Verbrechen einen lukrativen Geschäftszweig. Da verdient dann Vater Staat doch lieber selbst an der Alkoholsteuer.

Was die Kalorien beim Alkohol angeht, habe ich bayerische Alkoholiker erlebt, die sich von Bier ganz gut ernähren konnten. Sie sind rundlich im Gegensatz zu ihren Kollegen, den Clochards von der Weinfraktion. Oder den nordlichternen Anhängern der »Steinpilskur«: Je ein Steinhäger und ein Pils halten weder Leber noch Hirn lange durch. Allerdings neigen die Freunde dieser Dauerkur zum Gewichtsverlust, wie auch die Clochards. Was die Vitalität gesamt angeht, ist dieser Weg natürlich nicht empfehlenswert. Das Gros der Alkoholiker in unseren Breiten kommt aber gar nicht aus diesen Milieus.

Es sind oft mehr oder weniger gut etablierte Bürger, die mit ähnlich raffinierten Tricks ihre Alkoholschäden als Wunder darstellen wie gutbürgerliche Übergewichtige ihr unerklärliches Gewicht nach dem Motto: »Herr Doktor ich trinke wirklich nur eine Bouteille am Tag mit meiner Frau, und das hat der Herr Professor XY ausdrücklich erlaubt.« Der Professor, wahrscheinlich auch kein Abstinenzler, mag das wirklich so gesagt haben. Aber die Wirklichkeit ist dann doch die: Am Abend holt er einen edlen Tropfen aus seinem gepflegten Weinkeller – hier ist immer zu bedenken, dass teure Weine ähnlich viel Alkohol enthalten wie billige – und trägt die Flasche liebevoll im Arm eigenfüßig hoch zu seiner Frau. Damit ist der gesündere Teil aber auch schon vorbei. Er nimmt als Kenner den Probeschluck und trinkt anschließend sein Glas aus. Dann gießt er beiden ein, sie stoßen auf ihr gutes Leben an. Seine Frau leistet ihm gern Gesellschaft und dient ihm unbewusst als Alibi. Am Ende des Abends ist er schon ziemlich guter Laune, und beim letzten Schluck – die Flasche ist dann vielleicht auch doch nicht mehr die erste – bemerkt er, dass seine Frau mal wieder nicht ausgetrunken hat. Er opfert sich spontan und genießt auch noch die Neige. Dank dieser Tradition wird er bei bester Stimmung und mit schöner Regelmäßigkeit zum Alkoholiker und will es gar nicht glauben.

Alkohol hat mit seiner bekannten und beliebten Veränderung des Bewusstseins die Eigenschaft, selbiges massiv zu beeinflussen. Fragt man geübte »Weinländer« wie etwa Franken oder Burgenländer beim Erstgespräch nach ihrem täglichen Alkoholkonsum, bekommt man nicht selten eine negative Antwort. Bleibt man – bestärkt durch die Leberwerte des Labors – beharrlich und fragt weiter: »Was trinken S' denn so zu Mittag?«, lautet die Antwort nicht selten ganz ehrlich: »Ein Viertele.« Dabei ist zu bedenken, dass solche verbalen Diminutive nicht volumenprozentreduzierend wirken. Wenn dann auf die Frage »Und wie viel am Abend?« kommt: »Je nachdem, zwei, drei Viertele«, erklärt diese Antwort dann schließlich die Laborwerte.

PatientInnen neigen manchmal einfach dazu, den eigenen Lieblingsalkohol nicht mitzuzählen. Da gilt dann der hochprozentige Melissengeist (79 Volumenprozent) als reines Schlaf- und Beruhigungsmittel. Das ist wohl auch das Fatale, weswegen der direkt im »Flachmann« feilgebotene Schnaps vor allem bei Damen großen Zuspruch findet, die mit dem guten Gefühl, ein Getränk der Klosterfrauen könne wohl nicht schaden, zu Alkoholikerinnen werden. Niederbayerische PatientInnen habe ich oft dabei ertappt, dass sie Bier nicht zum Alkohol, sondern zum Essen zählen. Und ein bisschen haben sie recht, Alkohol ist hochkalorisch, und oben erwähnte Spezialisten bekommen zu Hirn- und Leberschäden noch mehr als eine tägliche Zusatzmahlzeit.

Noch wichtiger bei unserem Thema als die Kalorien ist jedoch, wie sehr Alkohol den Willen schwächt, seinen bereits gefassten Prinzipien treu zu bleiben. Man sollte sich also davor hüten, den Genuss von Alkohol zu einer Gewohnheit werden zu lassen und sein eigenes Trinkverhalten zu unterschätzen. Dahingegen ist nicht viel gegen den maßvollen Genuss einzuwenden – gelegentlich oder zu bestimmten Anlässen.

BEWEGUNG UND MOTIVATIONSENERGIE

Wir sind es gewohnt, Bewegungsmangel als weiteren wesentlichen Grund für das Übergewichtsphänomen der Industrieländer an den Pranger zu stellen. Bevor wir uns nun aber in schweißtreibende Aktivitäten stürzen, gilt es, das Ganze etwas differenzierter zu betrachten. Bewegung wird nachhaltig beim Abnehmen helfen, beispielsweise wenn sie regelmäßig und mit Lust und Liebe, in adäquater Weise und so ausgeführt wird, dass sie die Steigerung unseres Grundumsatzes fördert (dazu mehr im nächsten Kapitel). Doch ist Sport zum Abnehmen sicher vor allem dann ungeeignet, wenn man ihn nie betrieben hat und er in der aktuellen Situation eine zusätzliche Herausforderung bedeutet.

Viele Untersuchungen haben gezeigt, wie vergeblich die ganze Anstrengung in solch einem Fall sein kann. In einer großen, 2009 in *PLOS ONE* publizierten Studie[4] zum Beispiel teilte Dr. Timothy S. Church von der Louisiana State University 464 übergewichtige Frauen in vier Gruppen ein: drei Gruppen, die pro Woche zwei, vier und sechs Herz und Kreislauf anregende Bewegungseinheiten von gut dreißig Minuten mit einem Personal Coach absolvierten, und eine Kontrollgruppe ohne Training. Alle TeilnehmerInnen wurden aufgefordert, ihre Essgewohnheiten während der Studie nicht zu ändern und immer wieder Fragebögen auszufüllen. Als die Studie sechs Monate später endete, waren die Frauen aller vier Gruppen noch immer fast gleich schwer. Durchschnittlich verloren alle minimal Gewicht, aber die nicht trainierenden genauso. (Das lag offenbar eher an den Fragebogen als am Bewegungsprogramm …) Also selbst ein Training an sechs Tagen in der Woche brachte dieser Studie zufolge keinen messbaren Abnehmerfolg.

Nach meinen Erfahrungen liegt es daran, dass unsere Willens- und Motivationsenergie begrenzt ist. Wenn wir sie aufteilen auf Ernährungsumstellung, die nachweislich – ebenfalls durch viele Studien belegt – einiges bringt, und auf Bewegungstraining, reicht es nicht für beide, und so fehlt die Energie für die Konsequenz bei der viel wichtigeren Kostumstellung und vor allem für die noch viel notwendigeren seelischen Schritte.

Auf diese Idee brachten mich die Erfahrungen mit Heroinabhängigen. Meist wird ihnen alles auf einmal entzogen, vor allem natürlich Heroin, aber auch Rauchen, Tabletten und so weiter. Sehr viele Junkies scheitern an diesem anspruchsvollen Programm. Legten wir aber alle Energie auf den Heroin-Entzug und ließen sie weiter rauchen, wuchsen die Chancen deutlich. Diejenigen, die viel später auch noch das Rauchen aufgaben, fanden es – zu meinem anfänglichen Erstaunen – ungleich schwerer, als Heroin sein zu lassen.

Insofern rate ich dazu, zum Abnehmen die Seele und die Ernährung parallel in den Blick zu nehmen, aber keine weitere Motivationsenergie auf Überwindung kostende ungewohnte Aktivitäten abzulenken. Das gilt sicher nicht für nebenbei laufende Bewegungsarten wie Treppensteigen, statt den Lift zu benutzen, oder mit dem Rad statt dem Auto zur Arbeit zu fahren. Diese Maßnahmen verbrauchen meist keine oder kaum zusätzliche Motivationsenergie, verursachen in der Regel keinen Hunger und wecken kein Verlangen nach einer anschließenden »Belohnung«.

Wenn das angestrebte Individualgewicht erreicht ist, dann – aber wirklich auch erst dann – ist es Zeit, mit systematischer Bewegung zu beginnen, und dazu würde ich sogar *sehr* raten. Tatsächlich halte ich Bewegung für ganz essenziell für unsere Gesundheit, darüber hinaus für einen wundervollen, dazu so viel Freude und Spaß bringenden Weg zu einem erfüllten Leben. Bewegungstraining macht nicht nur glücklich, sondern kann das Selbstbewusstsein heben und die Wahrscheinlichkeit von Depressionen und Alzheimer deutlich verringern. Dadurch, dass sie die Durchblutung fördert, kann sie so viele Krankheitsbilder positiv beeinflussen, aber auch das Denken und neben der sinnlich-erotischen Lust auch die sexuelle Kraft erhalten, und – ganz wichtig in modernen Zeiten – sie ist in der Lage, Stress zu verarbeiten.

Mein Plädoyer gegen Überwindung kostende Bewegungsprogramme bezieht sich, wie schon gesagt, keineswegs auf all jene Bewegung, die wir im Laufe unserer persönlichen Entwicklungsgeschichte aufgegeben haben. Denn in dem Maße, wie die kollektive und unsere individuelle Bequemlichkeit bei der Nahrungsbeschaffung immer weiter zunahm, sparten wir auch auf allen möglichen anderen Ebenen Bewegung ein. Die Verkehrsverbindungen wurden immer besser, Rolltreppen und Lifte nahmen uns das Treppensteigen ab. Was für ein Fortschritt, als Henry Ford mit dem »Model T« vielen Amerikanern den Erwerb eines eigenen Autos ermöglichte und der Volkswagen in Deutschland ähnlich Fahrt aufnahm. Wo aber »alle« ein Auto haben, braucht kaum noch jemand selbst zu gehen. Dass Autos in manchen Großstädten schon wieder – staubedingt – langsamer sind als früher Reiter und auch schon heutige Fußgänger, dämmert uns nur langsam. Wir sitzen im wahrsten Sinne des Wortes fest.

Sitzen sei das neue Rauchen, verkündet seit geraumer Zeit die Weltgesundheitsorganisation WHO. Wir fahren mit dem Auto zum Fitnessstudio und mit Lift oder Rolltreppe hinauf, um an verschiedenen Maschinen ein paar mühselige Stunden abzutrainieren, was wir zum großen Teil müheloser und preiswerter hätten haben können …

Im Hinblick auf Übergewicht ist Bewegungsmangel klar ein zusätzliches Problem, aber nochmals: Aufwendige Bewegungsprogramme sind nicht die Lösung, schon allein wegen ihrer Nebenwirkungen. Sie verursachen Hunger und kosten Motivationsenergie, wenn sie der Überwindung bedürfen. Und vor allem: Solange der Gewichtsregler, unser bereits genannter Gravistat, weiterhin verstellt bleibt und wir nur frustriert gegen ihn anrennen, -strampeln oder (uns) stemmen, liegt darin keine Lösung.

EFFIZIENTE BEWEGUNGSARTEN

- *Nebenbei-»Übungen«*: Lift meiden, Rolltreppen umgehen, stattdessen *Treppen steigen;*
- *Fahrrad fahren,* generell mehr *zu Fuß gehen;*
- *Umwege* machen, um rechtzeitig und ja nicht zu früh zu kommen;
- *Stehpult* statt Schreibtisch benutzen;
- jede Form von *Ausdauersport aus Spaß und Lust*: tanzen, genussvolle forcierte Spaziergänge, Waldläufe, Berg(auf)-wandern, Fastenwandern, schwimmen, Skilanglauf, Rollschuh oder Schlittschuh laufen, Nordic Walking;
- *Bauchmuskeln* wieder aufbauen, um den Magenspielraum neuerlich und natürlich einzuengen.

Bewährt haben sich dagegen zum Teil bereits genannte Vorsätze wie alles unter drei Stockwerken ohne Lift zu bewältigen, mehr Fahrrad zu fahren, Rolltreppen zu umgehen, Strecken bis zu einem Kilometer zu Fuß zu schaffen, beim Schreiben oder Lesen aufs Stehpult umzusteigen, wieder – aus Spaß und Lust – tanzen zu gehen, am Wochenende, oder wann immer es sich anbietet, lange genussvolle Spaziergänge einzuschieben und Ähnliches mehr.

Ein weiterer hilfreicher Tipp sind Bauchmuskelübungen, die die

Vorderfront wieder straffen und dadurch den ausgeweiteten Magen wieder beengen, sodass er rascher Füllung signalisiert.

Schon der gut klingende Vorsatz, den Abendfilm auf dem Fahrrad-Ergometer abzustrampeln oder regelmäßig Ausdauersport zu treiben, kann zu viel Energie vom ungleich wichtigeren Seelen- und Ernährungsbereich abziehen.

Bewegung mit dem Ziel abzunehmen hat – wie gesagt – nur einen Sinn, wenn sie aus Freude geschieht. Als Überwindung kostendes zusätzliches Pflichtprogramm wäre alles in Folge Empfohlene, auch im an sich ratsamen Ausdauerbereich, eher hinderlich.

Zum Abnehmen und fürs Herz-Kreislauf-System am besten geeignet ist also regelmäßige Ausdauerbewegung im Sauerstoffgleichgewicht. Das heißt im Wesentlichen alles, was Männern in der Regel wenig Spaß macht. Worauf sie stehen und wofür sie brennen – wie kämpferische, von Konkurrenz und Siegesabsichten geprägte Sportarten wie Fuß-, Hand- und Volleyball, (Eis)hockey, Tennis und Squash –, ist für Ungeübte dagegen leider wenig bis gar nicht sinnvoll.

Auf gutem Kurs Richtung Individualgewicht ist dagegen, wer in den erstgenannten Bewegungsarten eher moderat unterwegs ist, und zwar mit circa zwei Dritteln seiner Spitzenleistung. Also sollte man zum Abnehmen, das heißt, um Fett zu verbrennen und das Herz zu stärken, keinesfalls bis an die Leistungsgrenze gehen und schon gar nicht darüber. Das ist bei allen Bewegungsarten ein Energieeinsatz, bei dem man noch gut durch die Nase Luft bekommt und beim Laufen oder Fahrradfahren noch miteinander sprechen könnte, ohne nach Luft zu schnappen. Hecheln mit offenem Mund verrät bereits das Eingehen einer Sauerstoffschuld und ist der Gesundheit nicht zu- und der Gewichtsreduktion sogar abträglich, allein schon weil es hungrig macht.

FASTEN UND BEWEGUNG

Besonders an Fastentagen ist Bewegung empfehlenswert und macht vor allem auch noch mehr Spaß als sonst!

Es gibt auch Studien, die zeigen, wie in Verbindung mit einer sinnvollen Ernährungsumstellung regelmäßige Bewegungsübungen zum Abnehmen beitragen können, während sie für sich allein diesbezüglich nichts bringen. Voraussetzung ist aber, um es nochmals zu betonen: Sie sollten nicht als Pflichtprogramm empfunden werden, sondern Freude bereiten!

DAS GRUNDUMSATZ-DILEMMA

Um den scheinbaren Widerspruch durch einen weiteren Umstand aufzulösen: Der Hauptgrund für die Sinnhaftigkeit sportlicher Aktivitäten liegt auch gar nicht vorrangig in den *während der Bewegung* verbrannten Kalorien. Diese Zahlen werden in der Regel auf dem Boden vielfach unrealistischer Angaben auf den Fitnessgeräten maßlos übertrieben. Der wesentliche Grund liegt in der dadurch erfolgenden Anhebung des Ruhegrundumsatzes, der bestimmt, wie viel der Organismus verbrennt, wenn er *nicht* gefordert ist. Ein muskulöser Körper, der regelmäßig in angemessener Weise gefordert wird, hat einen hohen, ein chronisch unterforderter einen geringen Grundumsatz.

Wer direkt vor dem Schlafengehen sein Gewicht und dann morgens unmittelbar nach dem Aufstehen vor dem Wasserlassen nochmals misst, bekommt einen guten Eindruck: Wenn die Waage etwa ein halbes Kilogramm weniger zeigt, ist der Grundumsatz in

Ordnung, bei einer Differenz von weniger als 100 Gramm aber unterentwickelt. Letzteres bedeutet, dass die »Zellkraftwerke« (Mitochondrien) weitgehend abgeschaltet oder auf Kurzarbeit heruntergefahren sind. Hier gilt das bekannte Motto *Use it or lose it* oder »Wer rastet, der rostet«. Denn bei langjähriger Unterforderung wird der intelligente Organismus gemäß dem ökonomischen Prinzip die Zahl seiner Kraftwerke und ihre Leistung reduzieren. Ähnliches gilt für seine Muskulatur.

Ein recht verlässliches Maß für den Grundumsatz bietet auch der Ruhepuls, der über die Verfassung unseres Herz-Kreislauf-Systems Auskunft gibt.

TEST FÜR DEN RUHEPULS

Bei entspannter Situation können Sie in den Kieferwinkel greifen oder wo immer der Puls am besten zu fühlen ist, und während zehn Sekunden die Pulsschläge zählen. Der Wert, mit 6 multipliziert, ergibt den Ruhepuls, etwa beim Wert 11 einen von 66, bei 15 von 90. Ein guter Wert wäre 60, noch darunter befindet man sich schon im Ausdauer-Leistungssport-Bereich. Zwischen 60 und 70 gilt als normal, darüber wird es immer bedenklicher und oberhalb von 90 auch bedrohlich.

Ein niedriger Ruhepuls von 60 korreliert in aller Regel mit einem guten Grundumsatz und leichter Gewichtsabnahme, etwa beim Fasten. Wer dagegen schon in Ruhe mit hohem Puls unterwegs ist, hat meist einen niedrigen Grundumsatz und nimmt entsprechend schwer ab, das heißt, er hat die Tendenz, schwer zu bleiben. Deswegen wäre es für ihn schon sehr wichtig, regelmäßig zu trainieren, seinen Ruhepuls zu senken und den Grundumsatz zu erhöhen. Beide Werte verhalten sich umgekehrt proportional. Wer also leicht abnehmen will, egal, wie und womit, sollte über regelmäßige adäquate Bewegung seinen Grundumsatz ankurbeln und seine Voraussetzungen optimieren.

In vier Jahrzehnten Fastenbetreuung habe ich immer wieder erlebt, wie sportliche TeilnehmerInnen aus diesen Gründen fastend in Rekordzeit abnahmen, was sie gar nicht anstrebten. Während andererseits unsportliche Bewegungsmuffel, die so gern so viel abnehmen wollten und das als wesentlichen Fastengrund anführten, nur enttäuschend wenig Übergewicht verloren. Sie finden das dann oft sehr ungerecht, wenn sie sich mit Sportstypen vergleichen, dabei ist es wohlverdient. »Sich regen bringt Segen«, die alte Lebensweisheit, die sich auf alle möglichen Ebenen bezieht, trifft jedenfalls für Abnehmwillige in Bezug auf den Körper voll ins Schwarze, allerdings wie gesagt nur dann, wenn der Sport nicht als zusätzliche Herausforderung erlebt wird.

Wer sich fast vor allem schont und Bewegung meidet wie der Teufel das Weihwasser, wird einen deutlich niedrigen Grundumsatz ernten und ohne ein moderates Bewegungstraining über Nahrungsreduktion weniger schnell abnehmen. Sein Organismus ist auf vollkommenes Schonprogramm heruntergefahren, und jede Kalorie wird dankbar aufgenommen und auf die hohe Kante beziehungsweise in weiteren Polstern angelegt. Je mehr Hungerkuren jemand hinter sich hat, desto effizienter wird das Sparprogramm, da der Organismus nie weiß, wann er wieder genug bekommt. Mit dieser Methode hungern sich viele sehr viel Fett auf die Knochen, was ihre Bewegungslust weiter hemmt und einen Teufelskreis in Bewegung setzt, dessen Ergebnis mittlerweile auch bei uns überall zu sehen ist. Solange die zunehmende Drehung des Teufelskreises die einzige Bewegung ist, kann sich das auch nicht wesentlich bessern.

Daher rührt auch der scheinbare Widerspruch, dass Bewegungsprogramme zum Abnehmen in der Regel ungeeignet sind und die Ernährungsumstellungen viel mehr bringen, dass es trotzdem aber manchmal besser sein kann – nämlich wenn der Grundumsatz im Keller ist –, zuerst ein konsequentes Bewegungsprogramm im Ausdauerbereich zu absolvieren, um dem Organismus wieder Verbrennung beizubringen. Wenn das gelungen ist, kann die Ernährungsumstellung wirklich etwas bewirken, und das zeigt dann auch die Waage. Dann ist es natürlich zusätzlich hilfreich, wenn die nun schon gewohnte Ausdauerbewegung beibehalten wird. So wird Abnehmen rascher gehen und die Fitness weiter zunehmen.

Entscheidend aber bleibt, dass der Gewichtsregler entsprechend neu justiert wird, indem die seelischen Programme revidiert werden wie im ersten Teil dieses Buches aufgezeigt. Welche weiteren Maßnahmen zur Verwirklichung Ihres Individualgewichts Sie ergreifen können, werden jetzt im dritten Teil für die praktische Durchführung besprochen.

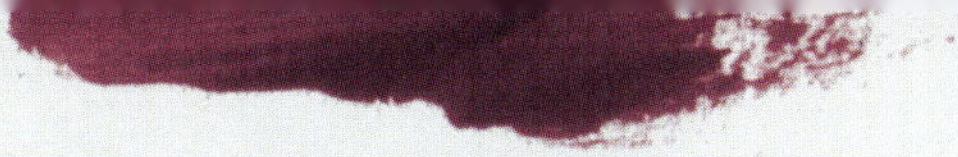

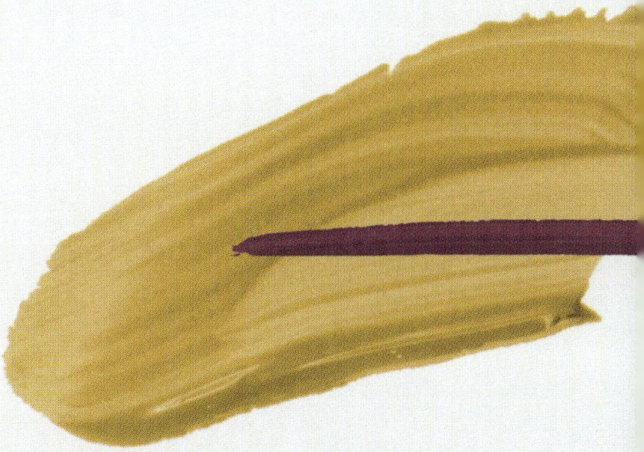

III.
DIE PRAXIS DER INDIVIDUAL-GEWICHT-VERWIRKLICHUNG

DIE UMSETZUNG IN DER KÖRPERWELT

So gut vorbereitet, kann die praktische Umsetzung fast schon ein »Kinderspiel« sein, vor allem auch insofern, als wir unser »inneres Kind« daran beteiligen, sodass es die Umsetzung mit Freude und manchmal auch Spaß bereichert. Zu den Vorbereitungen gehört beispielsweise, dass wir auf der Grundlage der Musterentdeckung einen realistischen Plan entworfen haben, dem wir leicht folgen können. Tag für Tag nähern wir uns ein Stückchen mehr unserem Traum von uns selbst – das motiviert mehr als alles andere.

Wir fangen am besten mit der *Motivation* an, unserem *Motiv* oder Bild von uns in der näheren Zukunft, wie wir uns in unserem Individualgewicht so richtig gefallen und vor allem auch rundum glücklich fühlen. Zur Entdeckung des konkreten Bildes der ersehnten Figur kann das Programm »Selbstbild & Körper-Bewusstsein« beitragen. Wer es öfter hört und verinnerlicht, kann sich immer wieder darauf stützen.

Und je öfter wir es in unserem Innern mit Hingabe und Freude betrachten, desto lebendiger wird es in uns werden und uns jederzeit – auch in Momenten des Zweifels – unterstützen. Es hat sich bewährt, sich immer häufiger in der neuen Figur zu sehen und zu fühlen entsprechend besagtem Spruch »Fake it, until you make it«. Das mag in manchen Ohren nach Selbstüberlistung klingen, ist aber sehr wirksam. Und tatsächlich muss das neue Muster wirklich zuerst im

Innern entstehen und wird dann umso leichter auf die körperliche Ebene abfärben.

Der Ernährungsfahrplan für den vierwöchigen »Einstieg in den Umstieg«, der im weiteren Verlauf des Buches noch detaillierter dargestellt wird, sieht dann wie folgt aus:

- erste Woche: Detoxmaßnahmen,
- zweite Woche: fasten,
- dritte und vierte Woche: Aufbau je nach Ziel (ab- ⊖ oder zunehmen ⊕).

Grundsätzlich sollte eine Umstellung auf pflanzlich-vollwertige Kost erfolgen, wodurch wir den Gifteintrag wie gesagt bereits um 92 Prozent reduzieren, was zusammen mit der Wassertrinkkur schon der entscheidende Schritt zur Detoxifizierung ist. Wir holen kaum noch Toxine herein und stellen dem Organismus genügend Flüssigkeit zur Verfügung, bereits angesammelte Gifte und Schlacken zu entsorgen. (Mein Ratgeber *Vegan für Einsteiger* kann hier helfen, Abnehmwilligen sei weiterhin das Buch *Vegan schlank* empfohlen.) Grüne Smoothies sind eine gute Hilfe, die uns – je frischer, desto besser – mit einer Menge Chlorophyll beschenken und den beim Fasten sonst manchmal penetranten Mundgeruch während des Entgiftungsprozesses weitgehend nehmen. Außerdem schmecken sie und tun gut, sofern in Maßen statt in Massen genossen.

DIE WASSERPROBE

Für die ausreichende Versorgung mit bester Flüssigkeit und zur Entgiftung des Körpers sollten Sie nur bestes Trinkwasser aus reifen, das heißt artesischen Quellen nutzen (benannt nach der französischen Landschaft Artois). Deren Wasser tritt von selbst an die Oberfläche. Nur das ist reifes Quellwasser, alles andere ist weniger empfehlenswertes Bohrlochwasser.

Zur Wasserprobe hat sich ein Ritual bewährt, ganz ähnlich der »Blindverkostung« bei einer Weinprobe. Das heißt, dass man das Wasser der Reihe nach durchkostet, ohne den Namen der Quelle zu kennen. Ich vergleiche die erste Kostprobe mit der zweiten und wähle die für mich davon besser schmeckende und vergleiche sie mit der dritten Probe und so weiter, und zwar so lange, bis mir wieder eine besser schmeckt. Dann vergleiche ich diese mit den kommenden. Das hat sich bewährt, weil wir uns nicht so viele Geschmacksrichtungen gleichzeitig merken können, zumal es sich bei Wasser ja doch eher um Nuancen handelt.

In unserem Heilungsbiotop TamanGa machen wir inzwischen vor jedem Fasten-, aber auch Meditationskurs eine solche Wasserprobe. Weit vorn schnitten jeweils die reifen Quellen von St. Leonhards ab, die es in vielen Bioläden gibt und die auch übers Internet bestellt werden können.

Wer »sein« Wasser gefunden hat, ist gut beraten, beim Fasten – und auch darüber hinaus – täglich insgesamt mindestens zwei Liter davon zu trinken, wie viel Wasser, ist abhängig davon, was sonst noch an Tees, Säften oder Smoothies genossen wird.

WOCHE 1: DETOX

In den folgenden Beschreibungen unterscheiden wir da, wo es erforderlich ist, immer zwischen einer Variante für die Übergewichtigen beziehungsweise Abnehmwilligen ⊖ und einer solchen für

Zunehmwillige (+). Das meiste ist allerdings für die einen wie die anderen identisch (beide brauchen zum Beispiel gutes Wasser sowie pflanzlich-vollwertige Kost):

- *Der Einstieg ins Kurzzeitfasten:*

(–) Am besten bleibt man an einem freien Samstag gemütlich im Bett und verbringt die Zeit mit Schönem wie lesen, lieben, Filme schauen … und veranstaltet erst mittags einen Brunch. Das pflanzlich-vollwertige Abendessen genießt man dann vor 18 Uhr, sodass einer »Essenszeit« von sechs Stunden eine tägliche »Fastenzeit« von 18 Stunden gegenübersteht (Muster 6:18). Das ist schon Kurzzeitfasten. Abnehmwillige können auch das Abendessen ausfallen lassen und den Essenszeitrahmen auf vier Stunden oder mit der Zeit sogar auf eine Mahlzeit reduzieren.

(+) Zunehmwillige sind ebenfalls gut beraten mit Kurzzeitfasten, allerdings sind sie mit einem Muster von 8:16 oder 10:14 besser unterwegs und sollten keine Mahlzeiten auslassen.

- *Smoothie-Kur:*

(–) Jeden Morgen kann man, sofern man die Gelegenheit dazu hat, einen »Kräuterspaziergang« machen, um frisches Grün für den Smoothie zu finden. Ansonsten versorgt man sich hiermit auf dem Wochenmarkt oder in der gut sortierten Bio-Gemüseabteilung örtlicher Anbieter. Abnehmwillige verwenden zur Geschmacksverbesserung nur eine Apfel- oder Birnenhälfte und als Süße Eryfly.

Zunehmenwillige nehmen gern auch Bananen, Feigen, Datteln, Avocados und kalorienreiche Süßungsmittel wie Birnendicksaft und so weiter.

Erhöhen Sie den *Rohkostanteil* Ihrer Nahrung, um mehr Biophotonen und damit mehr zelluläres Licht und Frische einzuladen. Wobei die Frische der Lebensmittel genauso wichtig ist, wie die Biophotonen-Messungen von Prof. Dr. Popp ergeben haben.

Den Konsum von *Kaffee, Tabak* und *Alkohol* sollten Sie grundsätzlich, besonders aber auch jetzt und zur Vorbereitung auf die kommende Fastenwoche gegebenenfalls reduzieren und idealerweise ganz ausschleichen.

- *Beeinflussung der Fettverbrennung:*

Wer in Richtung Individualgewicht abnehmen will, sollte am Abend keine Kohlenhydrate oder Lebensmittel mit hohem Kohlenhydratanteil mehr zu sich nehmen, da diese die Fettverbrennung stoppen, und er will ja weiter Fett abbauen. Das ist der Trick von Dr. Papes »Schlank-im-Schlaf«-Diät, der hier leicht schon von Anfang an einzubauen ist.

Wer andererseits zunehmen will zu seinem Individualgewicht, sollte abends den Kohlenhydratanteil in der Nahrung bewusst erhöhen, da er ja die Fettverdauung stoppen will, um zuzunehmen.

ZUM UMGANG MIT KOHLENHYDRATEN

Hier müssen wir grundsätzlich zwischen raffinierten und vollwertigen komplexen Kohlenhydraten unterscheiden. Heute gibt es kaum noch einen Ernährungsspezialisten, der Erstere empfiehlt. Deren katastrophale Auswirkungen wurden bereits beschrieben.
Komplexe Kohlenhydrate, wie wir sie aus Gemüsen und den alten, ursprünglichen, also nicht auf übertriebene Süße gezüchteten Früchten erhalten, bleiben andererseits unverzichtbar. Sie enthalten Vitamine, sekundäre Pflanzenstoffe, Spurenelemente, Mineralien und Ballaststoffe und sind voller Antioxidanzien. Insofern sind sie essenziell und helfen uns gegen Depressionen, Ängste und sogar Krebs. Wichtig ist nur, sie in ihrer ursprünglichen ganzen Form mit all ihren Ballaststoffen zu verzehren und die Auszugsprodukte der Industrie zu meiden.

- *Bewegungsprogramm:*

− Starten Sie eine Ausdauerbewegungsart im Sauerstoffgleichgewicht wie weiter oben beschrieben, aber nur wenn es mit Freude geschieht (siehe das Kapitel »Bewegung und Motivationsenergie«).

+ Wer zunehmen will, kann sich zurückhalten, was das Herz-Kreislauf-Training angeht. Aber er mag natürlich mit Muskelaufbau die entscheidenden Schritte zu seinem Individualgewicht machen. Über gezieltes Muskeltraining lässt sich das Gewicht fast beliebig erhöhen.

Es folgen nun ein paar weitere Detox-Ideen. Sie brauchen sie nicht alle anzuwenden, sondern besonders die individuell Sie ansprechenden Maßnahmen:

- *Saunieren:* Aktives Schwitzen wie bei der Ausdauerbewegung ist immer gesünder als passives. Wobei auch in der Sauna zu schwitzen aber immer noch besser ist, als gar nicht zu schwitzen. Hier sind moderate Temperaturen wie in der Biosauna unter 60 °C oder ähnlich in der Schwitzgrotte zu empfehlen. In der 90 °C heißen finnischen Sauna bricht dem Körper der Schweiß aus, was eher einer weniger gesunden Panikreaktion des Organismus entspricht. Noch etwas tiefer geht die Wirkung der Infrarotkabine, deren Temperaturen eher bei 45 °C liegen, wobei auch der Schweiß eine deutlich andere gehaltvollere Konsistenz hat. Die sanfteste und trotzdem eine der wirksamsten Formen des Schwitzens bewirkt das Tepidarium, die uralte Wärmekammer der Römer mit Temperaturen um 37 °C, in der man beliebig lange verweilen kann.
- *Heilkräuterkuren:* Die Königin unter den entgiftenden Heilmitteln ist die *Brennnessel.* Neudeutsch das »Superfood« schlechthin, eignet sie sich für Tee und Smoothie, Risotto, Suppe und Spinat. Sie reinigt und regeneriert das Blut, ist ausleitend, hilft Nieren und Blase auf die Sprünge ebenso wie der Prostata. Letzteres bewirken besonders ihre Wurzeln.

  Schweißtreibend ist *Lindenblütentee,* auch leicht harntreibend und beruhigend.

  Die gezielte Entgiftung einzelner Organe ist mit Kräutermischungen möglich wie über entsprechende Tees, die die Naturheilkunde seit Jahrhunderten verwendet. Für die Leber etwa empfehlen sich Carduus marianus, die *Mariendistel,* Taraxacum, der *Löwenzahn,* und homöopathisch, etwa in der Potenz D12, Chelidonium, das *Schöllkraut.* Auf die Nieren- und

Blasenfunktion wirken *Wacholder, Preiselbeeren* und *Birkenblätter,* ein Geheimtipp sind *Kirschenstängel.* Für die Lunge Tussilago, der *Huflattich,* bei dem schon im botanischen Namen der Husten (lat. *tussis*) steckt, den er lindert. *Klettenwurzeltee* ist allgemein für die Entgiftung geeignet, schweißtreibend und für alle Ausscheidungsorgane anregend, schleimlösend und dabei auch noch beruhigend.

- Der *Leberwickel* ist ein altbewährtes Mittel zur Anregung der Leber, unseres Hauptentgiftungsorgans: Eine schlapp mit heißem, aber nicht etwa kochendem Wasser gefüllte Wärmflasche wird auf den rechten Rippenbogen gelegt, dem sie sich gut anschmiegt, darunter platziert man eine zuvor in heißes Wasser getauchte Handtuchlage. Dann legt man die Bettdecke drüber und hält ein Mittagsschläfchen oder macht eine entsprechende Entgiftungsmeditation, etwa angeleitet von der CD oder dem Download »Entgiften – Entschlacken – Loslassen« (siehe Anhang). Und wie immer ist der Effekt der Synergien nicht zu unterschätzen. Wer vor Anwendung des Leberwickels einen Leber-Gallen-Tee (siehe die Teerezepte in Teil IV) trinkt und dazu die passende geführte Meditation macht, während er mittags ruht, erwirkt mehr als den vierfachen Effekt, weil das Ganze mehr ist als die Summe seiner Teile.
- *Ansteigende Fußbäder:* Diese lassen sich mit verschiedenen dafür vorgesehenen kleinen Badewannen am einfachsten ausführen. Während die Wassertemperatur in der Wanne von 35 °C bis maximal 45 °C ansteigt, erleben wir eine Energiezufuhr über die Füße, unsere Wurzeln. Die so in den Organismus gebrachte Wärme hat einige nützliche Effekte: Abgesehen davon, dass Wärmeenergie immer heilsam ist, etwa für die Organe des Unterleibs, kommt es zu einer Anregung der Fußreflexzonen, die alle Organe und Gewebe des Organismus erreicht, den Stoff-

wechsel und somit auch die Ausscheidung fördert. Außerdem ergibt sich so ein durchaus effizientes Gefäßtraining.

- Einen ähnlich guten Effekt auf die Fußreflexzonen hat das *Barfußgehen* – am besten auf Mutter Erde. Hier kommt noch eine reichliche Versorgung mit Elektronen hinzu, dem Geheimnis der »Antioxidanzien«. Tatsächlich können wir uns die extra Ausgaben für diese sparen, wenn wir pflanzlich-vollwertig essen und regelmäßig barfuß gehen. Mutter Erde gibt uns bei jedem Schritt von ihrem Reichtum an Elektronen ab, die freie Radikale im Organismus entschärfen.
- *Darmreinigung mit der chinesischen Pflaume:* In der Detox-Woche bringt die sanfte und nachhaltige Darmreinigung mit der kleinen, aber feinen Pflaume schon einiges im Verdauungssystem in Gang (Bezugsquelle: www.heilkundeinstitut.at).
- *Schlafförderung* ist die beste Entgiftung fürs Gehirn, wie wir heute aus wissenschaftlichen Studien wissen. Nur in den Tiefschlafphasen der Nacht wird zum Beispiel das Beta-Amyloid ausgeschwemmt, das sich ansonsten in Plaques aus sogenanntem Alzheimer-Toxin umwandelt. Während des gesunden Schlafs wird die Leber nicht bei ihrer Entgiftungstätigkeit behindert. Wer drei Tage hintereinander an einem störungsfreien Ort wie TamanGa ohne den Wellensalat moderner IT-Welten vor 22 Uhr ins Bett geht, bekommt am vierten Tag morgens ein besonderes Energiegeschenk. Der Tiefschlaf und vor allem der vor Mitternacht galt schon immer als besonders gesund, nicht umsonst sprach man von Gesundheits- und Schönheitsschlaf und davon, dass die Stunden vor Mitternacht doppelt zählten. Ein täglicher Mittagsschlaf verringert das Herzinfarktrisiko um sage und schreibe gute 50 Prozent. Das ist mit keiner anderen Maßnahme außer pflanzlich-vollwertiger Ernährung zu überbieten. Noch besser als Mittagsschlaf wäre allerdings

eine Tiefenentspannung, etwa in Verbindung mit einem Leberwickel.

- *»Waldbaden« (Shinrin Yoku):* Moderne Studien aus Japan offenbaren, dass es wenig Gesünderes für unser Immunsystem und somit auch für die Abwehr gibt, als sich so viel wie möglich im Wald aufzuhalten. Nur Fasten kann hier noch gut mithalten. Schon Hildegard von Bingen (1098–1179) etwa empfahl, im Frühjahr täglich eine halbe Stunde »Grünkraft« oder Viriditas zu tanken. Das gelingt uns am besten, indem wir ins frische von der Sonne durchlichtete Buchengrün schauen und – wie wir heute wissen – die natürlichen Heilmittel des Waldes wie die Terpene einatmen.
- Eine ebenso einfache wie wirksame Entgiftung und Belebung der Haut ermöglicht regelmäßiges *Bürsten* mit einer strengen Bürste mit Naturborsten. Die in TamanGa verwendeten mit Sisalborsten sind anfangs gewöhnungsbedürftig intensiv, bewirken aber auf Dauer eine regelrechte Erfrischung der Haut, wie ich sie von keiner Kosmetik kenne. Über die Reflexzonen der Haut erreichen wir wiederum den ganzen Organismus bis in seine Tiefen.
- *Kneipp'sche Anwendungen:* Wechselduschen und andere Kaltwasseranwendungen mit anschließender Wiedererwärmung regen ebenfalls die Durchblutung an, und die ist Grundlage aller Heilung und Entgiftung.

Hoffentlich waren einige einladende Detox-Ideen für Sie dabei. Wie gesagt: Keineswegs ist es erforderlich, sie alle anzuwenden, sondern vor allem die individuell Sie ansprechenden. Wichtiger, als viel zu tun, ist die Bewusstheit dabei. Schon aus dem morgendlichen Duschen könnte ein tiefergehendes Reinigungsritual werden. Jedes Händewaschen wäre eine Gelegenheit, seine »Hände in Unschuld zu waschen«. Jeder Waldspaziergang in ein bewusstes Inhalationsritual zu wandeln …

WOCHE 2: FASTEN

Eine Fastenwoche ist eine perfekte Chance, sein seelisches Muster oder – wenn es wie so oft mehrere sind – deren Kombination zu entdecken und sich damit auszusöhnen. Die zu diesem Programm gehörigen Downloads und CDs können dabei sehr helfen (siehe Anhang). Während des Fastens gehen geführte Meditationen erfahrungsgemäß tiefer und befruchten andererseits das Fasten, es ist also eine optimale Win-win-Situation.

Der Fastenprozess ist an sich nicht schwierig, wir brauchen kaum etwas zu tun, sondern müssen nur einige Dinge sein lassen, die wir bisher gewohnt waren – wie eben zu essen … Über die Jahrzehnte haben sich noch einige zusätzliche Erleichterungen ergeben, die ich bei dieser Gelegenheit empfehle.

Wenn wir schon nichts essen, sollten wir viel gutes Wasser trinken, am besten dasjenige, das sich aus der persönlichen Wasserprobe ergab.

Die notwendige Darmreinigung, die früher wegen Einlauf und Glaubersalz einen recht ambivalenten Ruf hatte, ist heute mit der noch deutlich nachhaltigeren chinesischen Pflaumenkur ein Kinderspiel. Diese nach einer jahrhundertealten Tradition auf Taiwan fermentierte kleine Pflaume wirkt wundervoll unterstützend bezüglich Entgiftung. Sie reinigt Darm und Blut und schmeckt süß und gut. Natürlich kann, wer will, auch weiterhin (s)einen Einlauf machen.

Die Fastenwoche ist auch eine ideale Gelegenheit, mit dem CD-Programm »Selbstbild & Körper-Bewusstsein« die eigene

Vorstellung der Wunschfigur zum Individualgewicht zu finden, die wirklich passt, realistisch ist und schon im Vorfeld Freude macht. Auch ist Fasten eine perfekte Zeit, um sich in diese neue Form hineinzuspüren und -zuspielen und schon einmal den Inhalt zu erfühlen, der zu ihr passt.

Inzwischen ist Fasten wissenschaftlich so gut untersucht, dass es als der Jungbrunnen bestätigt ist, den die alten Fastenärzte immer darin sahen. Schon nach vier Fastentagen sind 40 Prozent des Immunsystems regeneriert, wie Prof. Dr. Valter Longo von der kalifornischen Universität UCLA belegen konnte. Was sind erst für Synergien möglich, wenn wir während des Fastens viel Zeit im Wald verbringen? Beim Fasten regenerieren sich auch die sogenannten Telomere wie ebenfalls bei pflanzlich-vollwertiger Kost. Sie bestimmen mit der Lebenslänge der Chromosomen auch die unseres Lebens. Regelmäßiges Fasten verlängert also nicht nur das Leben, sondern es verbessert auch seine Qualität, indem es uns abwehrstärker und vitaler macht, wie der sinkende CRP-Wert, der Entzündungsmarker des Organismus, belegt (CRP steht für »C-reaktives Protein«, einen Eiweißkörper, der in der Leber gebildet und ins Blut abgegeben wird). All das sind gute Aussichten für seinen Einsatz auf unserer Reise zum Individualgewicht.

Der Volksmund weiß: Essen und Trinken halten Leib und Seele zusammen. Hören wir zeitweilig auf zu essen, kann die Seele ein wenig Abstand gewinnen vom Körper und erkennen, wie eigenständig sie ist und wie nötig sie den Körper als ihr Haus braucht. Solche Zeiten sind ideal geeignet, um gut zu sein zu sich als Seelenwesen und zu dem Haus, in dem man wohnen darf.

Das Fasten ist eine wundervolle Zeit etwa auch für individuelle Bewegungsprogramme, die wirklich passen. Welche das sind, lässt sich jetzt beim Fasten erproben und durch Wiederholung und Bewusstheit in einem stabilen Feld verankern und fest etablieren. Vom Dehnen über Qigong und Tai-Chi bis zu Yoga oder »Bewusstseinsgymnastik« geht alles beim Fasten leichter, weil der sich von Giften und Schlacken reinigende Körper beweglicher und geschmeidiger wird. Im Programm »Idealgewicht-Challenge« der LebensWandelSchule (https://lebenswandelschule.com) stehen all diese Möglichkeiten als Videos zur freien Auswahl, aber natürlich sind noch beliebig weitere selbst organisierbar. Tatsächlich ist das Internet hier eine wertvolle Hilfe, nur sollten Sie es wirklich »online« verwenden, das heißt das Gerät (auch das Handy) unbedingt »an die Leine (ans Kabel) legen«, statt es *wireless* zu benutzen. Letzteres kann ich ärztlicherseits nicht empfehlen, genauso wenig wie Telefonieren mit Handy.

Eine ideale Kombination mit dem Fasten ist auch noch das Wandern. Hier kommt zur Umstellung und dem leichten Entzug so vieler Giftquellen noch moderate Bewegung im Sauerstoffgleichgewicht hinzu mit dem entsprechenden Muskelaufbau, sofern Sie intensiv genug wandern. Das begleitende sanfte Schwitzen fördert zudem die zusätzliche Entgiftung. Insofern täuscht hier das Ergebnis auf der Waage, da beim Fastenwandern selbstverständlich Fett ab-, aber auch Muskulatur aufgebaut wird. Fastenwandern bevorzugt in Wäldern brächte zusätzlich zur Bewegung noch die ausgesprochen heilsamen Effekte des Waldbadens ins Spiel. Durch regelmäßige moderate Bewegung nimmt natürlich auch die Durchblutung spürbar zu, was sich an guten Ideen zeigt, die jetzt hilfreich sind, wenn es darum geht, seinem Leben eine neue passendere und schönere Form zu geben und Schritte in Richtung Lebenskunst zu gehen.

Wer geht, bei dem geht natürlich etwas. Aber auch wer läuft, erlebt, wie plötzlich viel mehr bei ihm läuft. Und natürlich kommen Wandern und moderate Bewegung dem steigenden Grundumsatz zugute, der Abnehmwillige entscheidend unterstützt beim Gewichtsverlust.

Wer dagegen eher zunehmen will, ist mit sanfterem Genusswandern besser bedient. Beim Thema »Gewichtszunahme« ist wieder an Muskelaufbau im Sinne gezielten Trainings der Partien zu denken, die wachsen und Raum einnehmen sollen.

LÄNGERES FASTEN

Natürlich können Übergewichtige, die sich nach einer Fastenwoche wohlfühlen, auch weiter fasten und so gleich initial viel Gewicht abbauen. Machen Sie das aber unter fachkundiger medizinischer Aufsicht! Vor übertriebenem Ehrgeiz sei ebenfalls gewarnt. Was lange gewachsen ist, sollte auch die Chance bekommen, allmählich abzunehmen.

Außerdem ist bei längeren Fastenzeiten daran zu denken, dass zwar Fett abgebaut wird, aber nicht die Haut entsprechend schrumpft. Wer also einige Wochen fasten will, sollte mit viel Gymnastik seinen Geweben die Chance geben, mit dem neuen Stil mitzugehen beziehungsweise zu schrumpfen. Ansonsten kann ich längeres Fasten aus eigener Erfahrung empfehlen, da ich selbst ohne Übergewicht zweimal die biblischen vierzig Tage fastend sehr gute Zeiten erlebt habe und geistig-seelisch und spirituell Erlebnisse hatte, die ich keinesfalls missen möchte.

WOCHE 3 UND 4: AUFBAU UND IDEALE ERNÄHRUNGSFORM

Hier kommen wir für die Ernährung zum entscheidenden auf die neue Zukunft gerichteten Programm, das sich ideal an eine Fastenzeit anschließt, aber auch natürlich ohne diese machbar ist.

Peace Food – Friedensessen

Haben wir nicht schon genug ge*kriegt* in jeder Hinsicht, zu viele Kriege geführt, zu viel abge*kriegt*, seelisch und ernährungsbedingt? Und jetzt *krieg*en so viele wieder nicht genug, einerseits reicht es, andererseits auch wieder nicht – der Mangel im Überfluss spiegelt sich auf viele Ebenen. Wer auf Konsum setzt und geistig-seelischen Mangel in Kauf nimmt, dem wird es nie reichen, der wird den Hals nie voll genug bekommen. Dabei böte unsere Situation so viele Chancen, denn wir haben in unserer reichen Welt eigentlich fast alle genug – jedenfalls zu essen.

Die große Frage ist doch: Wie *krieg*en wir endlich Frieden? Die Antwort ist deprimierend klar, aber auch himmlisch einfach: Überhaupt nicht, wir müssen ihn in uns entwickeln, können ihn nur in uns finden, und dazu ist Friedensessen oder *Peace Food* ein erster entscheidender Schritt. Allein damit könnten wir *Frieden schließen* zwischen uns und unserem Immunsystem, zwischen uns in der reichen und den vielen in der armen Welt, zwischen uns und unserer Umwelt und zwischen uns und den Tieren.

Schon seit Jahrzehnten wissen wir unter anderem durch die wissenschaftliche Arbeit des Gießener Professors Claus Leitzmann von den Vorteilen vegetarischer Ernährung im Hinblick auf Lebenserwartung und Gesundheit. In vielen Studien hatte sich der Verzicht auf Fleisch, sowohl was die Qualität als auch die Quantität der Lebensjahre angeht, als vorteilhaft erwiesen. In den letzten beiden Jahrzehnten hat sich durch die Arbeiten von Caldwell Esselstyn und Colin Campbell gezeigt, dass sich kompletter Verzicht auf alles Tierprotein noch gesünder und lebensverlängernder auswirkt. Die gesündesten und langlebigsten Menschen leben – wie schon gesagt – in Gestalt der Adventisten in Südkalifornien in der Gegend um Loma Linda. Sie werden durchschnittlich gut zehn Jahre älter als die übrigen Amerikaner. Von ihrer Religion angehalten in allen Phasen des Lebens von frischer pflanzlicher Kost zu leben, befolgen sie das mit bewiesenem Erfolg seit Generationen. Adventisten, die von der reinen Lehre abgewichen sind, leben als Vegetarier zwar noch deutlich länger als andersgläubige und -essende Amerikaner, aber nicht mehr so lange und gut wie die streng pflanzlich-vollwertigen. Diejenigen, die ganz zur US-Normal-Ernährung zurückgekehrt sind, unterscheiden sich in der Lebenserwartung nicht vom Rest der US-Amerikaner. Das spricht für die Ernährung als entscheidendem Unterschied und nicht für die Religion.

Allerdings gibt es wissenschaftliche Hinweise, dass ab und zu Fisch essende Veganer noch etwas besser abschneiden, was wohl auf deren bessere Versorgung mit Omega-3-, DHA- und EPA-Fettsäuren zurückzuführen ist. Deshalb empfehle ich auch deren Substitution mit der bewährten pflanzlichen Variante Take me-Omega-3, DHA + EPA.

Dr. Esselstyn, einer der bekanntesten Ärzte der USA, konnte in einer nun fast drei Jahrzehnte laufenden Studie belegen, wie dramatisch selbst ein Becher Joghurt pro Tag die Lebenserwartung senkt. Angeregt von der Erfahrung, dass in Norwegen zur Zeit der deutschen Besatzung im Zweiten Weltkrieg, als deutsche Soldaten alle Zuchttiere und selbst die Fische einkassierten, die Herzinfarktrate nahezu auf null sank. Nach Abzug der deutschen Truppen stieg sie mit Rückkehr der Tierzucht und des Fischverzehrs wieder rasch auf den normalen, hohen Wert von vorher.

Esselstyn teilte nun schwer herzkranke PatientInnen in drei Gruppen auf und ließ die eine als Kontrollgruppe weiter ganz normale US-Kost essen, die nächste bis auf einen Becher Joghurt tierproteinfrei und die dritte gänzlich ohne Tierprotein. Die TeilnehmerInnen der Kontrollgruppe starben so rasch wie erwartet, die der zweiten Gruppe mit dem Joghurt lebten mehr als doppelt so lange wie die der Kontrollgruppe, aber die der dritten Gruppe normalisierten ihre Lebenserwartung wieder und leben großteils heute noch. Caldwell schenkte mir Bilder von ihren Herzkranzgefäßen vorher und nach Jahren pflanzlich-vollwertigen Lebens. Frühere Verengungen hatten sich wieder geweitet, völlige Verschlüsse wieder geöffnet. Nie habe ich etwas Ähnliches gesehen, nie ein Verfahren kennengelernt, das Ähnliches zustande brachte, und nie hat eine Studie mich als Arzt mehr berührt.

Interessant auch, dass die Ethikkommission entgegen ihrer eigentlichen Verpflichtung die Mitglieder der ersten Gruppe weiter sterben ließ, obwohl es ihre Aufgabe und Pflicht gewesen wäre, den Versuch zu stoppen, um allen die lebenserhaltende dritte Variante zu ermöglichen. Dann aber hätten sie die normale US-Kost als das bezeichnen müssen, was sie ist, extrem lebenszeitverkürzend und krankmachend, kurz lebensgefährlich. Aus leicht durchschaubaren Gründen geschah das nicht, aber die Studie macht es trotzdem sehr deutlich.

Prof. Dr. Richard Béliveau, einer der Autoren des Buches *Krebszellen mögen keine Himbeeren,*[1] erklärt, wenn er sich eine Ernährung ausdenken sollte, die Menschen maximal schädigt und krankmacht, wäre es die heute übliche. Auf dem Boden solcher Aussagen führender Ernährungsforscher, die sich ihre Unabhängigkeit von der Industrie bewahrt haben, und vieler weiterer Studien wechselte ich nach über vierzig Jahren vegetarischen Lebens zu *Peace Food* und ernähre mich nun seit über zehn Jahren ausschließlich pflanzlich-vollwertig.

Die größte Organisation für Ernährung, die amerikanische ANA (American Nutrition Association), empfiehlt eine gut geplante vegane Ernährung in allen Phasen des menschlichen Lebens. Die kleinere Deutsche Gesellschaft für Ernährung (DGE) sieht das besonders bezüglich der Kinderernährung allerdings immer noch anders. Selbst die WHO musste schließlich zugeben, dass rotes Fleisch und ganz besonders verarbeitetes Fleisch Krebs fördere.

Auch für unser Ziel, Idealgewicht und -figur, also Individualgewicht zu verwirklichen, ist pflanzlich-vollwertige erfahrungsgemäß die mit Abstand beste Ernährungsform. Sie funktioniert hier sogar, wenn man sich nicht um die zugrunde liegenden Muster kümmert.

Tatsächlich bauen die meisten Umsteiger auf *Peace Food* ihr Übergewicht mit der Zeit in Richtung Individualgewicht ab, ohne dafür zu hungern oder verzichten zu müssen. Allerdings muss diese Kost – solange im Seelenbereich weiter Kompensationsmuster wie die beschriebenen wirken – vollkommen konsequent beibehalten werden, da sonst der weiterhin verstellte Gewichtsregler oder Gravistat versucht, sich und damit das Kompensationsgewicht durchzusetzen.

Die Erfahrung des Umstiegs ist nach einer Fastenwoche, die wie nichts anderes Abhängigkeiten aufzulösen hilft, sehr leicht und oftmals inspirierend schön. Die biochemische Erklärung ergibt sich aus dem schon Berichteten. Ähnlich wie auch schon durchs Fasten senkt sich bereits nach kurzer Zeit der Insulinspiegel, und das erlaubt dem Gehirn, das Hormon Leptin wieder wahr und wichtig zu nehmen. Dieses ist – wie schon erwähnt – unsere gute Fee auf dem Weg vom Über- zum idealen Individualgewicht mit seiner Botschaft: »Ich bin satt und werde aktiv.«

Spätestens nach drei Tagen Fasten hört erfahrungsgemäß der Hunger auf, und nach einigen Tagen pflanzlich-vollwertiger Kost stellt sich ein ähnliches Empfinden ein. Viele fühlen sich dann zufrieden und könnten »Bäume ausreißen«. Offenbar hat das mit der Veränderung auf Insulinebene zu tun und mit der Wirkung des Zauberhormons Leptin. Durch seinen wieder anwachsenden Einfluss steigt auch das Bedürfnis nach Aktivität und Bewegungslust spürbar. Viele Fastende kennen und schätzen dieses Gefühl von wachsender Energie, während sie abnehmen. Für die vegane Kost ist diese steigende Bewegungsfreude sogar wissenschaftlich belegt, sowohl im Tierversuch als auch in Untersuchungen an Menschen. Dieser Zustrom von Energie erleichtert es zusätzlich, seinen Vorsätzen in Richtung Individualgewicht treu zu bleiben.

Peace Food als alleinige Maßnahme

Wer – aus welchen Gründen auch immer – ohne Korrektur des seelischen Gewichtsprogramms auf entscheidender Bewusstseinsebene und ohne entsprechendes Bewegungsprogramm sein Idealgewicht erreichen möchte, hat mit Konsequenz und *Peace Food* dennoch gute Chancen.

Wenn es allein mit der Umstellung auf pflanzlich-vollwertige Nahrung noch nicht reicht, lässt sich der Gewichtsabnahmeeffekt noch steigern, wenn mit Gluten auch der Getreidekleber weggelassen wird. Dazu findet sich eine Fülle von glutenfreien schmackhaften Rezepten im *Lebensenergie-Kochbuch* mit dem zusätzlichen Vorteil reichlicher Versorgung mit frischer Lebensenergie beziehungsweise Biophotonen. Auch in *Peace Food – vegan einfach schnell* wäre lediglich in wenigen Rezepten der Dinkel zu ersetzen (alle Buchtitel: siehe Anhang).

KETOGENE ERNÄHRUNG

Unter ketogener Ernährung versteht man eine kohlenhydratbegrenzte sowie eiweiß- und energiebilanzierte, somit fettreiche Ernährungsweise. Der Energiebedarf des Körpers wird dabei nicht mehr aus Fett und Glucose gedeckt, sondern nur noch aus Fett und dem daraus körperintern aufgebauten Glucoseersatz, den sogenannten Ketonkörpern (»Keton« ist ein Kunstwort, wegen des ähnlichen chemischen Aufbaus hergeleitet von »Aceton«).

Einen noch stärkeren Abnehmeffekt bringt ketogene Ernährung mit sich. Wenn dabei auch noch fast alle Getreide aufgegeben und die meisten Kohlenhydrate drastisch reduziert werden, ist die Gewichtsabnahme noch sicherer und eindrucksvoller. Die Rezepte der *Peace Food Keto-Kur* machen deutlich, wie gute Fette und entsprechendes Protein – entgegen allen Vorurteilen – keineswegs zum Zunehmen führen. Im Gegenteil wird eine Kost desto mehr zum Abnehmen verhelfen, je konsequenter der Kohlenhydratanteil reduziert wird. Die richtigen Fette erhöhen trotz hohen Kalorienanteils das Gewicht nicht zwingend. Von Kokosöl ist sogar im Gegenteil bekannt, dass es durch seine aufwendige Veresterung in der Leber eher schlank hält.

Das zeigten auch die ursprünglich sehr auf Kokosöl vertrauenden Bevölkerungen von Bali, den Philippinen, Sri Lanka und entsprechenden Gegenden Indiens, allerdings nur, bis auch sie sich Junkfood US-amerikanischer Machart ergaben. Mit *Peace Food* und immer wieder langen Phasen seiner ketogenen Variante nehmen die meisten Menschen zu ihrem Individualgewicht hin ab.

Die gute Nachricht für Zunehmwillige ist, dass sie ihr Ziel ebenfalls mit der *Peace Food Keto-Kur* erreichen können, weil diese sich für das Muskelaufbautraining sehr gut eignet. Das aber ist wie schon erwähnt die einfachste Möglichkeit – besonders für Männer – zuzunehmen, liefert sie doch, etwa mit der blauen Süßlupine, vorzügliches Protein in jeder gewünschten Menge.

Verbunden mit dem Kurzzeitfasten ist diese Kostform natürlich noch effizienter im Hinblick aufs Abnehmen. Damit lässt sich pro Tag eine Mahlzeit einsparen, entsprechend natürlich auch Kalorien, und der Gesundheit enorm auf die Sprünge helfen.

Ein andere Möglichkeit, um rasch abzunehmen, ist die weitgehende Umstellung auf Rohkost, was sowohl mit Kurzzeitfasten als auch allen kommenden Hinweisen von Ernährungsseite bestens vereinbar ist.

Wer dagegen zunehmen will, kann natürlich auch einen Rohkostanteil über Salate und Obst genießen, isst aber natürlich vorteilhafter schwerpunktmäßig viel kohlenhydratreiche Sättigungsbeilagen der Kochkost wie Bratkartoffeln, Nudeln, Polenta, gebratenen Reis und vorzugsweise abends, wo sie sogleich die Fettverbrennung unterbinden.

Peace Food und Bewegung

Da die ketogene Kostform die Leistungsfähigkeit bestens erhält und oft noch steigert, lässt sie sich – wie gesagt – bestens mit Aufbautraining kombinieren. Konzentriert sich dieses auf die schon als ideal beschriebene Bewegung im Sauerstoffgleichgewicht, kommt es über den Mitochondrienaufbau zur Anhebung des Grundumsatzes und zum Muskelaufbau im Bereich des Bewegungsapparats. Beides wird den Abnehmeffekt fördern: der höhere Grundumsatz, weil ständig mehr verbrannt wird, die Muskeln, weil ihr Unterhalt auch reichlich Energie verbraucht. Wie gesagt ist für den nachhaltigen Abnehmerfolg die Wahl einer Bewegungsart notwendig, die Freude macht und idealerweise sogar begeistert.

Im körperlichen Trainingsbereich liegt aber auch die beste Chance zum Zunehmen über den Aufbau von Muskelmasse. Das erfordert natürlich eine ganz andere Trainingsform. Jetzt gilt es, gezielt Muskeln an jenen Stellen zu entwickeln, die auftragen und etwas hermachen. Für Männer ist das relativ einfach. Wer zum Beispiel den Deltoideus (den dreieckigen Muskel über dem Schultergelenk) entsprechend trainiert, bekommt natürlich breitere Schultern, der Pectoralis oder Brustmuskel kann einen gewaltigen Brustkorb schenken, und Bizepstraining bringt starke Arme. Alles Krafttraining lässt die jeweiligen geforderten Muskeln wachsen. Hier wird am deutlichsten, wie sehr fördert, was fordert.

Für Frauen ist diese Variante des Zunehmens aus meiner Sicht weniger geeignet und nur bedingt zu empfehlen. Aber auch sie können mit noch gezielterem und geringer dosiertem Krafttraining nach professioneller Anleitung nicht nur Kraft, sondern auch Gewicht gewinnen.

Das Optimum – die psychosomatische Lösung

Die Verbindung von Seelen- und Körperarbeit auf verschiedenen Ebenen eröffnet – wie gesagt – jedoch den Königsweg zum Individualgewicht. Wer sein Individualgewicht und realistisch erreichbares Figuroptimum vor Augen hat, kann die eigene Seelen-Bilder-Welt nutzen, um sich mit dieser neuen Form und Figur anzufreunden, sich vorstellen, wie seine Bewegungen sich in dieser Verfassung anfühlen, wie lieben und tanzen und alle seine Lieblingsspiele und Beschäftigungen sein werden. Besonders hilfreich ist es, sich auf dieser inneren Seelen-Bilder-Ebene einzuleben und in der neuen Form schon einmal heimisch zu werden. Das wird die konkrete Umsetzung von der (Seelen)bilder- auf die Form-Ebene wesentlich fördern und erleichtern. Genug In-form-ation ist jetzt vorhanden, um in Form zu kommen.

Wer also Traumfigur und Individualgewicht möglichst oft und lebendig visualisiert und erkennt, wo und inwieweit er körperlich weniger Raum einnehmen und dafür im übertragenen Sinn mehr beanspruchen will, ist gut beraten, sich auf dieser Vorstellungsebene oft und hingebungsvoll aufzuhalten. Wo das seelische Kompensationsmuster entdeckt ist und die Thematik klar auf der Hand liegt, ist die Seelen-Bilder-Ebene auch die wesentliche Plattform, um für die entsprechende Energie andere konstruktivere Ausdrucksformen zu finden. Die im Kummerspeck gebundene Energie bräuchte eine Spielwiese auf der siebten Lebensbühne, die im dicken Fell gespeicherte Abschirm- und Grenzziehungsenergie eine solche auf der zehnten Lebensbühne, die notwendige Gegenwehr in Schlagfertigkeit auf der ersten, die im Belohnungsessensspeck verkörperte auf der sechsten Lebensbühne, also etwa auf beruflicher Ebene. Die zehnte Lebensbühnenenergie könnte sich in neuen Strukturen ausdrücken und im »Weniger ist mehr« Erfüllung finden sowie die der siebten auf Kunst- und Kulturniveau, in Versöhnungs- und Friedensprozessen oder eben in Sinnlichkeit, Erotik, Liebe und Partnerschaft. Auf der Körperbühne kämen – wie gesagt – die entsprechenden Abnehmstufen der Ernährungsumwandlung dazu, von pflanzlich-vollwertiger Kost und Kurzzeitfasten über zusätzliche Glutenfreiheit, völliges Streichen von Kohlenhydraten am Abend und ketogene Phasen. Auf Bewegungsebene ist zehrender Ausdauersport angezeigt, der sich von den ursprünglichen Möglichkeiten langsam in zeitlicher Hinsicht und in Bezug auf den Grad der Anstrengung steigert.

Auch für Zunehmwillige gilt es, Traumfigur und Individualgewicht möglichst oft und lebendig zu visualisieren. So können Betroffene erkennen und verstehen, wo und inwieweit sie äußerlich mehr Raum einnehmen und für sich beanspruchen wollen, und dafür innerlich möglicherweise übertriebene Ansprüche zurücknehmen. Oder geht es darum, außer in körperlicher Hinsicht vielleicht auch im übertragenen Sinn mehr Gewicht zu bekommen und wichtiger zu werden? Wo könnte die eigene Meinung mehr Gewicht in Diskussionen oder bei Entscheidungen bekommen? Wo ist es wünschenswert, gewichtigere und schwerwiegendere Argumente zu entwickeln? Auch diese Situation gilt es in einer Form zu visualisieren, in der man das angestrebte Ziel bereits verwirklicht hat und angemessen genießt.

Wenn ein Ehrgeizprogramm das Zunehmen verhindert, wäre das Polaritätsgesetz genauer zu studieren, weil es nämlich genau dieser Ehrgeiz ist, der das ehrgeizige Ziel verhindert, mehr Gewicht zu bekommen. Folglich gilt es, das seelische Sabotageprogramm zu identifizieren. Dazu ist wieder die Seelen-Bilder-Ebene am besten geeignet. Hinzu kommen nun – wie gesagt – gehaltvolle(re)s Essen mit hohem Kohlenhydratanteil, der besonders abends noch zunimmt und das Abendessen dominiert, um die nächtliche Fettverbrennung zu stoppen. Auf Bewegungsebene sollte Krafttraining an erste Stelle treten, denn Muskelaufbau ist Gewichtsaufbau. Mithilfe eines guten Fitnesscoachs ließe sich genau definieren, welche Muskelgruppen es wie zu fordern und in ihrem Wachstum zu fördern gilt, um die angestrebte Figur zu verwirklichen.

DIE VIER-WOCHEN-PROGRAMME FÜRS INDIVIDUALGEWICHT

(von Eva Gassmann)

Vorbemerkungen

Bei beiden Programmen ist es wichtig, die Essenz zu erfassen und sich nicht sklavisch an Rezepte zu halten. Wenn man gegen eine Zutat Abneigung empfindet, ist sie selbstverständlich durch eine vergleichbare zu ersetzen.

– Zum Abnehmen sind besonders die glutenfreien Rezepte aus den Büchern *Lebensenergie-Kochbuch* und *Peace Food – vegan einfach schnell* zu empfehlen. Das direkt dafür geschriebene Buch aber ist der Ratgeber *Vegan schlank*. Lediglich die Menge sollte man nicht zu hoch ansetzen.

+ Zum Zunehmen kommen Rezepte aus all meinen *Peace-Food*-Büchern infrage mit entsprechender Betonung der Sättigungsbeilagen.

Die *Peace Food Keto-Kur* ist wie gesagt für beide Fraktionen geeignet.

Eva Gassmanns praktische Tipps

Warum so viel »grün« in die Smoothies? Die kurze und stark vereinfachte Erklärung dazu: Die meisten Nährstoffe und die mit der höchsten Nährstoffdichte sind im »Grünzeugs« enthalten. Der wichtigste sekundäre Pflanzenstoff davon ist Chlorophyll. Dieser Stoff, der den Pflanzen ihre Lebensenergie liefert, ist auch für uns Menschen von großem gesundheitlichem Vorteil. Also: rein damit in den Smoothie!

Warum Hochleistungsmixer? Der Mixer spaltet die Nahrungsteilchen in ein Minimum an Größe auf (subzelluläres Niveau). Das heißt, die Teilchen sind dann kleiner als die Pflanzenzellen. Damit steht dem Körper ein Maximum an Chlorophyll zur Aufnahme zur Verfügung. Andererseits werden auch Vitamine dabei zerschlagen, wobei wir bei pflanzlich-vollwertiger Kost davon ohnehin genug bekommen.

Slow Juicer: Der neue Trend für Säfte kommt gerade in den Küchen an. Wie bei allem gibt es auch hier Vor- und Nachteile. Vorteil: Durch die langsamen Drehungen wird das Saftgut keinesfalls erhitzt, was eine Menge Vitamine und Antioxidanzien »rettet«. Durch die langsame Entsaftung kommt weniger Sauerstoff in das Pressgut, und es gibt keine schnelle Oxidation; das heißt, der Smoothie hält länger, bleibt länger frisch. Der Nachteil an der Sache: Es dauert ziemlich lange. So müsste man mehr Zeit am Morgen einplanen.

Eine weitere Geräteempfehlung: eine Salatschleuder. Geschleuderte Salate und Kräuter, sofern sie gewaschen werden müssen, werden vom Waschwasser befreit und brauchen bei der Zubereitung viel weniger Öl beziehungsweise Dressing. Das ist besonders für Abnehmwillige ein Vorteil.

Bitterstoffe zügeln den Heißhunger. Getrocknete Löwenzahn-, Brennnessel- oder Wegwartewurzeln, fein gemahlen, sind appetithemmend!

Ich gebe im Frühling, Sommer und Herbst immer frisch gepflückte *Gänseblümchen, Stiefmütterchen* (essbare) oder *Ringelblumen* auf meine Salate. Das sieht nicht nur hübsch aus, sondern ist auch gesund.

Weiter empfehle ich, frische *Sprossen* über die Salate zu geben, am besten selbst im Keimglas gezogen. So kann man sich der Reinheit und Qualität der Sprossen auch sicher sein. Buchweizen-, Mungbohnen-, Radieschen-, Alfalfa-, Quinoa- und Brokkolisprossen: Diese und andere Sprossen haben eine so hohe Nährstoff- und Vitamindichte, dass sie auf keinem Salat fehlen sollten. So ist man bei jedem Essen mit einer Vielzahl an Vitaminen, Mineralstoffen, Spurenelementen, sekundären Pflanzenstoffen und Aminosäuren gut versorgt.

Doch Achtung: Bei den Sprossen sollte man auf Hygiene, also regelmäßige Spülungen achten! Sonst kann es passieren, dass man mit den Sprossen unerwünschte Keime aufnimmt, die sich ungünstig auf die Gesundheit auswirken können!

Das Programm zum Abnehmen

WOCHE 1: DETOX

	Morgens	Mittags	Abends
Tag 1	Smoothie Gelb-grün und gutes Quellwasser	Erdbeer-Wildkräuter-Salat	Hokkaido-Kürbis mit Salbei aus dem Ofen
Tag 2	Smoothie Red Berries und gutes Quellwasser	Mango-Avocado-Salat mit Rucola	Rote-Bete-Carpaccio mit Meerrettich und Kürbiskernen
Tag 3	Sauer-macht-lustig-Smoothie und gutes Quellwasser	Orangen-Fenchel-Datteln-Salat	Bärlauchpesto auf Champignons
Tag 4–7	Siehe unten (»Nützliche Hinweise«)		

Nützliche Hinweise: Hier sind beispielhaft einige Rezepte aus dem anschließenden Rezeptteil aufgeführt. Wenn Sie möchten, finden Sie weitere kalorienreduzierte Mahlzeiten etwa in den Büchern *Vegan schlank* oder *Das Lebensenergie-Kochbuch* (siehe Anhang). Die Zusammenstellung können Sie unter Berücksichtigung der allgemeinen in diesem Buch dargelegten Kriterien nach Ihrem Geschmack vornehmen.

Weitere Maßnahmen: ansteigende Fußbäder, Ausdauerbewegung im Sauerstoffgleichgewicht, Bürsten, Darmreinigung mit der chinesischen Pflaume, Heilkräuterkuren, Kneipp'sche Anwendungen, Kohlenhydratanteil in der Nahrung abends senken, Kurzzeitfasten, Kaffee, Tabak und Alkohol reduzieren und ausschleichen, Leberwickel, Saunieren, Schlafförderung, »Waldbaden« (Shinrin Yoku), Wassertrinkkur.

WOCHE 2: FASTEN

	Morgens	Mittags	Abends
Tag 1	Tee nach Geschmack	Optional Smoothie (Grundrezeptur I)	Nieren-Blasen-Tee
Tag 2	Leber-Gallen-Tee		Brennnesseltee
Tag 3	Grüner Tee		Brennnesseltee
Tag 4	Tee nach Geschmack		Nieren-Blasen-Tee
Tag 5	Tee nach Geschmack		Leber-Gallen-Tee
Tag 6	Tee nach Geschmack		Grüner Tee
Tag 7	Brennnesseltee		Tee nach Geschmack

Nützliche Hinweise: Trinken Sie reichlich gutes Quellwasser (insgesamt etwa zwei Liter täglich). Bei Kältegefühl können Sie Ihren Tee mit fein geriebenem Ingwer genießen. Außerdem können Sie lediglich je ein Smoothie am Morgen und am Abend mit grünen Kräutern und ½ Apfel oder Birne und frisch gepressten Saft (max. ¼ Liter) aus nicht zu süßem Obst zu sich nehmen. Zum Süßen empfehle ich »Eryfly«.

Weitere Maßnahmen: Ausdauerbewegung im Sauerstoffgleichgewicht, Bürsten, Darmreinigung mit der chinesischen Pflaume, geführte Meditationen, individuelle Bewegungsprogramme, Verzicht auf Getreidekleber, Wandern, Wassertrinkkur.

WOCHE 3 UND 4: AUFBAU UND IDEALE ERNÄHRUNGSFORM

	Morgens	Mittags	Abends
Tag 1	Kräutertee nach Geschmack, vormittags 1 Apfel zum Fastenbrechen	Leichte Gemüsebrühe	Tomatensuppe
Tag 2	Beerenmüsli mit Lupinenjoghurt	Erdbeer-Wildkräuter-Salat	Rote-Bete-Carpaccio mit Meerrettich und Kürbiskernen
Tag 3	Overnight-Oats mit frischen Früchten (am Vorabend vorbereiten)	Kräuterseitlinge auf Avocado-Apfel-Tatar	Gebratener Tempeh auf Feldsalat
Tag 4–14	Siehe unten (»Nützliche Hinweise«)		

Nützliche Hinweise: Hier sind wieder beispielhaft einige Rezepte aus dem anschließenden Rezeptteil aufgeführt. Wenn Sie möchten, finden Sie weitere kalorienreduzierte Mahlzeiten etwa in den oben genannten Büchern. Auch diese Zusammenstellung können Sie unter Berücksichtigung der allgemeinen in diesem Buch dargelegten Kriterien nach Ihrem Geschmack vornehmen, *bis auf den ersten Tag nach dem Fasten.* Achten Sie möglichst auf glutenfreie und ketogene Ernährung, führen Sie weiterhin das Kurzzeitfasten (6:18) durch und bevorzugen Sie Rohkost.

Weitere Maßnahmen: Ausdauerbewegung im Sauerstoffgleichgewicht.

Das Programm zum Zunehmen

WOCHE 1: DETOX

	Morgens	Mittags	Abends
Tag 1	Mit hochkalorischen Zutaten angereicherter Smoothie (Grundrezeptur II) und gutes Quellwasser	Kalte Avocadosuppe mit Cashewmus	Detox-Bowl
Tag 2–7	Weiterhin hochkalorische Smoothies Morgens und mittags: Gerichte zur Grundlage für intensives Muskelaufbautraining, aber auch schon mit viel guten Sättigungsbeilagen mit hohem Kohlenhydratanteil	Weiterhin nahrhafte Suppen Den ganzen Tag über beim Süßen kalorienreiche Mittel verwenden wie Birnendicksaft oder Datteln Wenig Kokos-, stattdessen lieber Olivenöl, aber weder Raps- noch Sonnenblumenöl	Kohlenhydratreiche pflanzlich-vollwertige Kost Sättigungsbeilage wie Nudeln, Bratkartoffeln oder Polenta

Nützliche Hinweise: Die ganzen vier Wochen über ist es sinnvoll, ein Muskelaufbauprogramm zu verfolgen. Dafür eignet sich bei der Nahrung morgens und abends eiweißreiche Kost, etwa mit viel blauer Süßlupine und anderen Hülsenfrüchten, die viel Eiweiß enthalten. Bei intensivem Training sind auch vegane Eiweißmischungen empfehlenswert. Abends sorgt man dann für einen hohen Überhang an Kohlenhydraten, um die Fettverdauung definitiv zu stoppen. Die Zusammenstellung können Sie unter Berücksichtigung der allgemeinen in diesem Buch dargelegten Kriterien nach Ihrem Geschmack vornehmen. Wenn Sie möchten, auch angelehnt ans Buch *Peace Food Keto-Kur.*

Weitere Maßnahmen: ansteigende Fußbäder, Bürsten, Darmreinigung mit chinesischer Pflaume, Heilkräuterkuren, Kaffee, Tabak und Alkohol reduzieren und ausschleichen, Kohlenhydratanteil in der Nahrung abends erhöhen, Kneipp'sche Anwendungen, Kurzzeitfasten, Leberwickel, Saunieren, Schlafförderung, Training zum Muskelaufbau, »Waldbaden« (Shinrin Yoku), Wassertrinkkur.

WOCHE 2: FASTEN

	Morgens	Mittags	Abends
Tag 1	Mit hochkalorischen Zutaten angereicherter Smoothie (Grundrezeptur II) und gutes Quellwasser		
Tag 2	Leichte, aber vollwertige pflanzliche Mahlzeit		Leichte, aber vollwertige pflanzliche Mahlzeit, kohlenhydratreich
Tag 3	Mit hochkalorischen Zutaten angereicherter Smoothie (Grundrezeptur II) und gutes Quellwasser		
Tag 4	Mit hochkalorischen Zutaten angereicherter Smoothie (Grundrezeptur II) und gutes Quellwasser		
Tag 5	Leichte, aber vollwertige pflanzliche Mahlzeit		Leichte, aber vollwertige pflanzliche Mahlzeit, kohlenhydratreich
Tag 6	Mit hochkalorischen Zutaten angereicherter Smoothie (Grundrezeptur II) und gutes Quellwasser		
Tag 7	Kurzzeitfasten (8:16)		Kohlenhydratreiche Nahrung

Nützliche Hinweise: Dieses Programm hat den Sinn, den Organismus zu einer Art positivem Jo-Jo-Effekt anzuregen.

Weitere Maßnahmen: Darmreinigung mit der chinesischen Pflaume, geführte Meditationen, individuelle Bewegungsprogramme, Wandern, Wassertrinkkur.

WOCHE 3 UND 4:
AUFBAU UND IDEALE ERNÄHRUNGSFORM

	Morgens	Mittags	Abends
Tag 1	Mandelmilchreis mit Orangen-Mango-Soße	Feldsalat mit warmen Kartoffeln und Walnüssen	Kürbis-Maroni-Tajine mit Wildreis (2 Portionen)
Tag 2	Waffeln mit Dattel-Dip (deftig) oder Joghurtmischung (süß) (ca. 3 St.)	Erdnusssuppe mit Knuspertofu *Dessert:* Mandel-Pannacotta mit Erdbeersoße (2 Portionen)	Zucchini-Röllchen mit Cashew-Kräuter-Creme
Tag 3	Zwetschgen-Kokos-Crumble	Süßkartoffel-Gnocchi mit Ofentomaten	Zwiebelschmalzbrote *Dessert:* Königsschmarrn mit Zwetschgenröster (2 Portionen)
Tag 4–14	Jeweils drei Hauptmahlzeiten dieser Art, dazu köstliche Desserts. Natürlich sind wieder alle Speisen nach Ihrem Geschmack untereinander austauschbar.		

Weitere Maßnahmen: Kurzeitfasten (8:16), Training zum Muskelaufbau.

IV. DIE REZEPTE FÜR DAS INDIVIDUAL-GEWICHT

(von Eva Gassmann)

DIE REZEPTE IN DER ÜBERSICHT

Bei den Rezepten mit einem Minuszeichen (−) handelt es sich um Zubereitungen für Abnehmwillige, ein Plus (+) kennzeichnet Rezepte zum Zunehmen. Ein (D) steht bei den Detoxrezepten.

Wenn nicht anders angegeben, sind die Mengenangaben in allen Rezepten für 1 Person beziehungsweise 1 Portion bemessen.

TEES

GRUNDREZEPTE

SMOOTHIES

FRÜHSTÜCK

SALATE

DRESSINGS/VINAIGRETTES

SUPPEN

MITTAGS

DESSERTS

ABENDS

ZU DEN MASSANGABEN

Um es so einfach und schnell wie möglich zu machen, ist bei manchen der folgenden Rezepte die Einheit »Tasse(n)« (1 Tasse = ca. 200 ml) angegeben. Das bezieht sich auf gereinigtes, grob würfelig geschnittenes Obst oder Gemüse. So brauchen Sie sich nicht mit der Waage und ein paar Gramm mehr oder weniger aufzuhalten.

Alle Zutaten sind, wenn nicht anders angegeben, für 1 Portion oder 1 Person bemessen.

TEES

(–) (D)

BRENNNESSELTEE

ZUTATEN
2 gehäufte TL Brennnesseltee (Urtica)
¼ l Wasser

Handelsüblichen Bio-Brennnesseltee mit kochendem Wasser übergießen und ca. 10 Min. ziehen lassen.

Tipps: Wenn Sie Brennnesselblätter selbst ernten möchten, ist der ideale Zeitpunkt dazu der Frühling. Dann sind die Triebe noch zart und voller Nährstoffe. Ziehen Sie dazu Handschuhe an, damit Sie sich nicht an den Nesseln »verbrennen«. Schneiden Sie die Triebe am Fuß ab und streichen Sie die vielen kleinen Stacheln ab. Zu Hause sollten Sie die Brennnesseln gründlich waschen und dann gebündelt an einem trockenen und luftigen Ort aufhängen, bis sie ganz ausgetrocknet sind.

LEBER-GALLEN-TEE

ZUTATEN
Beifuß (Artemisia vulgaris)
Gänseblümchen (Bellis perennis)
Löwenzahn (Taraxacum)
Mariendistel (Silybum marianum)
Schafgarbe (Achillea millefolium)
Wegwarte (Cichorium intybus)
Wermut (Artemisia absinthium)
¼ l Wasser

2 TL der Kräutermischung mit kochendem Wasser übergießen und ca. 10 Min. ziehen lassen.

Tipps: Die Leber mag und braucht Bitterstoffe. Die liefern die oben genannten Kräuter. Sie können auch eine ähnliche handelsübliche Mischung verwenden oder einen Tee aus den übrigen Zutaten herstellen, wenn das ein oder andere Kraut einmal nicht erhältlich sein sollte. Außerdem ist folgendes Gemüse gut für die Leber: Artischocke, Chicorée, Endivie und Radicchio.

NIEREN-BLASEN-TEE

ZUTATEN
Birkenblätter (Betula)
Brennnessel (Urtica)
Gundelrebe (Glechoma hederacea)
Himbeerblätter (Rubi ideai folium)
Preiselbeere (Vaccinium vitis-idaea)
¼ l Wasser

2 TL der Mischung mit kochendem Wasser übergießen und ca. 10 Min. ziehen lassen.

Tipp: Sie können auch eine ähnliche handelsübliche Mischung verwenden oder einen Tee aus den übrigen Zutaten herstellen, wenn das ein oder andere Kraut einmal nicht erhältlich sein sollte.

GRUNDREZEPTE

GRUNDREZEPT FÜR GLUTENFREIES TAMANGA-BROT

ZUTATEN

125 g Haferflocken
100 g Kürbiskernmehl
260 g Kerne nach Wahl: etwa grob gehackte Mandeln, Cashew-, Pinien-, Kürbis- oder Sonnenblumenkerne (auch gemischt möglich)
180 g geschroteter Leinsamen
140 g ganze Haselnüsse
4 EL Chia-Samen
8 EL gemahlene Flohsamenschalen
4 TL Meersalz, unjodiert
2 EL Dattelsirup
6 EL geschmolzenes Kokosöl
700 ml lauwarmes Wasser

Zuerst die trockenen Zutaten in einer Schüssel vermengen, dann die nassen Zutaten zugeben und alles mit einem Löffel oder von Hand ordentlich vermengen.

Eine Kastenform mit Backpapier auslegen. Brotmasse in die Kastenform geben und mit feuchten Händen glatt streichen. Nun über Nacht mit einem feuchten Geschirrtuch abgedeckt stehen lassen.

Backrohr auf 180 °C vorheizen und dabei einen Topf mit Wasser einstellen. Brot 45 Min. backen, aus der Form auf einen Gitterrost stürzen und 15–20 Min. weiterbacken, bis es schön knusprig braun ist.

Was vom Brot nicht gleich verzehrt wird, in ein feuchtes Geschirrtuch wickeln und im Kühlschrank aufbewahren.

KRÄUTERSALZ-GRUNDREZEPT

Zur Gewichtsabnahme deutlich sparsamer als beim Zunehmen zu verwenden

• • • Rezept für ca. 3 Gläschen à 125 ml

ZUTATEN

200 g feines Meersalz
4 TL Rosmarinnadeln, getrocknet
4 TL Oreganoblättchen, getrocknet
3 TL Thymianstiele, getrocknet
3 TL Majoranblättchen, getrocknet
3 TL Basilikumblättchen, getrocknet
3 TL Liebstöckelblättchen, getrocknet
3 TL Zitronenmelisseblättchen, getrocknet

Alle Zutaten in den Mixer und fein pürieren, danach in verschließbare Gläschen abfüllen und fest verschrauben. Kühl und trocken lagern.

»VARMESAN« (VEGANER »PARMESAN«)

ZUTATEN

1 EL Pinienkerne
1 EL Hefeflocken
¼ TL Salz

Zutaten zusammen in einem kleinen Mixer zerkleinern. (Es kann auch mehr davon hergestellt werden und in einem verschlossenen Gefäß im Kühlschrank für mind. 1 Woche aufbewahrt werden.)

GEKÖRNTE GEMÜSEBRÜHE

Die getrocknete Gemüsebrühe (auf Vorrat anlegen!) schmeckt lecker, und man kann sicher sein, dass nur das drin ist, was man reingetan hat.

••• Rezept für ca. 6 Gläser à 100 ml (oder größere Gläser, was Sie gerade daheimhaben). Die Gläser sollten vorher mit heißem Wasser ausgespült und gut getrocknet werden.

ZUTATEN

1 Knollensellerie
10 Karotten
2 Petersilienwurzeln
10 Schalotten
2 getrocknete Tomaten
1 Bio-Paprika
2 Lauchstangen
4 Knoblauchzehen
2 Bund Petersilie
5 Frühlingszwiebeln
3 Bund Liebstöckel
½ TL Lorbeerblätter, gemahlen
2 Msp. Nelkenpulver
100 g feines Meersalz

Das Wurzelgemüse (Knollensellerie, Karotten und Petersilienwurzeln) fein reiben oder in die Küchenmaschine geben. Die Schalotten, die getrockneten Tomaten, Paprika und Lauch fein schneiden beziehungsweise würfeln. Knoblauch und Kräuter fein hacken. Alles gut miteinander vermengen. Die vermengte Masse gleichmäßig auf mit Backpapier belegte Backbleche verteilen, es werden ca. 3 Bleche. Bei 80 °C (Umluft) 6–7 Stunden in den Ofen. Alles muss komplett durchgetrocknet sein! Holzkochlöffel zwischen die Tür klemmen hilft die Feuchtigkeit abzuziehen. Wenn die Masse fertig getrocknet ist, Salz dazugeben und dann in den Mixer und fein vermahlen.

In kleine Gläschen füllen, fest verschließen – und ab in den Kühlschrank. Wenn die Masse richtig getrocknet wurde, dann ist die gekörnte Brühe für mehrere Monate haltbar.

GEMÜSEBRÜHEPASTE

Schnell, »feucht«, einfach. Eine sehr liebe Freundin hat mir das Rezept verraten. Ich glaubte es ja nicht, da ich der Meinung war: »Feucht in Gläsern gleich Schimmel.« Aber ich wurde eines Besseren belehrt. Die Salzmenge, saubere Gläser und ein sauberer Löffel bei der Entnahme sorgen für lange Haltbarkeit (3–4 Monate).

Sie brauchen dazu die gleichen Zutaten wie für die Gemüsebrühe, mixen Sie alles in der Küchenmaschine, bis es zerkleinert ist, geben Sie auf das Gesamtgewicht 30 Prozent Salz dazu (Beispiel: 500 g Gemüsemix plus 150 g Salz), gut verrühren, damit das Salz sich gleichmäßig verteilen kann. Dann ab in saubere Schraubgläschen und im Kühlschrank aufbewahren – fertig!

Gemüsebrühe in der Suppe: auf 1 Liter Wasser kommen dann ungefähr 2–3 EL, je nach Geschmack.

SMOOTHIES

SMOOTHIE-GRUNDREZEPTUR I

Die Grundrezeptur ist ganz einfach und besteht aus lediglich drei Bausteinen.

ZUTATEN

1 flüssige Zutat,
am besten 1 Tasse
Wasser guter Qualität
1 grüne Zutat
2 Tassen oder
Stück Obst

Wählen Sie 2 Stück oder Tassen/ Portionen Obst oder Gemüse aus, zum Beispiel:

Apfel
Tasse Erdbeeren
Tasse Heidelbeeren
Geschälte Orange
Geschälte Melone
Geschälte Ananas
Karotte
Stangensellerie
Gurke
Pfirsiche

Bei guter Bio-Qualität müssen Sorten wie Apfel, Gurke, Karotte und Ähnliches nur gründlich gewaschen, nicht geschält werden.

Wählen Sie eine grüne Zutat aus, zum Beispiel 2 Tassen Babyspinat, 1 Tasse Grünkohl, ½ Kopfsalat, 1 Romana-Salatherz, ¾ Tasse rohen Brokkoli oder ½ Kopf Romanasalat. Es gibt bei Smoothies fast keine Grenzen bei der Zusammensetzung aus dem frischen Lieblingsgrün mit seinem Lieblingsgemüse oder -obst. Seien Sie mutig und probieren Sie auch mal für Sie ungewöhnliche Kombinationen aus, etwa Babyspinat, Gurke, Papaya. Sie werden sehen: Das Zusammenstellen und Mixen macht Spaß!

Wählen Sie 2 Stück oder Tassen/Portionen Obst oder Gemüse aus, zum Beispiel: Apfel, Erdbeeren, Heidelbeeren, geschälte Orange, geschälte Melone, geschälte Ananas, Karotte, Stangensellerie, Gurke, Pfirsiche, Aprikosen oder geschälte Papaya.

Sie sollten kein Trockenobst verwenden. Hier ist der Kohlenhydrat- und Zuckeranteil zum Abnehmen einfach zu hoch. Frisches Obst und Gemüse sind die beste Wahl. Auch die Qualität sollte stimmen. Wem das möglich ist, aus eigenem Anbau oder »Nachbars Garten« oder in ähnlich guter Bio-Qualität.

Zusätzlich können Sie eine oder mehrere der folgenden Zutaten auswählen: 1 TL Spirulina-Algenpulver, 1 TL Weizengraspulver, 1 TL Zitronen- oder Limettensaft nach Geschmack, frische Kräuter nach Saison und Vorliebe sowie optional ½ Tasse Eiswürfel.

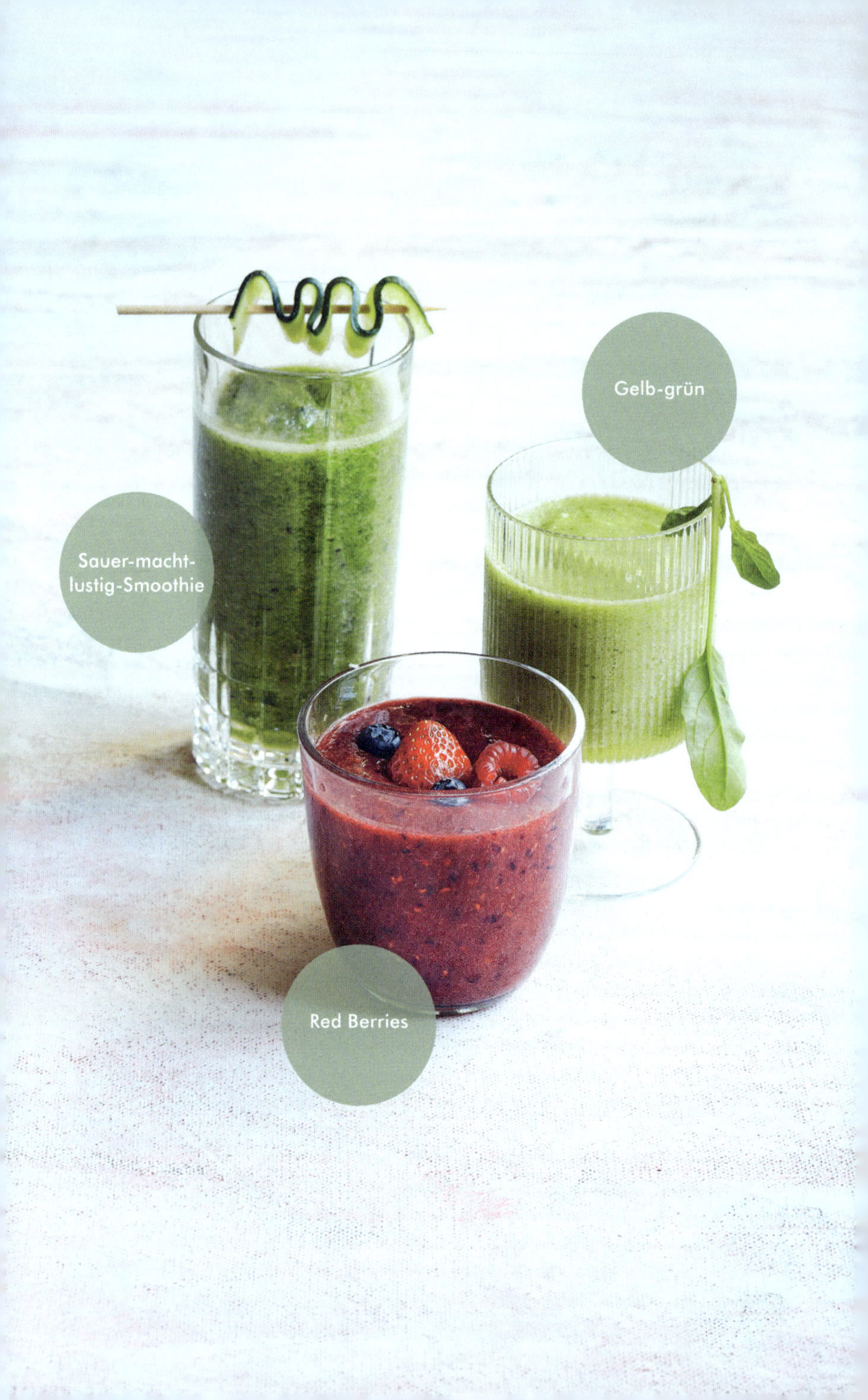
Gelb-grün
Sauer-macht-lustig-Smoothie
Red Berries

GELB-GRÜN

ZUTATEN
½ Ananas
2 Tassen Babyspinat
1 Tasse Wasser

Alle Zutaten zusammen mit dem Wasser in den Mixer geben und zu einem glatten Smoothie verarbeiten.

RED BERRIES

ZUTATEN
2 Tassen Beeren nach Saison (Himbeeren, Erdbeeren, Heidelbeeren …)
½ Kopfsalat
1 Tasse Wasser

Alle Zutaten zusammen mit dem Wasser in den Mixer geben und zu einem glatten Smoothie verarbeiten.

SAUER-MACHT-LUSTIG-SMOOTHIE

ZUTATEN
½ Feldgurke
1 Kiwi
1 Birne
½ TL Limettensaft
½ Bund Petersilie
1 Tasse Wasser

Alle Zutaten zusammen mit dem Wasser in den Mixer geben und zu einem glatten Smoothie verarbeiten.

SMOOTHIE-GRUNDREZEPTUR II

Auch die Grundrezeptur für Zunehmwillige ist ganz einfach und besteht wieder aus drei Bausteinen.

ZUTATEN
1 flüssige Zutat, am besten 1 Tasse Soja-, Mandel- oder Cashew-»milch« bzw. Fruchtsaft
1 grüne Zutat
2 Tassen oder Stück Obst

Wählen Sie eine grüne Zutat aus wie in der Grundrezeptur I.

Wählen Sie 2 Stück Obst oder Gemüse aus wie in Grundrezeptur I, außerdem ½ Tasse Trauben und 1 geschälte Banane.

Als zusätzliche kaloriendichte Zutaten können Sie Folgendes verwenden: 1 EL Haferflocken, glutenfrei, 3 Datteln, ½ Avocado, Nüsse (Macadamia- und Pekannuss haben einen hohen Fettgehalt), 1 EL Nussmus (Mandel, Cashew, Erdnuss …), 30 g Lupinenmehl (Proteine), 1 EL Erdnussbutter, 1 EL Leinöl, 1 EL Schwarzkümmelöl, 1 TL Kokosöl flüssig, ½ Tasse Eiswürfel, 1 EL Trockenobst, 1 EL Dattelsirup, 1 EL Pflanzensahne (Hafer, Cashew, Reis …) oder 1 EL Kürbiskernmehl.

Weitere mögliche Zusätze sind 1 TL Spirulina-Algenpulver, 1 TL Weizengraspulver, 1 EL Proteinpulver, vegan, 1 TL Zitronen- oder Limettensaft sowie frische Kräuter.

Als appetitanregende Gemüse- und Kräutersorten sind für Smoothies, aber auch für die folgenden Rezepte besonders geeignet: Artischocke, Andorn (minzeähnlich), Beifuß (maximal 1 Blättchen!), Bibernelle (Gurkengeschmack), Dill, Eberraute (Colakraut/ Zunehmen nach Krankheit), Enzian (Tinktur aus Apotheke, da unter Naturschutz), Estragon, Fenchel, Galgant (bittersüß – für Suppen gut geeignet), Gewürznelken, Hopfenklee, Kapuzinerkresse, Kardamom, Kümmel, Liebstöckel (Suppenkraut), Lorbeer, Odermennig, Sanddorn oder Sauerampfer.

FRÜHSTÜCK

KOKOSMILCHREIS MIT GRANATAPFELKERNEN

ZUTATEN
75 g Rundkornreis
375 ml Kokosmilch
½ TL Vanille, gemahlen
1 TL Kokosblütenzucker
1 EL Kokosraspel
2 EL Granatapfelkerne

Milchreis mit Kokosmilch, Vanille und Zucker in einem Topf aufkochen. Unter ständigem Rühren ca. 5 Min. lang weiterkochen. Hitze auf kleinste Stufe reduzieren. Topf zudecken und für weitere 15–20 Min. ziehen lassen. Gelegentlich umrühren. Kokosraspel in einer kleinen Pfanne ohne Fett kurz anrösten, bis sie zu duften beginnen. Mit Kokosblütenzucker süßen nach Geschmack. Milchreis mit Granatapfelkernen und Kokosraspeln toppen.

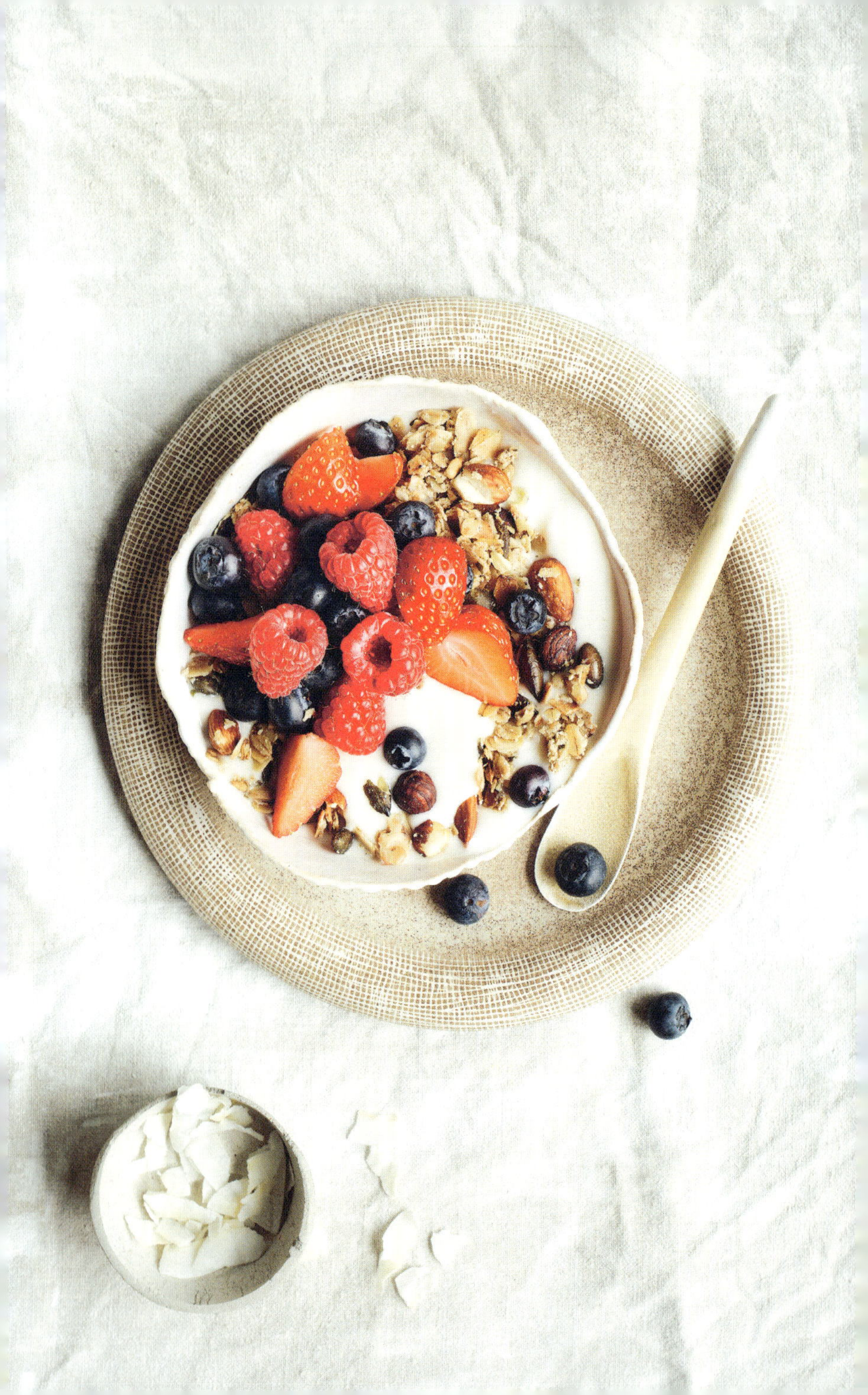

BEERENMÜSLI MIT LUPINENJOGHURT

ZUTATEN

30 g glutenfreie Haferflocken
5 g Sonnenblumenkerne
5 g Kürbiskerne
5 g Mandeln
5 g Haselnüsse
5 g Kokosflocken
1 EL Kokosöl
1 Prise Zimt
1 TL Eryfly
250 ml Lupinenjoghurt, ungesüßt
1 Handvoll Erdbeeren, Himbeeren und Heidelbeeren gemischt

Haferflocken, Kerne, Nüsse und Kokosflocken vermischen. Kokosöl in Pfanne erhitzen. Haferflockenmischung mit Zimt in Pfanne ca. 5 Min. anrösten. Gut auskühlen lassen. Mit Lupinenjoghurt vermischen und bei Bedarf mit Eryfly süßen.

MANDELMILCHREIS MIT ORANGEN-MANGO-SOSSE

ZUTATEN

250 ml Mandelmilch
60 g Rundkornreis
Vanilleschote
1 Prise Salz
½ TL Kokosöl
½ TL Kurkuma
1 EL Eryfly

Für die Soße:

1 große Orange
½ Mango, püriert
½ TL Zimt
½ TL Ingwer, frisch gerieben
1 TL Stärke, mit 2 EL Wasser verrührt

Mandelmilch mit Reis, Vanilleschote und Salz unter ständigem Rühren aufkochen. Hitze reduzieren und bei geschlossenem Deckel 20 Min. köcheln lassen. Kurz bevor der Reis fertig ist, Kokosöl und Kurkuma dazugeben und weitere 5 Min. köcheln lassen. Immer wieder umrühren. Mit Eryfly nach Geschmack süßen.

Für die Soße Orange auspressen. Orangensaft mit Mangopüree verrühren und mit Zimt und Ingwer aufkochen. Stärke-Wasser-Mischung dazugeben und noch einmal kurz aufkochen, bis eine cremigere Konsistenz entstanden ist. Milchreis mit Soße übergießen und servieren.

LUPINEN-PANCAKE MIT HEIDELBEEREN

ZUTATEN
75 g Reismehl
30 g Buchweizenmehl
30 g Lupinenmehl
1 TL Backpulver
1 Prise Zimt
1 Prise Salz
150 ml Sojamilch, ungesüßt
1 EL Dattelsirup
Kokosöl, desodoriert, zum Braten
2 EL Dattelsirup
1 EL Mandelmus
150 g Heidelbeeren

Reis-, Buchweizen- und Lupinenmehl mit Back- und Zimtpulver sowie 1 Prise Salz vermengen. Sojamilch und Dattelsirup dazugeben. Diesen Teig ca. 30 Min. ziehen lassen.

Kokosöl in einer Pfanne erhitzen. Dann den Teig mit einem Schöpflöffel dick in die Pfanne fließen lassen, sodass sie nur ca. 10 cm im Durchmesser haben, und ausbacken.

2 EL Dattelsirup und 1 EL Mandelmus gut vermengen und mit frischen Heidelbeeren über die Pancakes geben.

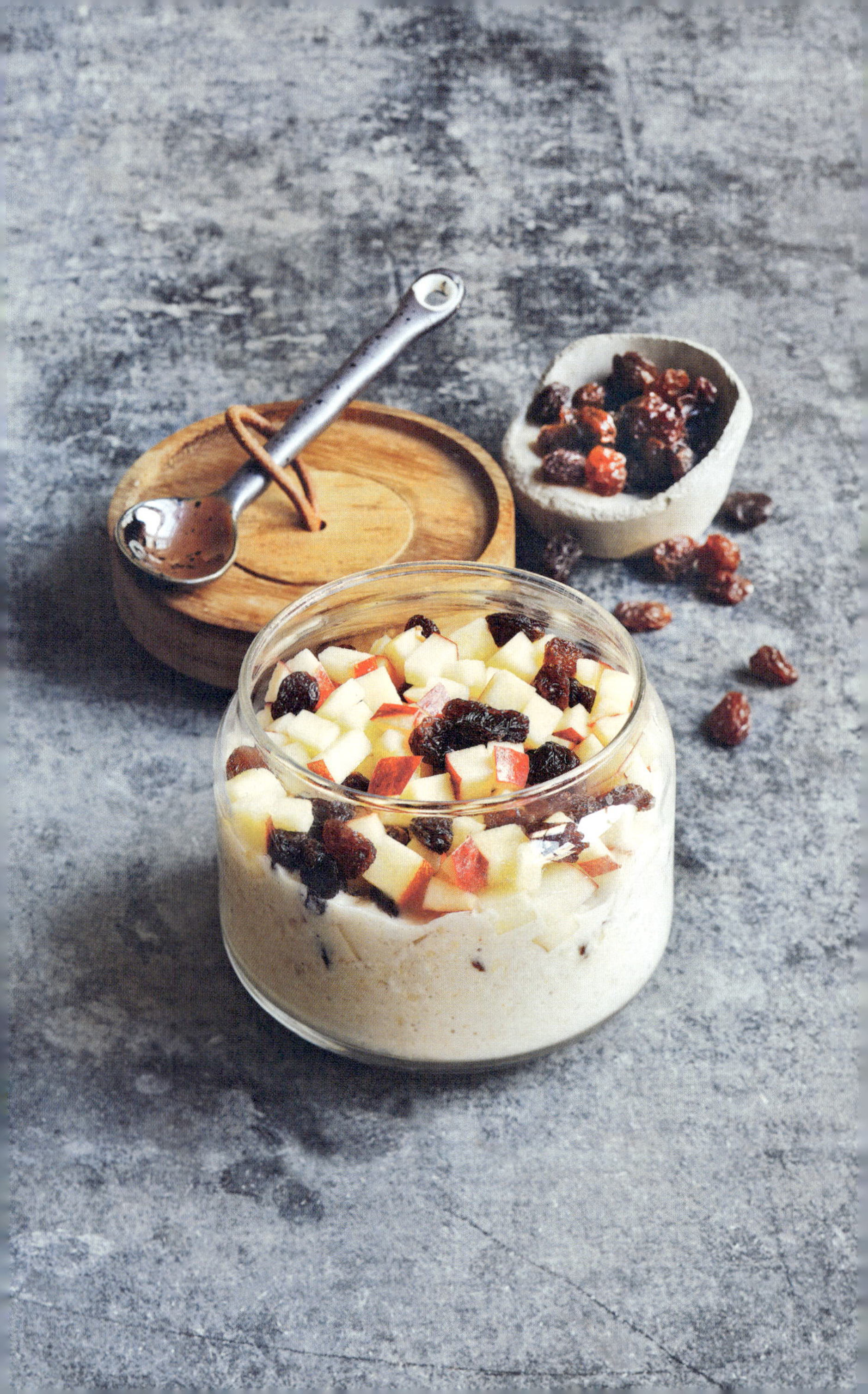

OVERNIGHT-OATS MIT FRISCHEN FRÜCHTEN

• • • (am Vorabend vorbereiten)

ZUTATEN

25 g Haferflocken, glutenfrei
75 ml Mandelmilch, ungesüßt
1 EL Apfelmus, ungesüßt
1 Prise Zimt
1 Stück Apfel
1 EL Rosinen

Haferflocken und Mandelmilch gut verrühren. Apfelmus und Zimt unterrühren. Apfel in kleine Würfel schneiden. Apfel und Rosinen als Topping verwenden und über Nacht in den Kühlschrank stellen.

Tipp: Am besten verwendet man für Overnight-Oats ein Schraubglas, so kommen im Kühlschrank keine unerwünschten Gerüche dazu, und die Haferflocken können richtig gut durchziehen.

WAFFELN MIT DATTEL-DIP (DEFTIG) ODER JOGHURT-MISCHUNG (SÜSS)

• • • (ca. 3 St.)

ZUTATEN

Für den Dattel-Dip:

30 g Cashewkerne
5 bis 6 Datteln, je nach Größe
½ Knoblauchzehe
250 ml Sojajoghurt, zuckerfrei
¼ TL Ras el Hanout (orientalische Gewürzmischung)
1 TL Zitronensaft, nach Geschmack evtl. mit Limette und Zitronenzesten ergänzen
1 Prise Meersalz (abschmecken, bevor die ganze Menge reingetan wird; Salz passt wunderbar zu Datteln!)

Für die Joghurtmischung:

250 ml Kokosjoghurt
1 EL Mandelmus
1 EL Dattelsirup

Für den Dattel-Dip Cashews, Datteln, Knoblauch, Sojajoghurt, Ras el Hanout, Zitronensaft und Meersalz im Hochleistungsmixer pürieren. Mit Zitronensaft und Salz weiter abschmecken.

Für die Joghurtmischung Kokosjoghurt mit Mandelmus vermischen.

Für die Waffeln Haferflocken im Mixer ganz fein vermahlen. In eine Schüssel die gemahlenen Haferflocken, Banane, Backpulver, Natron und Zitronensaft geben und mit einem Kochlöffel gut verrühren. Zimt, Kokosblütenzucker und Pflanzendrink zu den Zutaten geben und diese zu einem cremigen Teig vermengen. Ein Waffeleisen erhitzen und einfetten (etwas Kokosöl auf ein Küchentuch und Waffeleisen damit einreiben). Dann den Teig im heißen, gefetteten Waffeleisen braun bis knusprig backen.

Waffeln in Dattel-Dip tauchen oder mit der Joghurtmischung, Beeren und mit Dattelsirup beträufelt genießen.

Für die Waffeln:
100 g Feinblatt-Haferflocken, glutenfrei
½ reife Banane
½ TL Backpulver
½ TL Natron
½ TL Zitronensaft
½ TL Zimt
1 EL Kokosblütenzucker
100 ml Pflanzendrink
Kokosöl zum Fetten des Waffeleisens
2 EL Heidelbeeren und etwas Dattelsirup als Topping

Tipp: Der Dattel-Dip schmeckt herrlich als Brotaufstrich oder als Dip für Gemüsesticks. Die Kombination der süßen Datteln mit den deftigen Gewürzen mag seltsam erscheinen, aber ich kann Ihnen versichern: Dieser Geschmack ist unglaublich.

ZWETSCHGEN-KOKOS-CRUMBLE

ZUTATEN

150 g süße, reife Zwetschgen, halbiert und entkernt
1 EL Kokosmehl
1 EL Erdmandelmehl
1 EL Kokosöl
1 EL Kokos- oder Mandelmus
1 EL Kokosblütenzucker
1 sehr kleine Prise Salz
Gehackte Walnüsse zum Bestreuen

Ofen auf 180 °C Ober-/Unterhitze vorheizen. Zwetschgen in eine kleine Auflaufform geben. Alle anderen Zutaten gut vermengen, bis Streusel entstehen. Streusel auf den Zwetschgen verteilen und ca. 20 Min. im Backrohr backen. Mit Walnüssen toppen und servieren.

SALATE

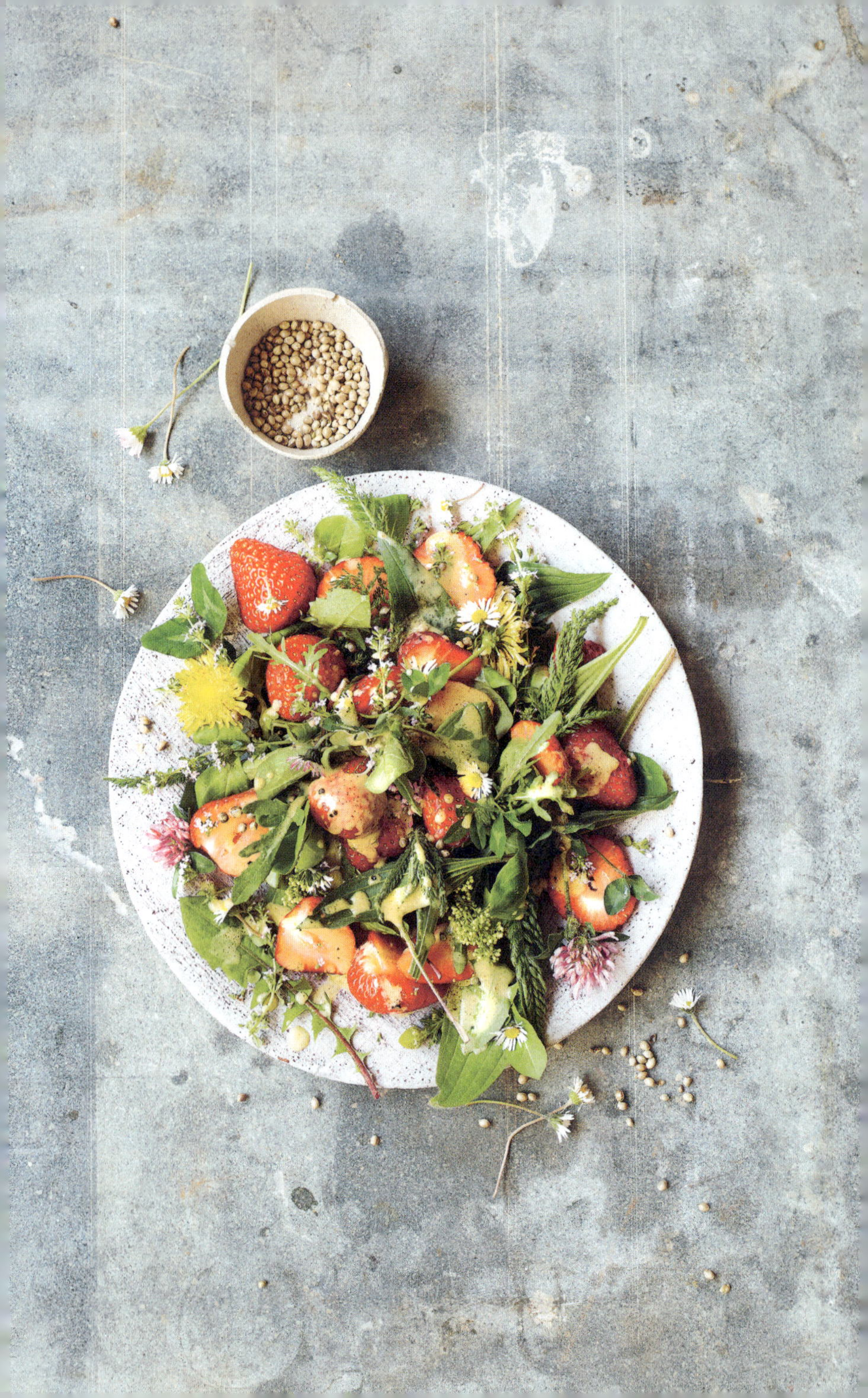

ERDBEER-WILDKRÄUTER-SALAT (Abbildung links)

ZUTATEN
1 Tasse Erdbeeren, geviertelt oder halbiert, je nach Größe
1 Tasse Wildkräuter
1 Tasse Feldsalat
Saft von ½ Zitrone
1 TL Dijon-Senf
1 TL Olivenöl
Salz, Pfeffer
Gänseblümchen und
1 TL Hanfsamen

Erdbeeren waschen. Wildkräuter (Löwenzahn, Giersch, Spitzwegerichknospen, Schafgarbe – alles, was schmeckt und gerade verfügbar ist) nur waschen, wenn sie wirklich schmutzig sind, sonst auch abschütteln. Feldsalat waschen und trocken schleudern. Zitronensaft, Dijon-Senf, Olivenöl, Salz und Pfeffer gut verrühren und mit Wildkräutern und Feldsalat gut vermengen. Erdbeeren darunterheben. Mit Gänseblümchen und Hanfsamen toppen und servieren.

FELDSALAT MIT WARMEN KARTOFFELN UND WALNÜSSEN

ZUTATEN
250 g Kartoffeln
1 mittelgroße Salatschüssel Feldsalat, gewaschen
1 EL Dijon-Senf
1 EL Olivenöl
1 EL Zitronensaft
Kräutersalz, Pfeffer
1 EL Walnüsse, gehackt, als Topping
1 TL Hanfsamen

Kartoffeln kochen, schälen, in Scheiben schneiden und warm unter den Feldsalat heben. Zutaten für Dressing gut vermengen und über den Salat gießen. Umrühren, mit Nüssen und Hanfsamen toppen und servieren.

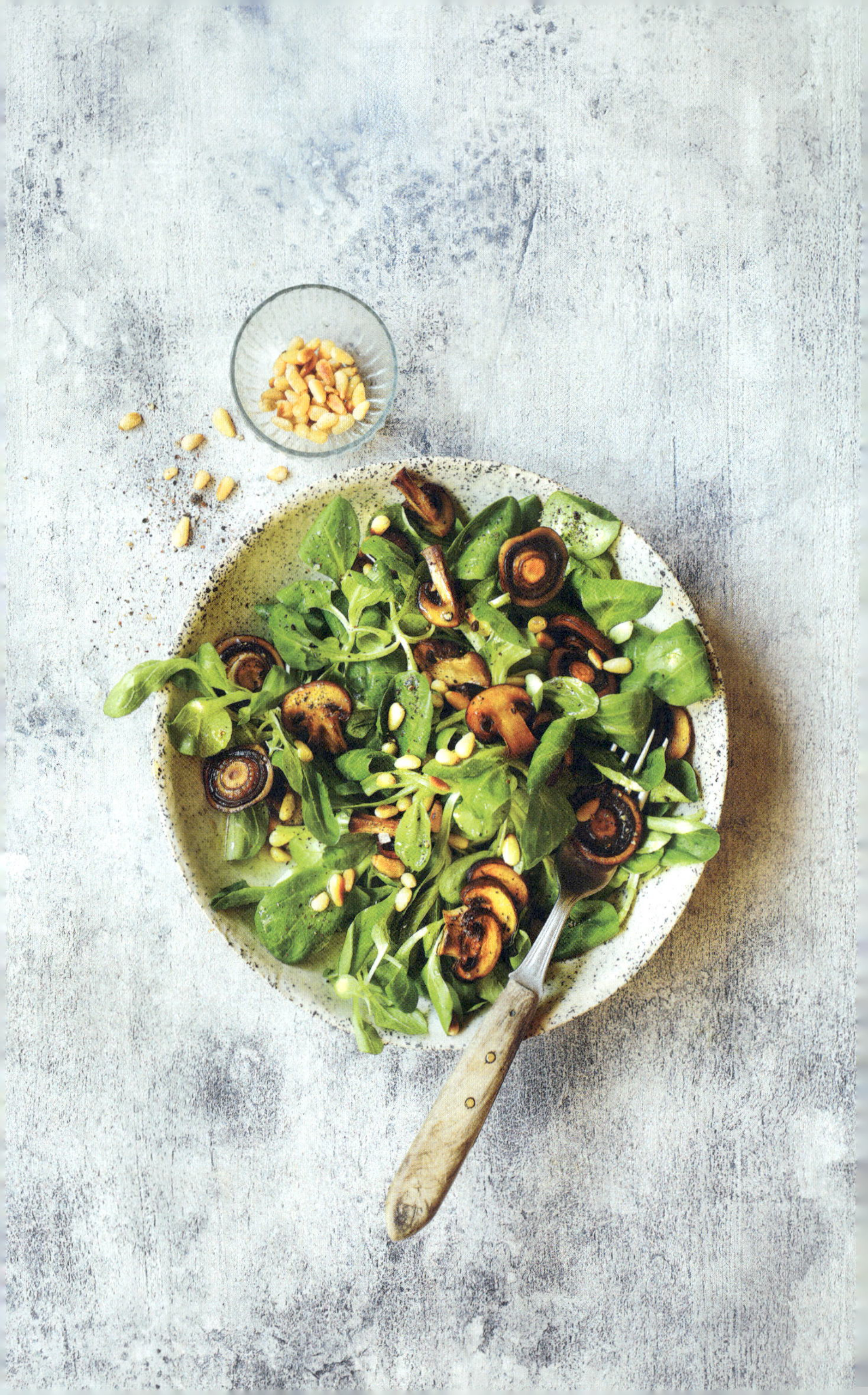

FELDSALAT MIT GEBRATENEN CHAMPIGNONS UND GERÖSTETEN PINIENKERNEN

ZUTATEN

250 g Feldsalat (oder anderen grünen Salat, etwa Eichblatt- oder Kopfsalat)
1 Handvoll Rucolasalatblätter
1 EL Olivenöl
½ EL Apfelessig
1 Prise Salz und Pfeffer
1 Tasse Champignons
½ EL Olivenöl
1 EL Pinienkerne

Salat gut waschen und in Salatschleuder trocken schleudern. Mit Olivenöl, Apfelessig, Salz und Pfeffer vermengen. Champignons trocken putzen und in ca. 3 mm dicke Scheibchen schneiden, in beschichteter Pfanne mit Olivenöl gut und heiß anbraten, sodass Röstaromen entstehen. Auskühlen lassen. Pinienkerne in beschichteter Pfanne ohne Fett gut anrösten. Champignons auf Feldsalat verteilen und mit den gerösteten Pinienkernen bestreuen.

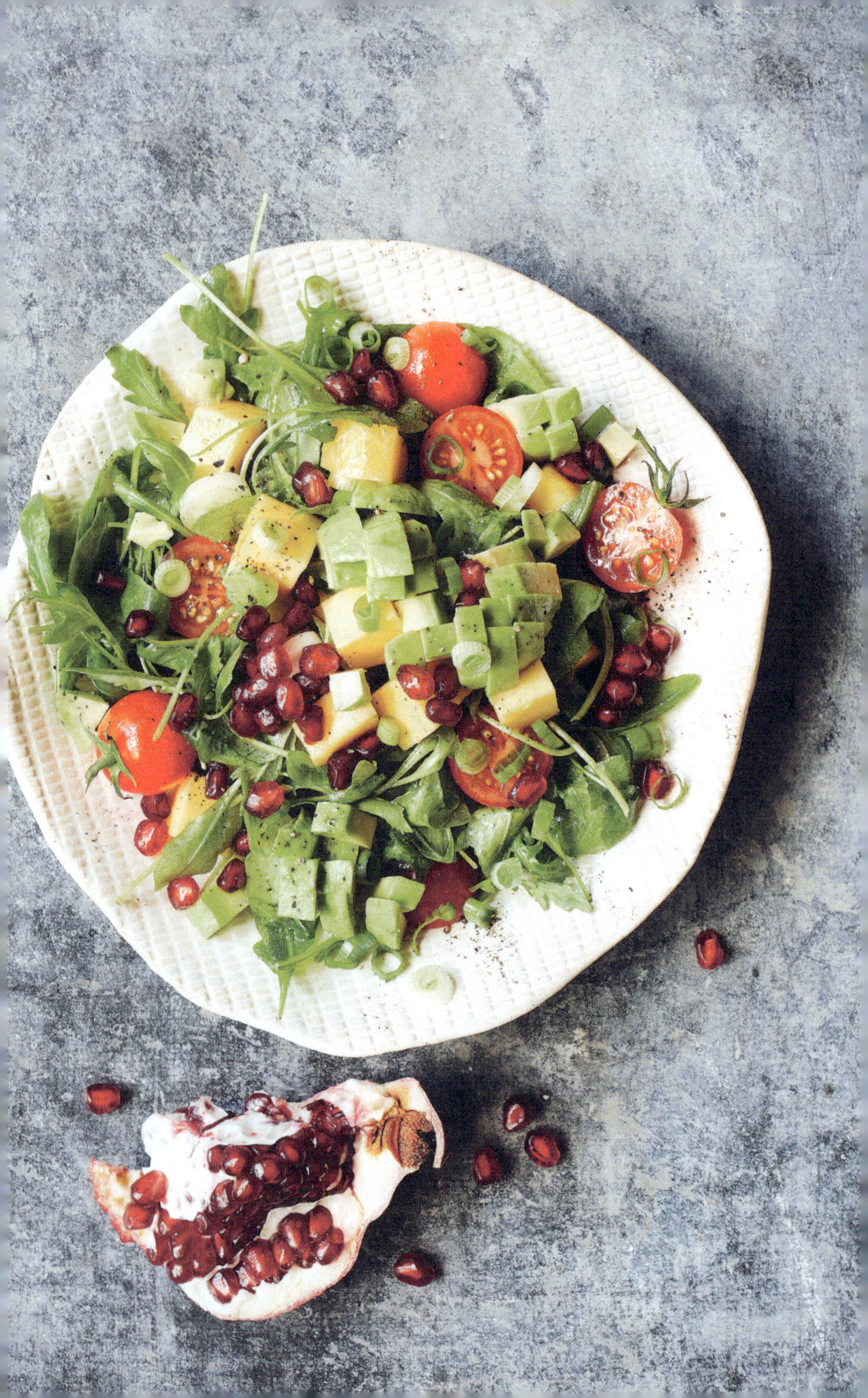

MANGO-AVOCADO-SALAT MIT RUCOLA

ZUTATEN

150 g Rucola
1 Mango, geschält und gewürfelt
1 Avocado, geschält und in Würfel geschnitten
50 g Cherrytomaten, halbiert
½ Frühlingszwiebel, das Grüne in feine Ringe geschnitten
3 EL Granatapfelkerne
1 EL Olivenöl
Salz, Pfeffer
½ Granatapfel, Kerne zur Dekoration

Rucola waschen. Mango und Avocado mit den restlichen Zutaten in einer großen Schüssel gut vermischen. Mit Granatapfelkernen toppen.

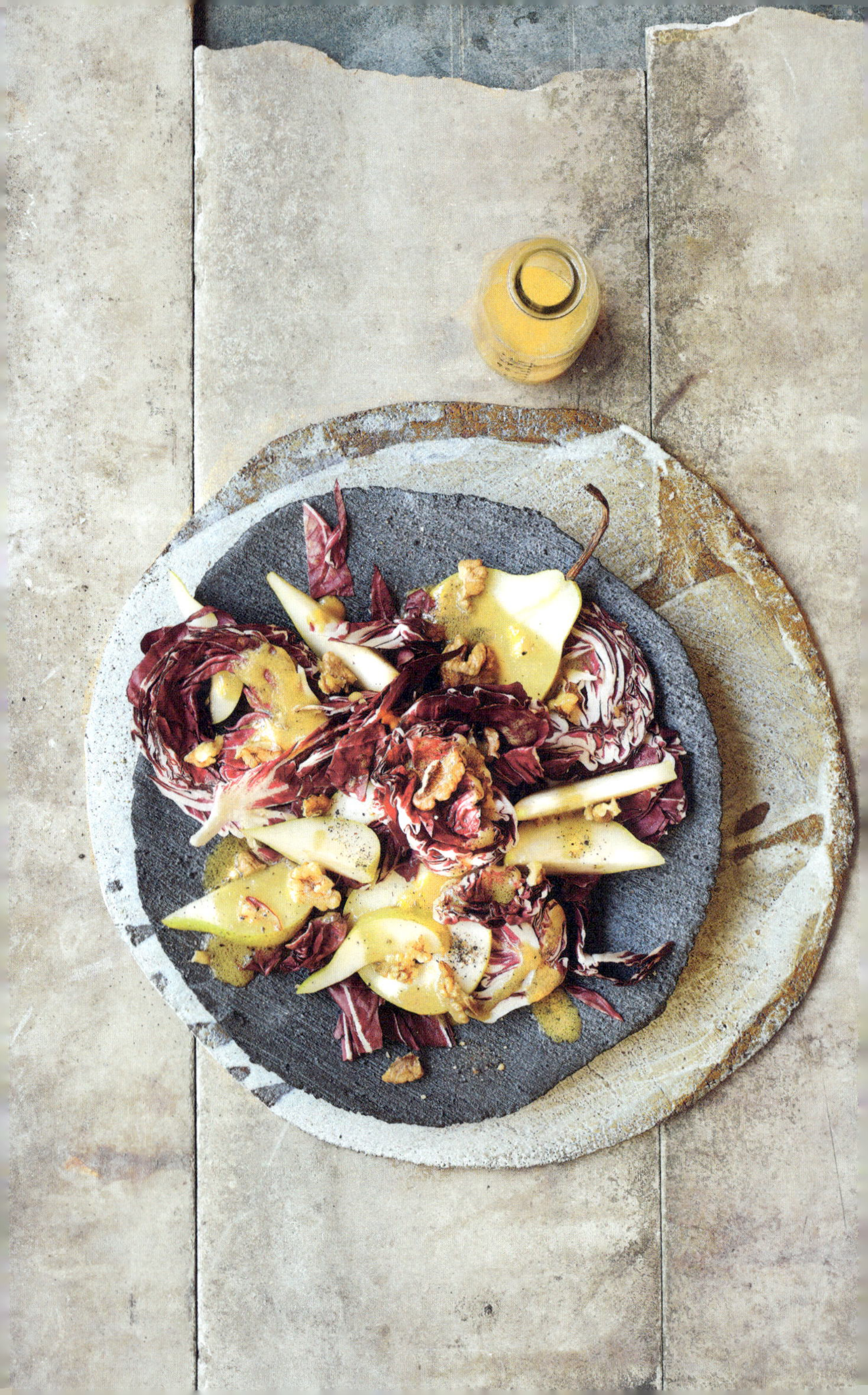

RADICCHIO MIT BIRNE UND WALNÜSSEN

ZUTATEN

150 g Radicchio
1 Birne
1 EL Olivenöl
1 EL Birnenbalsamessig
½ TL Dijon-Senf
Salz, Pfeffer
5 Walnüsse, grob gehackt

Radicchio waschen, trocken schleudern und grob zerzupfen. Birne entkernen und vierteln oder achteln, je nach Geschmack. Auf Salat verteilen. Olivenöl, Birnenbalsamessig, Senf, Salz und Pfeffer verrühren und gut mit Salat vermengen. Walnüsse darüberstreuen und servieren.

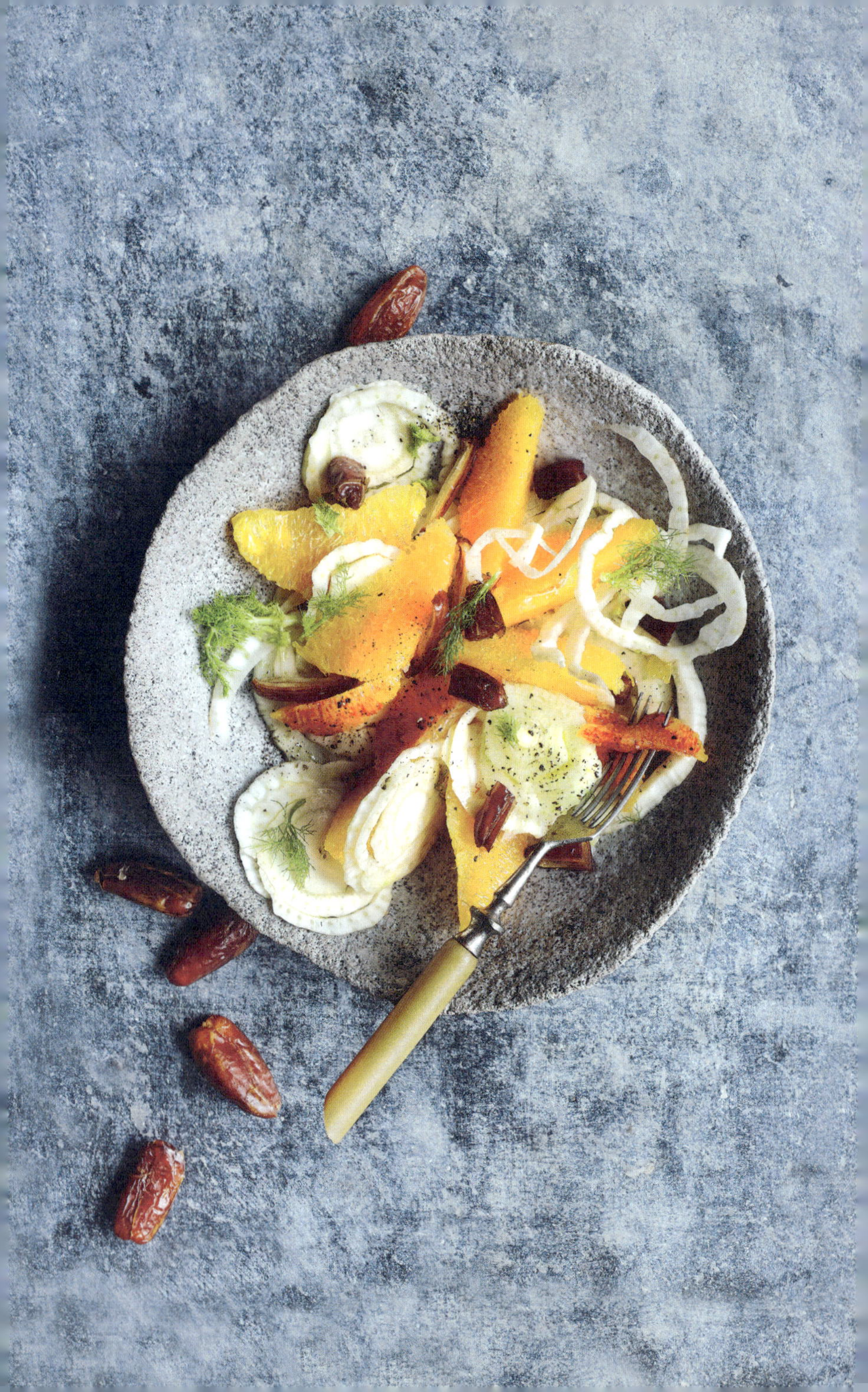

ORANGEN-FENCHEL-DATTELN-SALAT

ZUTATEN
1 Orange, filetiert
1 Blutorange, filetiert
1 Fenchelknolle, in dünne Ringe gehobelt
3 Datteln, geviertelt
1 EL Olivenöl
1 Prise Salz und Pfeffer, optional

Orangen auf einem Teller anrichten. Fenchel und Datteln darübergeben. Olivenöl mit Gewürzen vermengen und über die Orangen und den Fenchel geben.

Wer es zum Frühstück nicht so gern salzig hat, der kann die Gewürze natürlich auch weglassen.

Wenn man noch ½ rote Zwiebel in feine Ringe geschnitten daruntermischt, dann passt dieser Salat auch zum Abendessen.

DRESSINGS/
VINAIGRETTES

MISO-DRESSING

ZUTATEN
Ca. 1 cm Ingwer, geschält
1 EL Olivenöl bester Qualität
3 EL Limettensaft
1½ EL Misopaste, hell
½ Knoblauchzehe, geschält
1 sparsame Prise Salz und Pfeffer

Alle Zutaten gut miteinander vermengen und Salat darin wenden.

VINAIGRETTE MIT KORIANDER

ZUTATEN
20 Blättchen frischen Koriander, fein gehackt
75 ml Gemüsebrühe, ausgekühlt
1 EL Apfelessig
1 EL Olivenöl

Alle Zutaten gut miteinander vermengen und Salat darin wenden.

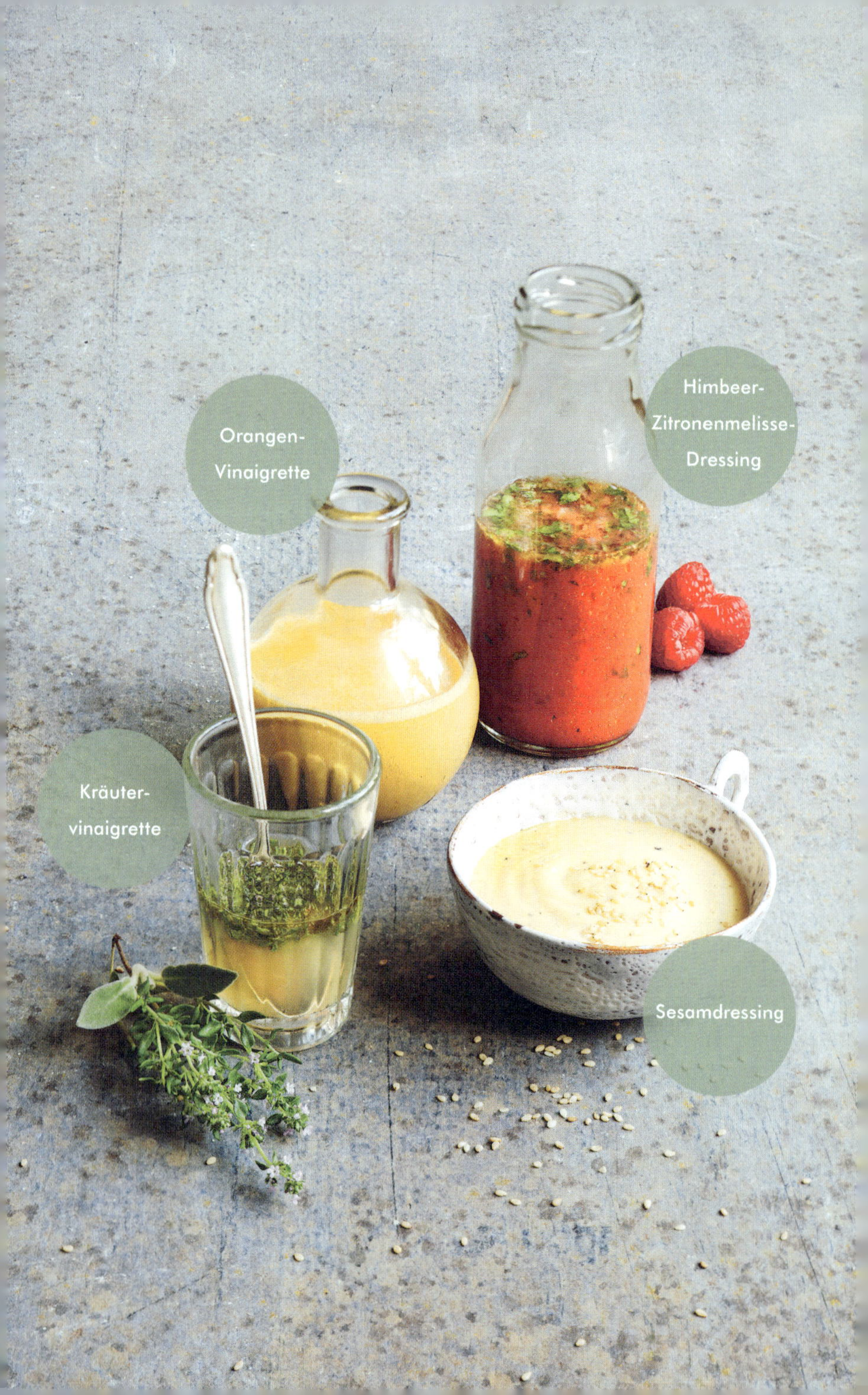
Orangen-
Vinaigrette
Himbeer-
Zitronenmelisse-
Dressing
Kräuter-
vinaigrette
Sesamdressing

ORANGEN-VINAIGRETTE

ZUTATEN

150 ml frisch gepresster Bio-Orangensaft
1 EL Dijon-Senf
2 EL Apfelessig
1 EL Olivenöl bester Qualität
1 sparsame Prise Salz und Pfeffer

Alle Zutaten gut miteinander vermengen und Salat darin wenden.

SESAMDRESSING

ZUTATEN

2 EL Tahin (Sesammus)
2 EL Zitronensaft
3 EL Orangensaft
1 EL Olivenöl
1 sparsame Prise Salz und Pfeffer

Alle Zutaten gut miteinander vermengen und Salat darin wenden.

HIMBEER-ZITRONEN-MELISSE-DRESSING

ZUTATEN

10 Himbeeren, püriert und durch ein Sieb passiert
20 Blatt Zitronenmelisse, sehr fein gehackt
1 EL Apfelessig
1 EL Olivenöl bester Qualität

Alle Zutaten gut miteinander vermengen und Salat darin wenden.

KRÄUTERVINAIGRETTE

(Abbildung Seite 382)

ZUTATEN

1 EL Zitronensaft
Thymian, Schnittlauch, Rosmarin und 1–2 Blättchen Salbei
1 EL Olivenöl bester Qualität
1 EL Apfelessig
1 sparsame Prise Salz und Pfeffer

Alle Zutaten gut miteinander vermengen und Salat darin wenden.

SUPPEN

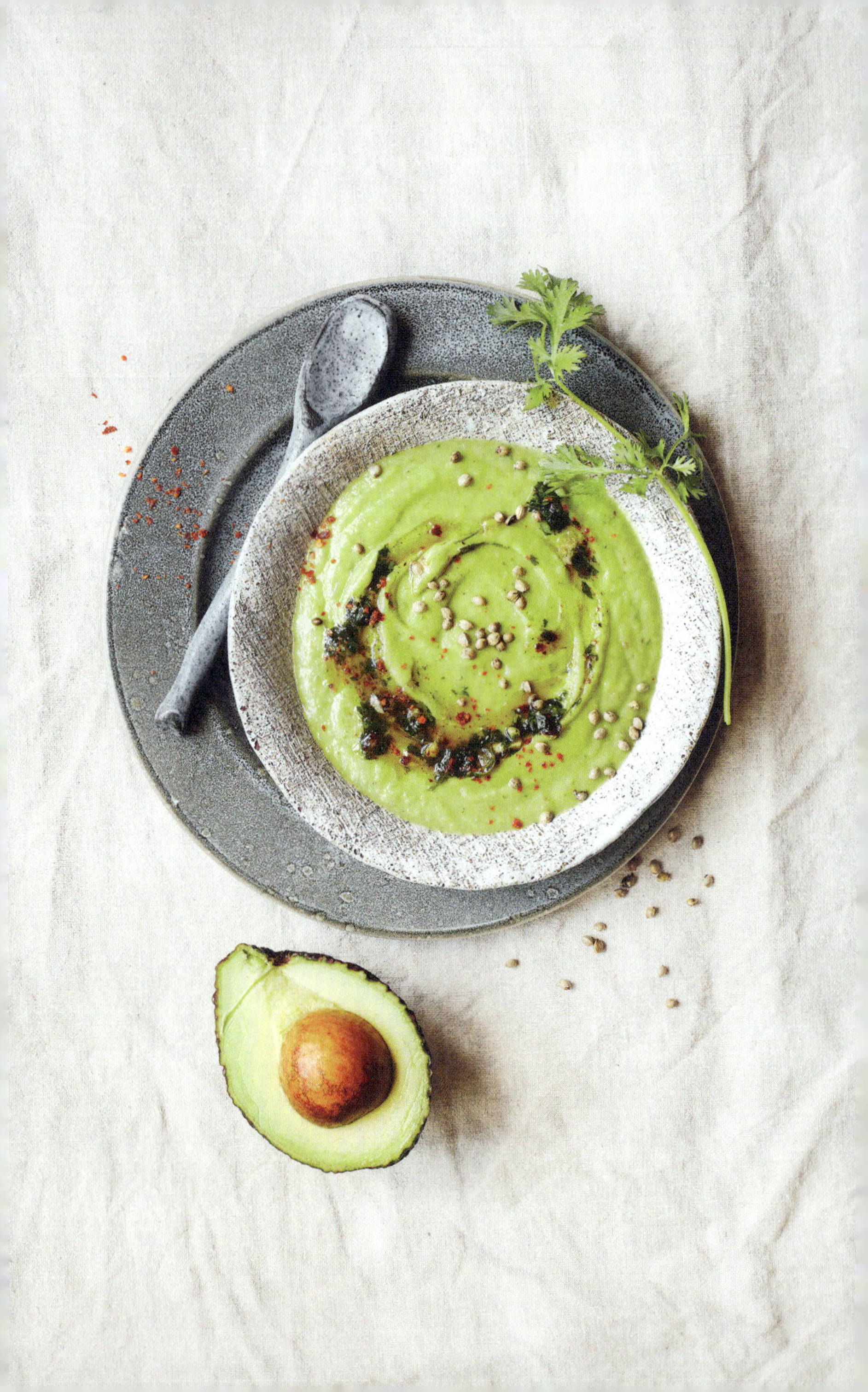

KALTE AVOCADOSUPPE MIT CASHEWMUS

ZUTATEN
1 EL Korianderblätter
1 kleine Prise Chili
1 EL Olivenöl
½ Knoblauchzehe, fein gehackt
1 Avocado, geschält und entkernt
100 ml Kokoswasser (kalt)
½ Limette
1 EL Hanfsamen

Den Korianderzweig mit Chili, Olivenöl und dem Knoblauch mit dem Mörser gut vermengen. Die Avocado mit dem Kokoswasser, dem Limettensaft und der Gewürzpaste im Hochleistungsmixer oder mit dem Pürierstab cremig pürieren. Mit Hanfsamen toppen und servieren.

ERDNUSSSUPPE MIT KNUSPERTOFU

ZUTATEN
40 g Erdnüsse, ungesalzen
1 EL Erdnussöl
100 g Süßkartoffel, geschält und gewürfelt
2 cm Ingwer, fein gehackt
1 Knoblauchzehe, fein gehackt
1 kleine rote Chilischote, entkernt und fein geschnitten
200 ml Gemüsebrühe
100 ml Kokosmilch
1 EL Erdnussmus
1 EL Tamarisoße
½ EL Reisessig
1 TL Ras el Hanout (orientalische Gewürzmischung)
1 EL Koriander

Für den Knuspertofu:
100 g Naturtofu, gewürfelt
1 EL Tamarisoße
½ EL Maisstärke
½ EL Hefeflocken
½ TL Paprikapulver, edelsüß
½ TL Currypulver
Salz, Pfeffer
25 ml Wasser
2 EL glutenfreies Paniermehl
2 EL Kokosöl

Erdnüsse in einer Pfanne ohne Öl anrösten und beiseitestellen. Erdnussöl in einem großen Topf erhitzen. Süßkartoffel, Ingwer und Knoblauch hineingeben und 2–3 Min. von allen Seiten anbraten. Chili dazugeben und kurz weiterbraten. Gemüsebrühe dazugeben, dann die Kokosmilch. 20 Min. bei geringer Hitze köcheln lassen. Erdnussmus, Tamarisoße, Reisessig und Ras el Hanout zur Suppe geben. Weitere 5–7 Min. köcheln lassen. Erdnüsse dazugeben und dann mit einem Pürierstab sämig pürieren.

Für den Knuspertofu die Tofuwürfel in Tamarisoße marinieren. Maisstärke, Hefeflocken, Paprika- und Currypulver, Salz und Pfeffer vermengen. Dann Wasser zugeben, bis eine cremige Konsistenz entsteht. Tofu in dieser Gewürzmischung mehrmals wenden und dann in Paniermehl wälzen. Kokosöl in Pfanne erhitzen und dann die gewürzten Tofuwürfel darin kross anbraten. Die knusprigen Tofuwürfel kann man entweder auf einen Spieß stecken und über die Suppe legen, oder man legt sie kurz vor dem Servieren in die Suppe. Mit Koriander toppen und servieren.

LEICHTE GEMÜSEBRÜHE

ZUTATEN

500 ml Wasser
1 EL Gemüsebrühe, gekörnt oder als Paste (siehe Grundrezepte)
2 Karotten, in feine Ringe geschnitten
1 kleine Zucchini, längs halbiert und zerkleinert
2 EL Lauch, in feine Ringe geschnitten
2 EL Champignons, fein gehobelt

Wasser aufkochen, Gemüsebrühepulver oder -paste und Gemüse dazugeben. Ca. 15 Min. leicht köcheln.

KARTOFFELSUPPE

ZUTATEN

50 g Räuchertofu, klein gewürfelt
2 EL Olivenöl
1 kleine Zwiebel, fein gehackt
250 g Kartoffeln, geschält und gewürfelt
1 Karotte, in Scheiben geschnitten
¼ Knolle Sellerie, gewürfelt
¼ Stange Lauch, fein geschnitten
500 ml Gemüsebrühe
50 ml Sojacuisine
2 EL Hefeflocken
Pfeffer, Salz
Frischer Schnittlauch zum Dekorieren

Räuchertofu in einer Pfanne mit 1 EL Olivenöl anbraten und beiseitestellen. Zwiebeln in einem Topf mit 1 EL Olivenöl ca. 3 Min. anbraten. Kartoffeln und Gemüse dazugeben und kurz mitbraten. Mit Gemüsebrühe ablöschen. 15 Min. köcheln lassen, bis alles weich und gar ist. Suppe mit einem Pürierstab pürieren. Danach Sojacuisine und Hefeflocken unterrühren. Zum Schluss mit Salz und Pfeffer abschmecken und mit gebratenem Räuchertofu sowie Schnittlauch toppen.

TOMATENSUPPE

ZUTATEN

250 g Tomaten, vollreif, oder Fleischtomaten
1 EL Olivenöl
½ Zwiebel, fein gewürfelt
1 Knoblauchzehe, fein gewürfelt
½ Karotte, klein gewürfelt
¼ Stange Staudensellerie, klein geschnitten
1 EL Tomatenmark
250 ml Gemüsebrühe
Salz, Pfeffer
Basilikum

Die Tomaten waschen, vierteln, von Stielansätzen befreien und grob hacken. Öl in einem Topf erhitzen, Zwiebel und Knoblauch darin glasig dünsten. Karotte und Sellerie ca. 2 Min. mitdünsten. Häufig umrühren. Tomaten, Tomatenmark und Gemüsebrühe dazugeben. Aufkochen und dann bei mäßiger Hitze ca. 30 Min. köcheln lassen. Die Suppe pürieren und dann durch ein grobes Sieb streichen. Salzen und pfeffern. Basilikumblättchen klein zupfen und Suppe damit garnieren.

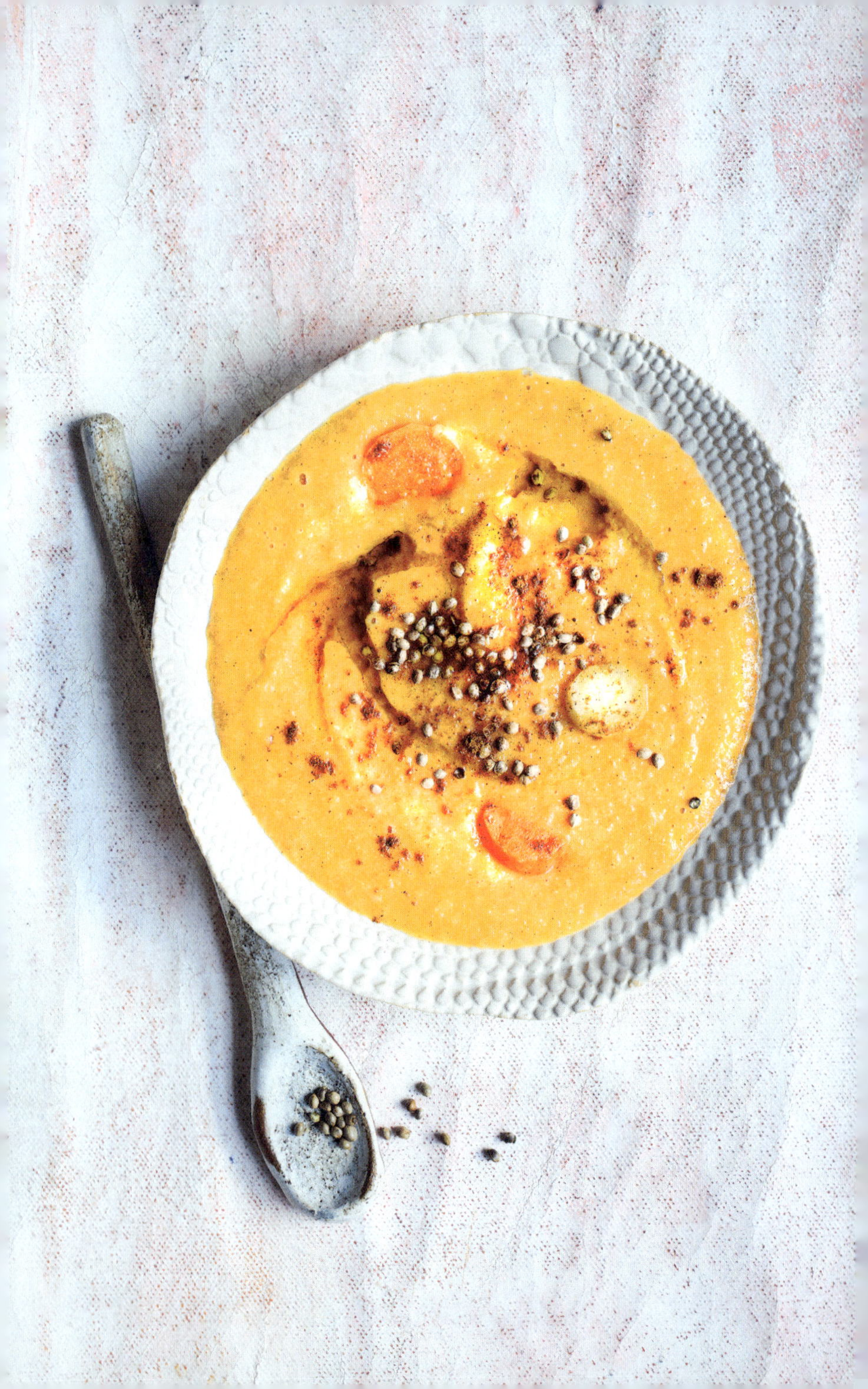

ORIENTALISCHE SUPPE AUS GERÖSTETEM OFENGEMÜSE

ZUTATEN

100 g Kartoffeln
50 g Pastinaken, in Stücke geschnitten
1 kleine Zwiebel, fein gehackt
100 g Karotten, in Stücke geschnitten
1 EL Olivenöl
½ TL Ras el Hanout (orientalische Gewürzmischung)
250 ml Gemüsebrühe
50 ml Hafersahne
Hanfsamen als Topping
1 TL Schwarzkümmelöl oder Hanföl

Die Kartoffeln in einem Topf Wasser weich kochen und dann schälen. Die Pastinaken, Zwiebel und Karotten mit Olivenöl in einer kleinen Auflaufform im vorgeheizten Backofen bei 190 °C hellbraun backen. Dabei mehrmals wenden und 5 Min. vor dem Ende das Gewürz Ras el Hanout hinzufügen. Das Gemüse sollte weich sein und genügend Röstaromen haben, dann ist es perfekt.

Das Gemüse mit dem Bratensaft zu den Kartoffeln geben, Gemüsebrühe dazugeben und mit einem Pürierstab oder im Mixer pürieren, bis die Suppe die gewünschte Konsistenz hat. Hafersahne dazugeben und gut umrühren.

Die Hanfsamen werden als Topping über die Suppe gegeben. Schwarzkümmelöl oder Hanföl über die Suppe träufeln und servieren.

Tipp: Wenn möglich, vorher kosten, das Schwarzkümmelöl ist sehr intensiv, aber auch sehr gesund.

MITTAGS

TOFU-CRUMBLE MIT TEMPEH-SPECK

ZUTATEN
½ reife Avocado
30 g Räuchertofu, mit den Händen zerkrümelt
50 g weißer Tofu, mit den Händen zerkrümelt
2 EL Olivenöl
1 kleine Zwiebel, gewürfelt
2 EL Zucchini, fein gewürfelt
3 Champignons, in Scheiben geschnitten
Salz, Pfeffer
1 EL Petersilie, fein gehackt
½ TL gemahlener Kurkuma
½–1 gestrichener TL Kala Namak

Für das Topping:
3 Kirschtomaten, halbiert
1 EL frische Kräuter, fein gehackt
1 EL Limettensaft
1 EL Schnittlauchröllchen, fein geschnitten

Für den Tempeh-Speck:
50 g Tempeh natur
Etwas Olivenöl
1 Schuss Tamarisoße

Das Avocadofruchtfleisch mit einer Gabel grob zerdrücken. Eine beschichtete Pfanne erhitzen. Den zerkrümelten Tofu zusammen mit 1 EL Olivenöl in der Pfanne 2–3 Min. anbraten. Zwiebelwürfel dazugeben und mitrösten.

Währenddessen für das Topping die Kirschtomaten mit den Kräutern und dem Limettensaft mischen und ziehen lassen.

In der Pfanne ab und zu durchmischen. Zucchiniwürfel und Pilze dazugeben und mit Salz und Pfeffer würzen. Kurkuma und Petersilie dazu und alles gut durchmischen. Nach ca. 3 Min. Hitze reduzieren und die zerdrückte Avocado unterheben. Kurz vor dem Servieren mit Kala Namak und Pfeffer abschmecken (der typische Eiergeschmack vom Kala Namak verflüchtigt sich leicht wieder, wenn es zu lange auf der Hitze schmort).

Für den Tempeh-Speck den Tempeh in ca. 2 mm dünne Streifen schneiden. In einer extra Pfanne etwas Öl erhitzen und darin den Tempeh von beiden Seiten 5–6 Min. knusprig braten. Für den rauchigen »Speck-Geschmack« mit einem Schuss Tamarisoße ablöschen. Den Rührtofu auf Teller verteilen und mit dem Kirschtomaten-Topping, Schnittlauch und Tempeh servieren.

INDISCHE DOSAS MIT KARTOFFEL-KAROTTEN-MANGO-FÜLLUNG

• • • (ca. 3 St.) (am Vorabend vorbereiten)

ZUTATEN

Für die Füllung:

1 Süßkartoffel, geschält und in grobe Stücke geschnitten
1 Kartoffel, geschält und in grobe Stücke geschnitten
3 bunte Karotten, geschält und in grobe Stücke geschnitten
1 EL Olivenöl
Ca. 1 cm Ingwer, geschält und fein gerieben
1 kleine rote Chili, fein gehackt
½ TL Senfsamen
1 Prise Kurkumapulver
2 Frühlingszwiebeln, in Ringe geschnitten
Etwas Koriander, grob gehackt
Saft von ½ Limette

Für die Füllung Kartoffel- und Karottenstücke mit Olivenöl und Salz vermengen und bei 180 °C Ober-/Unterhitze im Backofen 30 Min. garen, bis sie weich sind. Dann grob mit dem Kartoffelstampfer zerdrücken.

Olivenöl in einer Pfanne erhitzen. Ingwer, Chili, Senfsamen und Kurkuma dazugeben und gut vermischen. Kurz bei mäßiger Hitze ca. 3 Min. anbraten. Frühlingszwiebeln dazugeben und kurz mitbraten. Koriander dazugeben. Dann Limettensaft dazugeben und alles gut vermengen.

Für die Dosas:
100 g Mung Dal (halbierte, geschälte Mungbohnen), gut gespült und über Nacht eingeweicht
Ca. 1 cm Ingwer, geschält und fein gerieben
1 Prise Kurkumapulver
¼ TL Salz
90 ml Wasser
½ Zwiebel, fein gewürfelt
Olivenöl zum Braten
½ Mango, gewürfelt

Für den Dip:
100 g Pflanzenjoghurt
1 EL gemischte Kräuter
Etwas Minze

Für die Dosas die Bohnen vom Einweichwasser abgießen und mit Ingwer, Kurkuma, ¼ TL Salz und 90 ml Wasser fein pürieren. Zwiebel unterrühren. Teig kurz quellen lassen.

Das Öl portionsweise in einer beschichteten Pfanne erhitzen. Pro Pfannkuchen 1 kleinen Schöpfer Teig hineingeben und zu dünnen Pfannkuchen ausstreichen. 2–3 Min. backen, umdrehen und weitere 2 Min. backen. Auf diese Weise ca. 3 »Palatschinken« zubereiten. Mit Gemüsemischung und Mango füllen und zusammenklappen (oder zusammenrollen).

Joghurt mit Kräutern und Minze vermengen und als Dip dazu servieren.

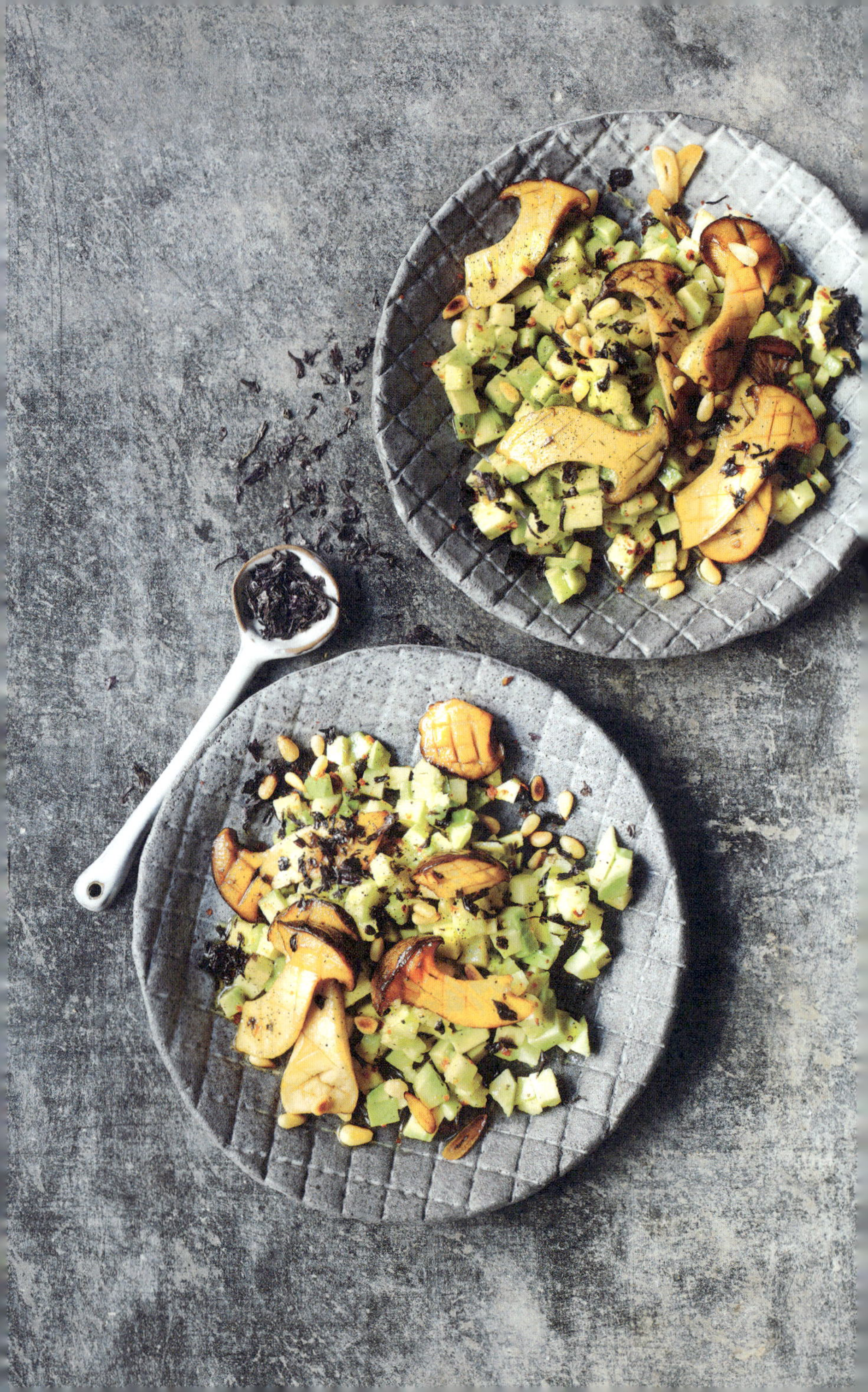

KRÄUTERSEITLINGE AUF AVOCADO-APFEL-TATAR

ZUTATEN

Für den Avocado-Apfel-Tatar:

1 Avocado
1 Apfel, grün, säuerlich
1 Limette, frisch gepresst
1 TL Olivenöl
Ingwer, Meersalz, Pfeffer, Chili
1 EL Pinienkerne

Für die Pilze:

3 große Kräuterseitlinge
100 ml Gemüsebrühe
1 EL Nori-Alge, getrocknet
½ TL Salz
1 EL Olivenöl
2 Knoblauchzehen, gehackt
Saft von ½ Zitrone

Avocado und Apfel schälen, in kleine Würfel schneiden und in Limettensaft und Olivenöl marinieren. Dann mit den Gewürzen pikant abschmecken.

Pinienkerne fettfrei in einer beschichteten Pfanne anrösten und beiseitestellen.

Kräuterseitlinge putzen und in etwa daumendicke Stücke schneiden. Aus der Gemüsebrühe, Algen und Salz eine Marinade anrühren und die Pilze darin 2 Stunden einweichen. Pilzstücke mit einem Tuch abtupfen und kreuzweise einritzen. Anschließend in einer Pfanne mit Olivenöl von beiden Seiten scharf anbraten. Knoblauch in die Pfanne dazugeben und kurz mitbraten. Dann mit Zitronensaft und Marinade ablöschen. Ca. 10 Min. dünsten, bis die Marinade aufgesogen ist. Pilze auf Avocado-Apfel-Tatar anrichten, mit Pinienkernen toppen und genießen.

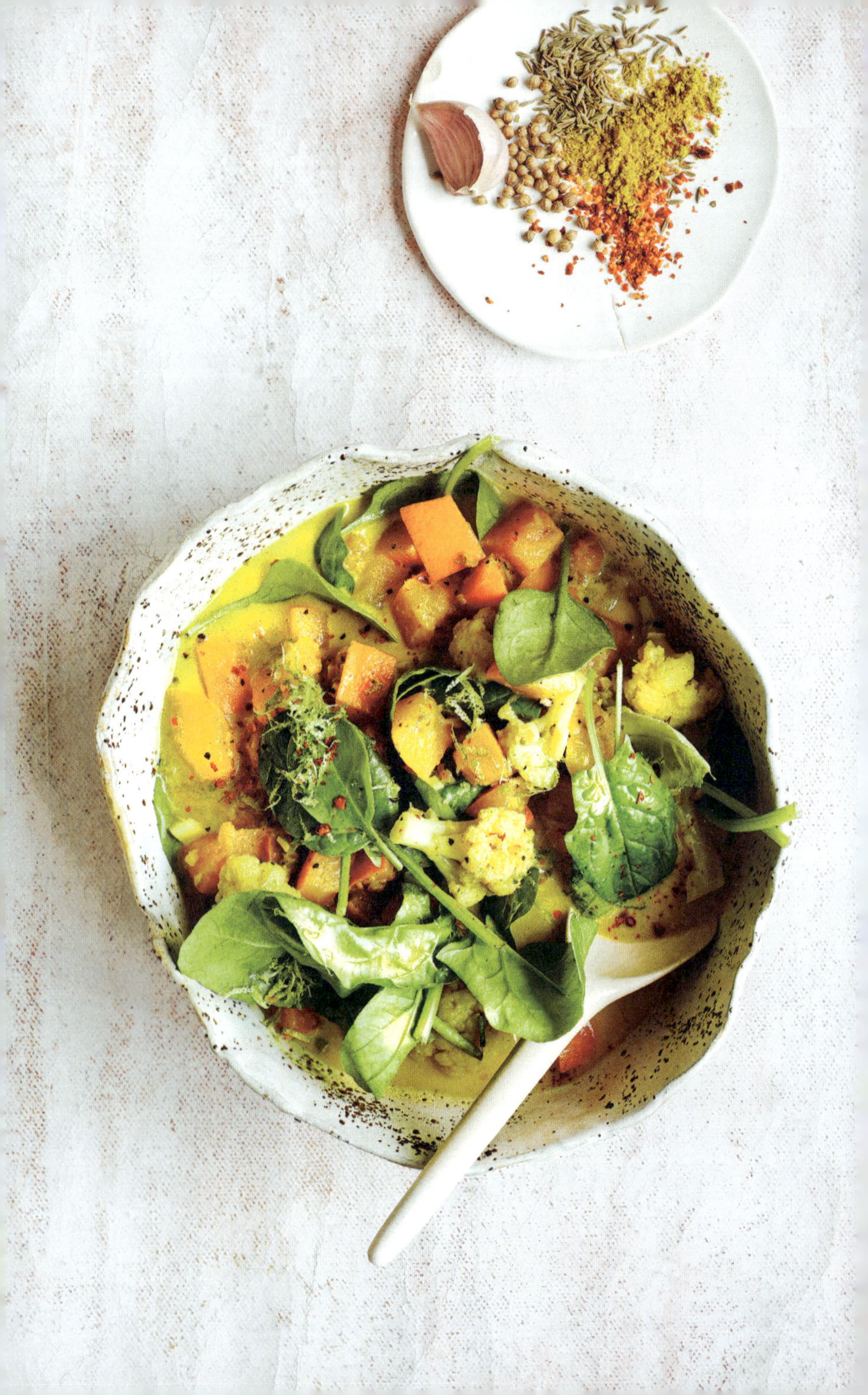

KÜRBIS-BLUMENKOHL-CURRY

ZUTATEN
1 EL Kokosöl
1 kleine rote Zwiebel, fein gehackt
1 Knoblauchzehe
1 cm Ingwer, geschält und fein gehackt oder gerieben
150 g Hokkaido-Kürbis
Currypaste (s. u.)
1 TL Currypulver
Wasser
100 ml Kokosmilch
1 EL Gemüsebrühe, gekörnt oder als Paste (siehe Grundrezepte)
125 g Blumenkohl, in kleine Röschen geteilt
1 Handvoll Babyspinat
Saft von 1 Limette

Für die Currypaste:
1 TL Kokosöl
1 cm Ingwer, geschält und fein gehackt oder gerieben
1 Prise Salz
1 Prise schwarzer Pfeffer
½ TL Koriandersamen
1 Prise Kreuzkümmel
½ TL Chiliflocken
1 Knoblauchzehe
½ TL Paprikapulver edelsüß
1 Biolimette, Abrieb von

Öl in einem großen Topf erhitzen. Zwiebel, Knoblauch und Ingwer darin ca. 1 Min. anschwitzen. Kürbis in ca. 1 cm große Würfel schneiden (man kann den Kürbis in guter Bio-Qualität auch mit Schale verwenden), Currypaste (s. u.) und Currypulver einrühren und für ca. 3 Min. mitbraten. Mit Wasser und Kokosmilch ablöschen. Gemüsebrühepulver oder -paste einrühren. Blumenkohl dazugeben. Alles aufkochen und zugedeckt bei niedriger Hitze ca. 30 Min. köcheln.

Inzwischen Babyspinat waschen und sehr gut trocken schütteln. In grobe Stücke schneiden, wenn die Blätter zu groß sind. Spinat kurz vorm Servieren unter das Curry heben. Mit Limettensaft abschmecken.

Für die Currypaste alles in einem Mörser fein vermahlen. Die Konsistenz sollte wie eine Paste sein. Wenn sie zu trocken ist, dann mit etwas Wasser verdünnen.

Tipp: Ich empfehle hier, die doppelte Menge zu machen, da Currys auch aufgewärmt hervorragend schmecken.

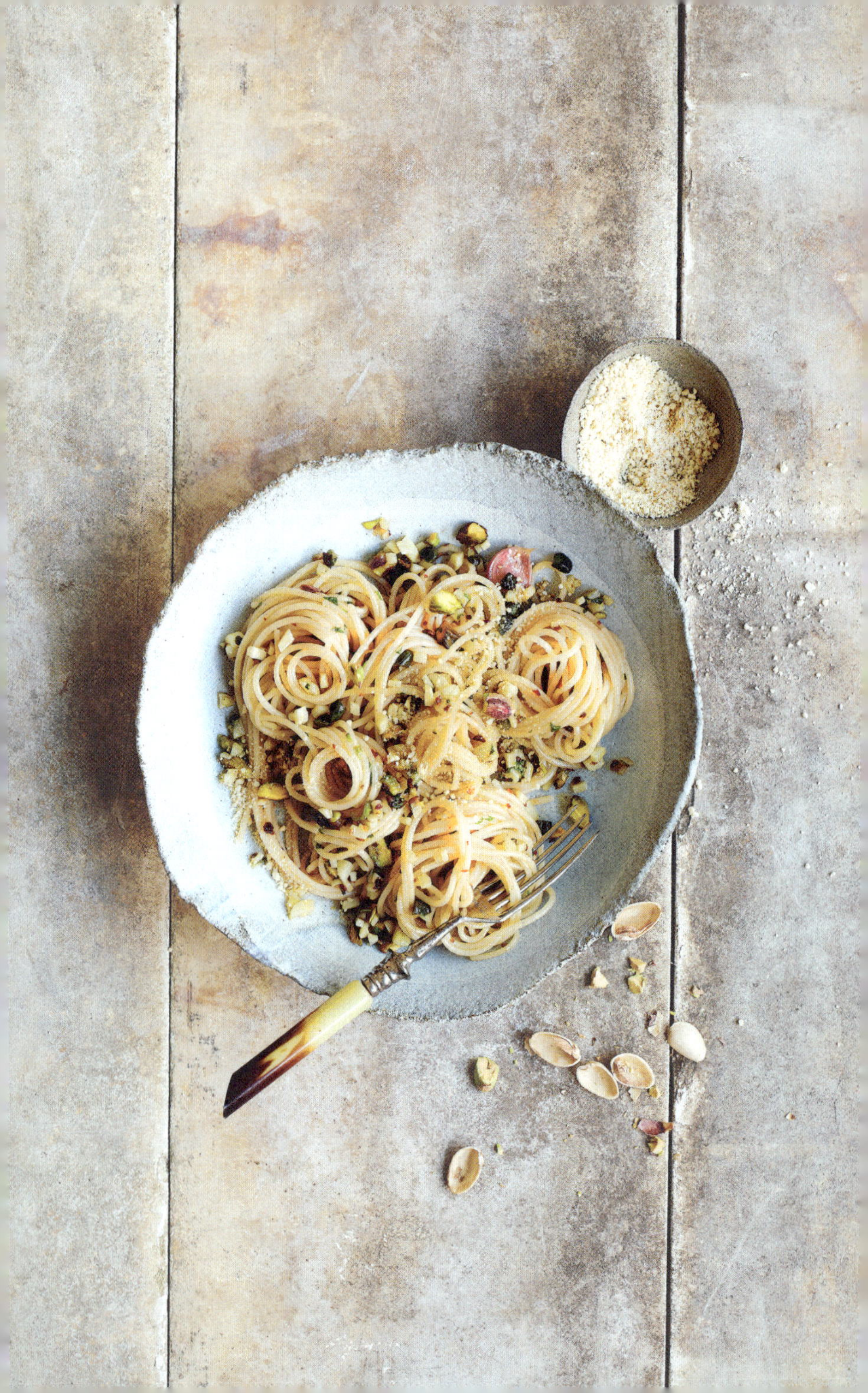

PASTA AGLIO OLIO E PISTACCHI

ZUTATEN

Salz
100 g Spaghetti, glutenfrei
2 EL Olivenöl
2 Knoblauchzehen, fein gehackt
½ rote Chilischote, fein gehackt, oder Chiliflocken
1 EL Pistazien, gehackt
1 TL Petersilie, fein gehackt
»Varmesan« (siehe Grundrezepte) nach Geschmack

Einen großen Topf mit Salzwasser zum Kochen bringen und Nudeln hineingeben. Olivenöl (olio) in einer Pfanne erhitzen und dann Knoblauch (aglio), Chili und Pistazien (pistacchi) hineingeben und ca. 3 Min. gut anbraten. Petersilie hinzufügen und weitere 2 Min. braten. Gekochte Pasta dazugeben und gut vermengen. Auf Teller geben und mit »Varmesan« bestreuen.

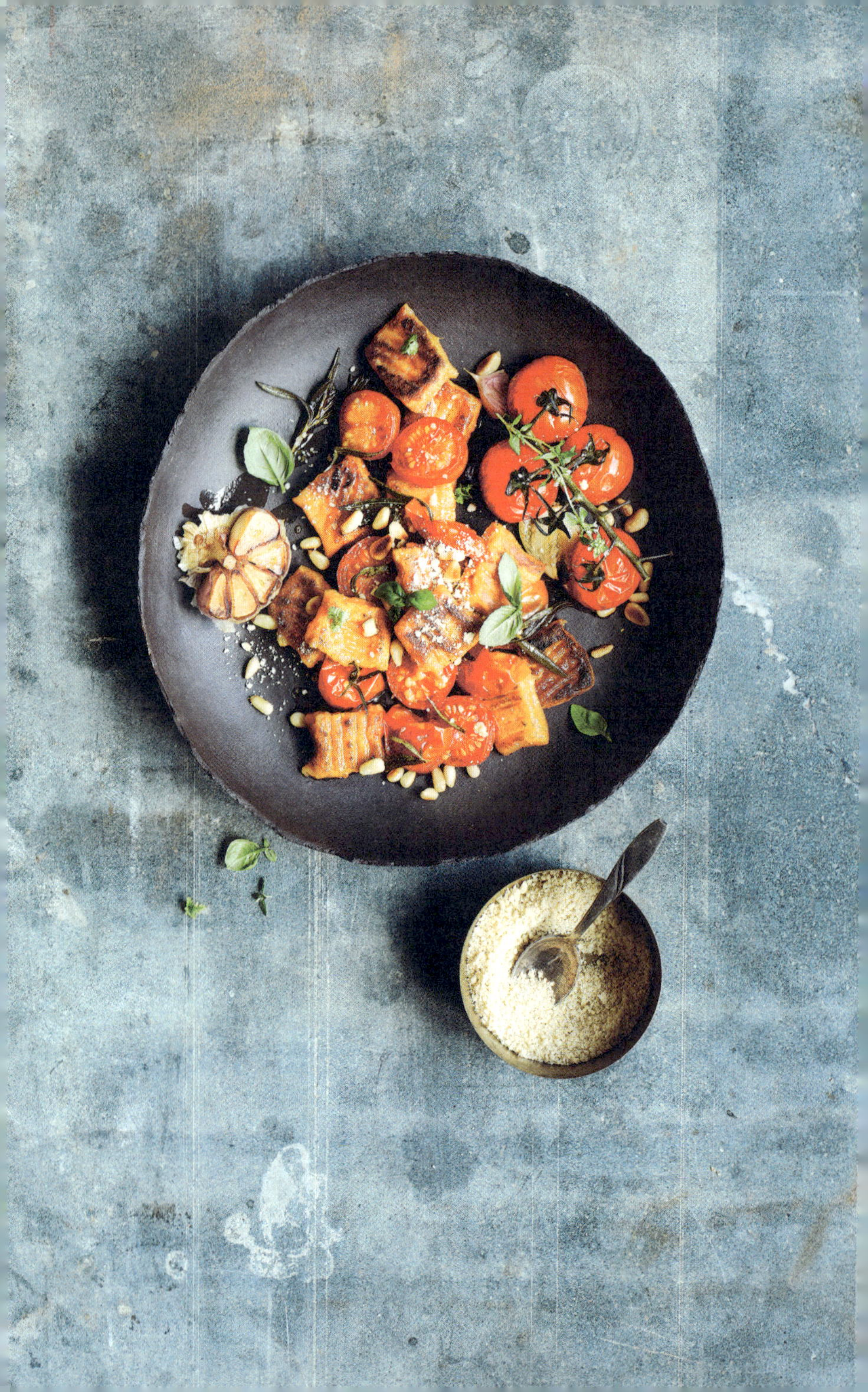

SÜSSKARTOFFEL-GNOCCHI MIT OFENTOMATEN

ZUTATEN
Für die Gnocchi:
150 g Süßkartoffeln
1 EL Hefeflocken
Salz
100 g Buchweizenmehl, zusätzlich etwas zum Bestäuben
1 EL Olivenöl
Pfeffer

Für die Ofentomaten:
250 g Kirschtomaten, halbiert
1 Knoblauchzehe
1 EL Olivenöl
Meersalz, Pfeffer
1 Zweig Rosmarin

Für die Gnocchi die Süßkartoffeln ein paarmal mit einer Gabel einstechen und ca. 50 Min. im Ofen bei 180 °C Ober-/Unterhitze backen, bis sie weich sind. Anschließend schälen, in eine Schüssel geben und stampfen. Hefeflocken und ¼ TL Salz hinzugeben und vermischen. Nun das Mehl portionsweise hinzufügen und verkneten, bis ein homogener, nicht zu feuchter Teig entstanden ist. Nur so lange kneten, bis sich alles verbunden hat, denn sonst wird der Teig klebrig. Bei Bedarf mehr Mehl hinzugeben, aber versuchen, so wenig wie möglich zu nehmen, um weiche Gnocchi zu machen.

Den Teig auf eine bemehlte Arbeitsfläche geben, zu einem Laib formen und vierteln. Die Stücke zu langen, fingerdicken Rollen formen und dann in ca. 2 cm große Stücke schneiden. Nun die Gnocchi entweder so kochen oder das typische Gnocchi-Rillenmuster einarbeiten (dazu die Gnocchi an die Spitze des Gabelzinkens setzen und mit dem Daumen sanft über die Gabel rollen).

In einem großen Topf Salzwasser aufkochen und Gnocchi vorsichtig einlegen. So lange köcheln, bis sie an der Oberfläche schwimmen. Mit einer löchrigen Schöpfkelle herausheben. Bis zur weiteren Verwendung vorsichtig mit ein bisschen Olivenöl mischen, damit sie nicht zusammenkleben.

Für das Topping:
1 EL Pinienkerne
»Varmesan« (siehe Grundrezepte)
Frische Kräuter nach Wahl

Für die Tomaten den Backofen auf 200 °C Umluft oder 180 °C Grillfunktion vorheizen. Auf Backblech geben. Knoblauch schälen und dazugeben. Mit Olivenöl beträufeln und mit Salz und Pfeffer würzen. Rosmarinnadeln abstreifen, über die Tomaten streuen und alles gut vermischen. Im Ofen ca. 20–25 Min. rösten.

Die Pinienkerne in einer kleinen Pfanne ohne zusätzliches Öl anrösten. Dann beiseitestellen.

Olivenöl in einer großen Pfanne bei mittlerer Hitze erhitzen. Die Gnocchi dazugeben und braten, bis sie gebräunt und knusprig sind. Mit Salz und Pfeffer abschmecken. Achtung: Gnocchi nicht zu viel umrühren, eher vorsichtig wenden, da sonst eine breiige Masse entsteht!

Die angebratenen Gnocchi mit gerösteten Ofentomaten servieren. Nach Belieben Pinienkerne, »Varmesan« und frisch gehackte Kräuter darüberstreuen.

DESSERTS

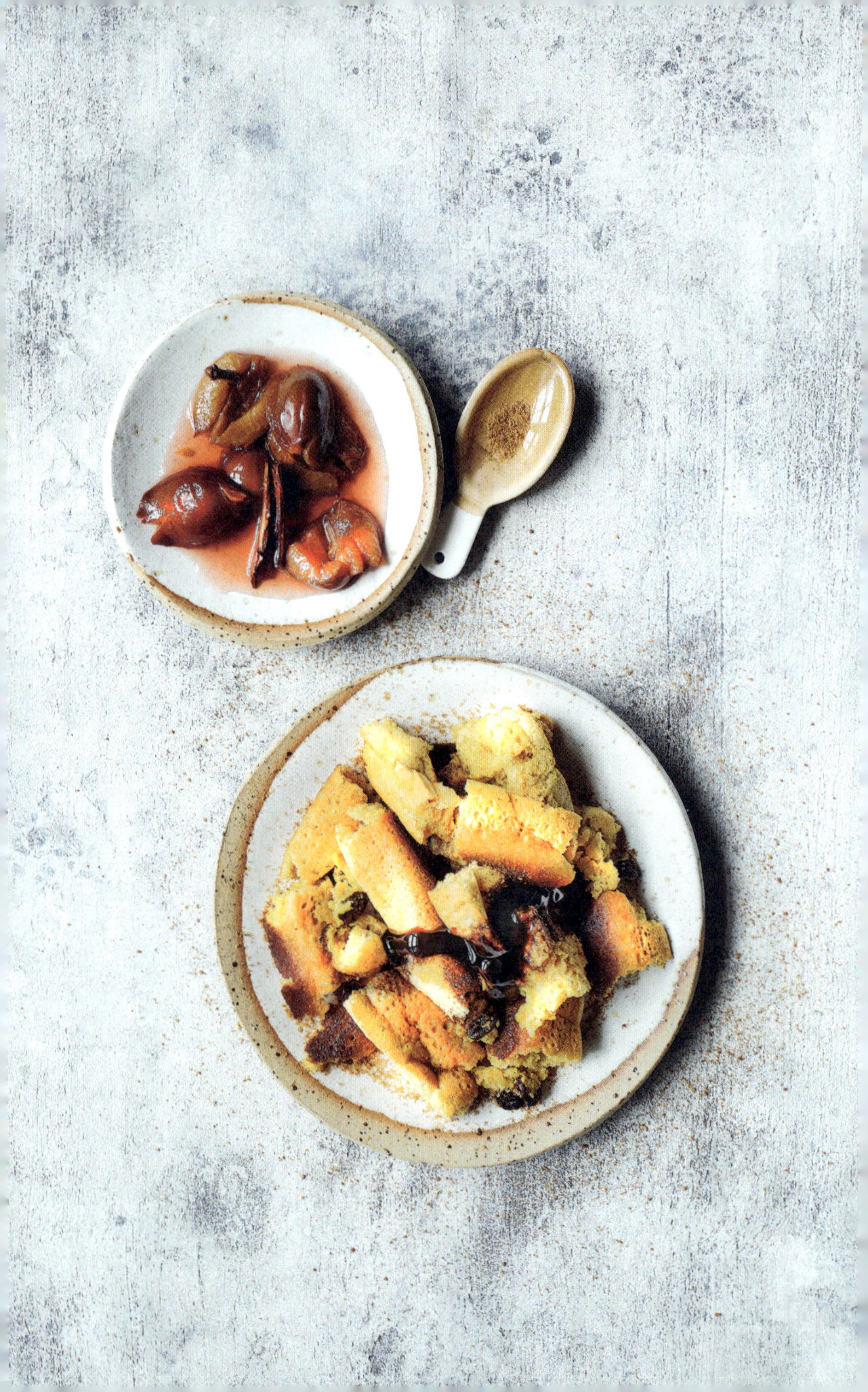

KÖNIGSSCHMARRN MIT ZWETSCHGENRÖSTER

• • • (2 Portionen)

ZUTATEN

Für die Zwetschgenröster:

150 g Vollrohrzucker
Saft von ½ Zitrone
1 kleines St. Zimtrinde
1 Gewürznelke
75 ml Wasser
500 g Zwetschgen
Evtl. Zitronensaft zum Abschmecken

Für den Königsschmarrn:

150 g Kichererbsenmehl
100 g Kastanienmehl
½ Tüte Backpulver
2 Bananen
1 Prise Kurkuma
120 ml Mineralwasser
50 ml stilles Wasser
150 ml Mandelmilch
2 EL Rosinen
1 EL Kokosfett zum Anbraten
1 EL Dattelsirup oder Kokosblütenzucker

Für die Zwetschgenröster Vollrohrzucker, Zitronensaft, Zimtrinde und Gewürznelke im Wasser aufkochen. In der Zwischenzeit die Zwetschgen waschen, entkernen und halbieren. Danach die Zwetschgenstücke ins kochende Wasser geben und zugedeckt weich dünsten (die Schale löst und ringelt sich, und die Zwetschgen beginnen zu zerfallen). Die Gewürze entfernen und auskühlen lassen, eventuell mit Zitronensaft abschmecken.

Für den Schmarrn Kichererbsen- und Kastanienmehl, Backpulver, zerdrückte Bananen, Kurkuma, Mineralwasser, Wasser, Mandelmilch und Rosinen gut vermengen. Teig kurz rasten lassen. Wenn der Teig zu flüssig ist, dann noch Mehl dazugeben. Kokosfett in Pfanne erhitzen und den Teig einfüllen. Auf mittlerer Hitze zuerst die eine Seite schön anbrutzeln lassen, wenden und dann die andere Seite, ca. 10 Min., bis alles schön angebraten und durch ist. Wenn möglich das Omelette in einem Stück wenden. Dann mit 2 Gabeln in Stücke zerteilen. Mit Dattelsirup oder Kokosblütenzucker bestreuen oder beträufeln. Und mit Zwetschgenröstern servieren.

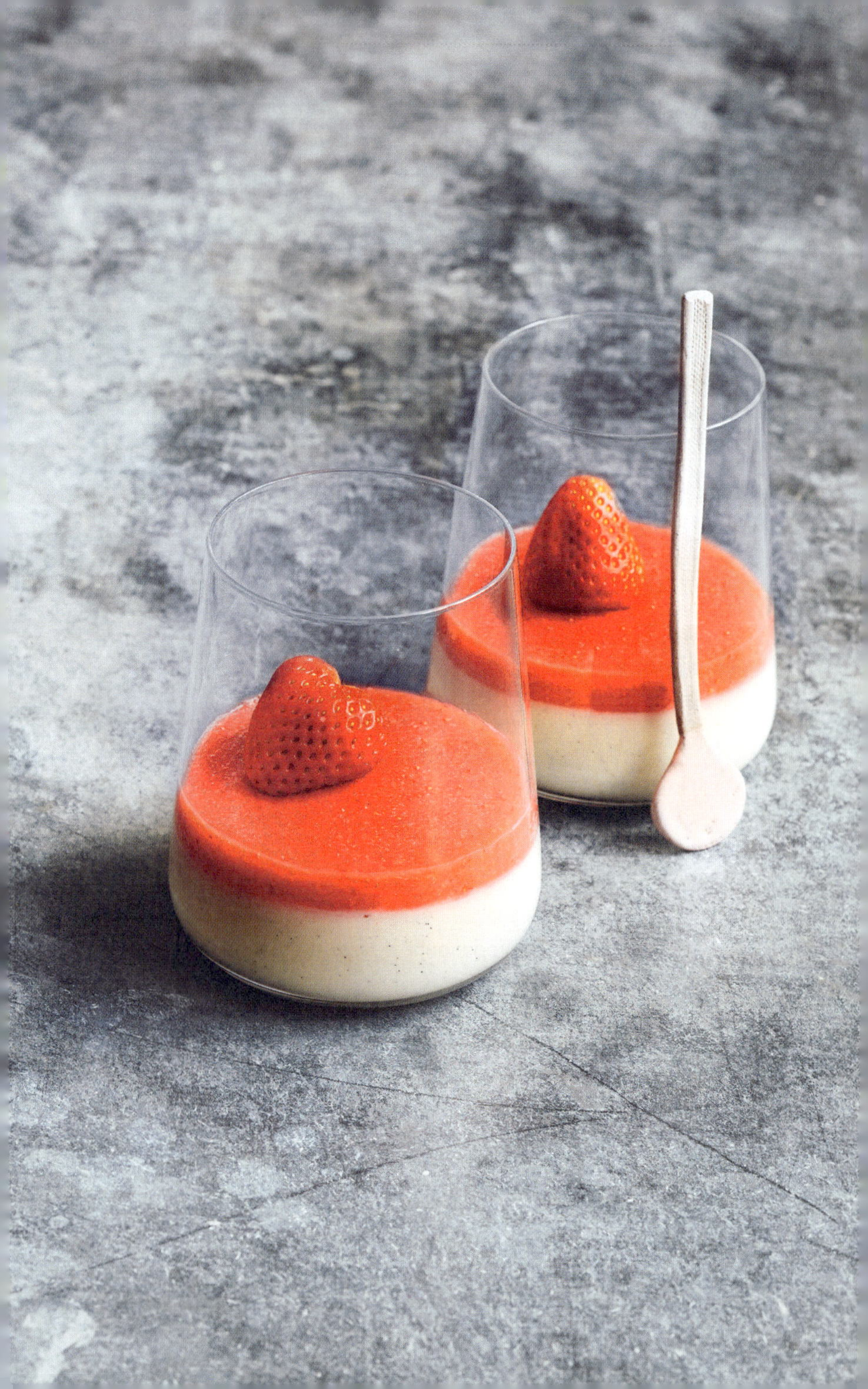

MANDEL-PANNACOTTA MIT ERDBEERSOSSE

• • • (2 Portionen)

ZUTATEN

Für die Mandel-Pannacotta:

250 ml Mandelmilch
1 EL Mandelmus
½ TL Vanille
½ TL Agar-Agar
2 EL Eryfly

Für die Erdbeersoße:

100 g Erdbeeren
2 EL Eryfly
½ EL Speisestärke

Mandelmilch, Mandelmus, Vanille und Agar-Agar in einen Topf geben und gut verrühren. Unter Rühren aufkochen und bei mittlerer Hitze 3 Min. köcheln lassen. Mit Eryfly süßen. Anschließend auf Dessertgläser aufteilen und komplett abkühlen lassen.

Erdbeeren zusammen mit dem Eryfly glatt pürieren. Die Speisestärke in die kalte Erdbeersoße einrühren und anschließend aufkochen. Bei niedriger Hitze 3 Min. köcheln lassen und dann auf die kalte Pannacotta geben. Für mindestens 2 Stunden in den Kühlschrank stellen und kalt werden lassen.

MARONIPÜREE MIT PREISELBEEREN

• • • (am Vorabend vorbereiten)

ZUTATEN
250 g Maroni, geschält und vorgegart
175 ml Pflanzenmilch
25 g Dattelsirup
½ Vanilleschote
1 Schuss Rum, optional
1 Dose Kokosmilch für die Kokossahne
Kokosblütenzucker nach Bedarf
1 EL Preiselbeermarmelade

Maroni, Pflanzenmilch, Dattelsirup und Vanille in einen Topf geben und ca. 15 Min. köcheln lassen. Vanilleschote entfernen. Die Masse im Hochleistungsmixer oder mit dem Pürierstab fein pürieren. Je nach Konsistenz kann mit Zugabe von Pflanzenmilch noch verdünnt werden. Es sollte aber eine eher festere Konsistenz haben. Wer möchte, kann einen Schuss Rum dazugeben (nicht für Kinder geeignet). Püree auskühlen lassen und durch eine Spätzle- oder Kartoffelpresse drücken, sodass »Spaghetti« entstehen.

1 Dose Kokosmilch kopfüber über Nacht im Kühlschrank gut durchkühlen – kurz vor der Verwendung den fetten Teil abschöpfen und aufschlagen. Mit Kokosblütenzucker süßen. Wer die »Sahne« fester haben möchte, kann sie mit Sahnesteif aufschlagen. Preiselbeermarmelade unter die Sahne heben und mit dem Maronipüree servieren.

MOUSSE AU CHOCOLAT

• • • (3–4 Portionen) (am Vorabend vorbereiten)

ZUTATEN

90 g Kichererbsen-Kochflüssigkeit aus dem Glas
½ TL Sahnesteif
1 EL Eryfly als Puderzucker
100 g Zartbitterkuvertüre (70 %), gehackt
45 g Cashewbruch, über Nacht eingeweicht
100 ml warme Pflanzenmilch
½ TL gemahlene Vanille

Für den Kicherschnee die Kichererbsen-Kochflüssigkeit mindestens 5 Min. mit Sahnesteif in der Küchenmaschine oder mit dem Handquirl aufschlagen. (*Wichtig:* In der Kochflüssigkeit dürfen nur Wasser und Salz enthalten sein, sonst gelingt der Kicherschnee nicht.) Dann Eryfly-Puderzucker (kann im Hochleistungsmixer auch selbst hergestellt werden) dazugeben und weitere 5 Min. aufschlagen.

Die Kuvertüre grob zerkleinern und im Wasserbad schmelzen, leicht auskühlen lassen und anschließend mit den restlichen Zutaten für die Schokocreme zusammen im Hochleistungsmixer glatt pürieren. Wichtig ist, dass die Masse schön homogen ist.

Dann die leicht warme Schokomasse mit dem Schneebesen oder Spatel unter den Kicherschnee heben. Die Masse in Gläser oder Schalen füllen und für mindestens 3 Stunden oder noch besser über Nacht in den Kühlschrank stellen.

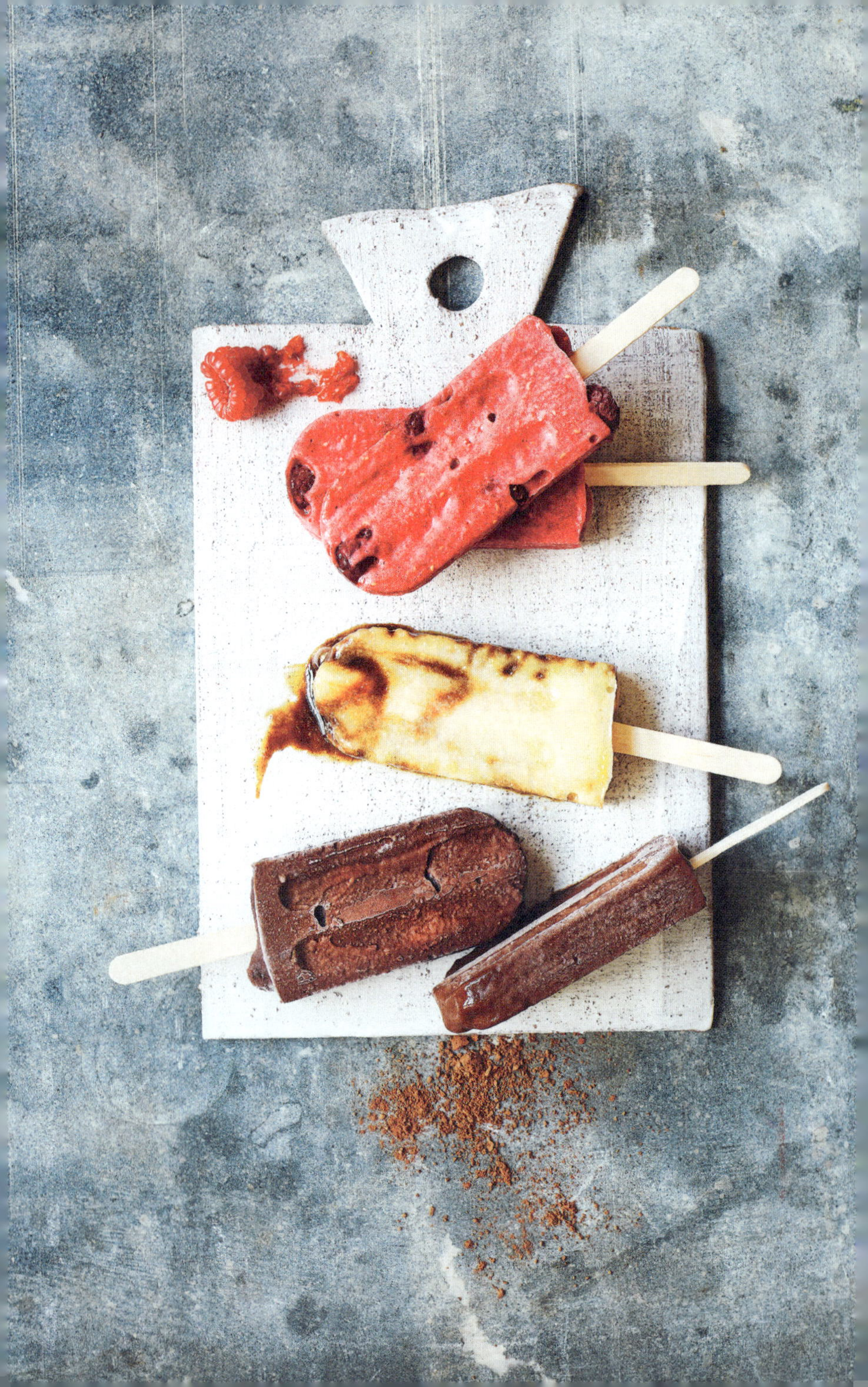

NICECREAM (BANANENCREME)

ZUTATEN
100 g Himbeeren
1 reife Banane, in Scheiben geschnitten und gefroren

Himbeeren und Bananenstücke im Hochleistungsmixer pürieren.

Tipp: Es gibt unzählige Kombinationsmöglichkeiten. Die Basis ist immer: 1 gefrorene Banane in Stücke geschnitten. 1 Banane entspricht 1 Portion Eis. Ob man nun verschiedenes Obst, Erdnussbutter, Kaffee, Macapulver oder Kakao dazumixt, bleibt jedem selbst überlassen. Probieren Sie Ihre eigenen Kreationen mit Ihren Lieblingszutaten.

PROTEINRIEGEL

• • • (4 St.)

ZUTATEN
100 g Haferflocken, gemahlen
150 g Kürbiskernmehl
10 g Kakao
1 Banane, zerdrückt
40 g Cashew- oder Mandelmus
6 EL Wasser
1 TL Kakaonips
1 EL Dattelsirup
2 Bogen Backpapier

Alle trockenen Zutaten gut miteinander vermischen. Dann Banane und alle anderen Zutaten dazugeben (Wasser löffelweise, damit das Ganze nicht zu flüssig wird). Die gut vermengte Masse auf ein Backblech mit Backpapier streichen, sodass sie ca. 1 cm dick ist. Darauf wieder einen Bogen Backpapier legen und glatt streichen. Nun für ein paar Stunden in den Kühlschrank geben, danach in Riegelgröße schneiden.

Tipp: Man kann auch ganze Erdnüsse hineingeben, dann steigt der Nährwert noch einmal.

ABENDS

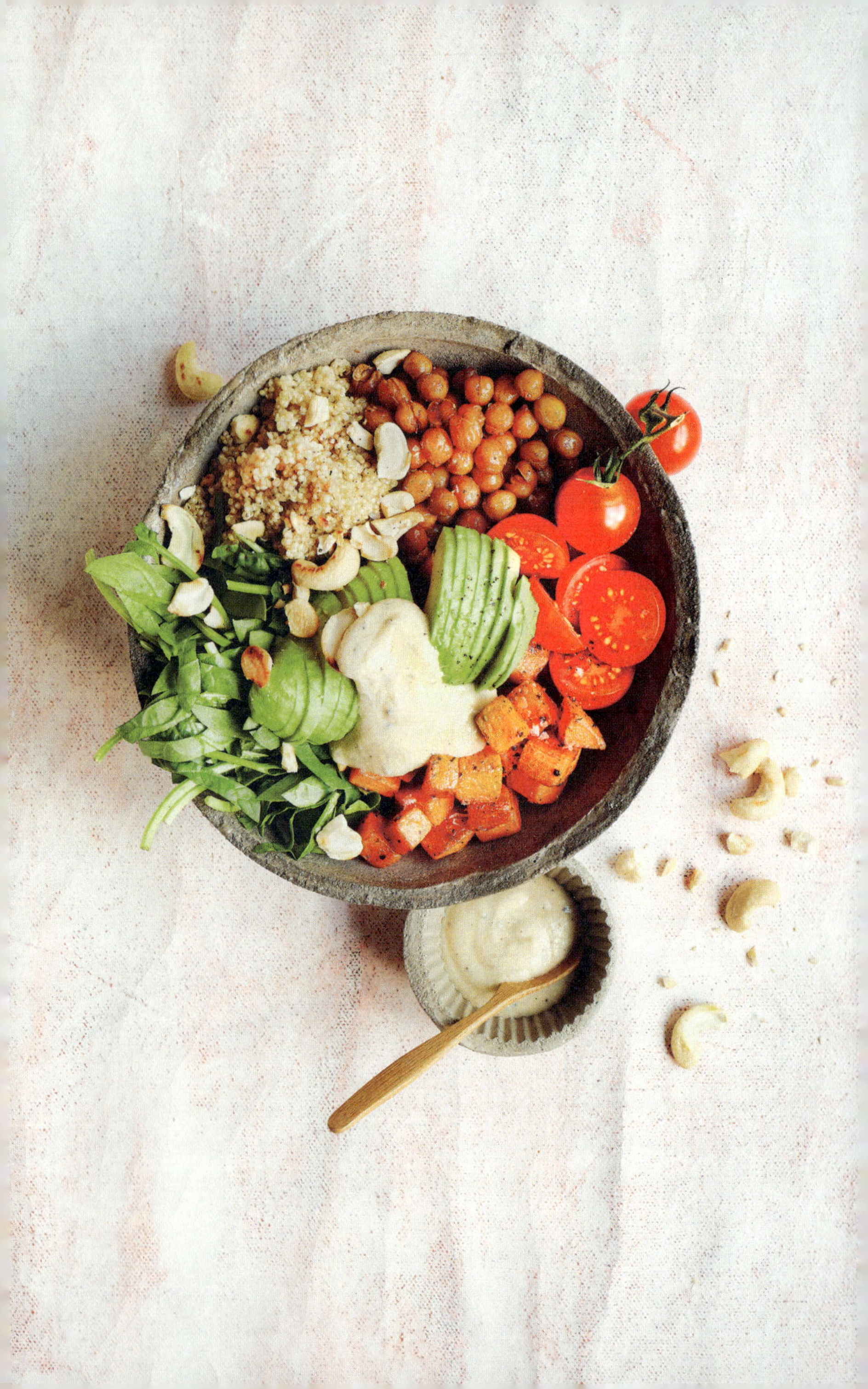

DETOX-BOWL

ZUTATEN

50 g Kichererbsen, gekocht
Olivenöl
1 TL Paprikapulver, geräuchert
1 kleine Süßkartoffel, geschält und gewürfelt
½ TL Ingwer, gerieben
Salz, Pfeffer
½ Avocado
5 Kirschtomaten
25 g Babyspinat
1 EL Cashewmus
1 TL Apfelessig
1 TL Zitronensaft
5–6 Cashewkerne, grob gehackt
30 g Quinoa, nach Packungsanleitung zubereitet

Backofen auf 180 °C Ober-/Unterhitze vorheizen. Kichererbsen abseihen, abspülen, auf einem mit Backpapier ausgelegten Backblech verteilen und für 20 Min. im Ofen backen. Dann herausnehmen, mit 1 TL Olivenöl und 1 TL Paprikapulver vermengen. Ins Rohr geben und ca. 25 Min. im Backofen backen, bis sie knusprig sind. Aufpassen, dass sie nicht zu dunkel werden, sonst schmecken sie bitter. (Variable Gewürzmischung: Hier kann gut experimentiert werden, etwa mit Currypulver, Kreuzkümmel oder etwas Süße.)

1 EL Olivenöl in eine heiße Pfanne geben und die Süßkartoffeln darin 5 Min. anbraten. Hitze reduzieren und Ingwer, Salz und Pfeffer hinzugeben und weitere 5–10 Min. dünsten lassen.

Avocado in Streifen schneiden. Kirschtomaten waschen und halbieren. Spinat waschen und in feine Streifen schneiden.

Für das Dressing Olivenöl, Cashewmus, Apfelessig, Zitronensaft, Salz und Pfeffer gut verrühren. Cashews in einer beschichteten Pfanne fettfrei anrösten, bis sie duften. Den Quinoa sowie alle vorher genannten Zutaten in einer Bowl anrichten, mit dem Dressing beträufeln und den Cashews toppen.

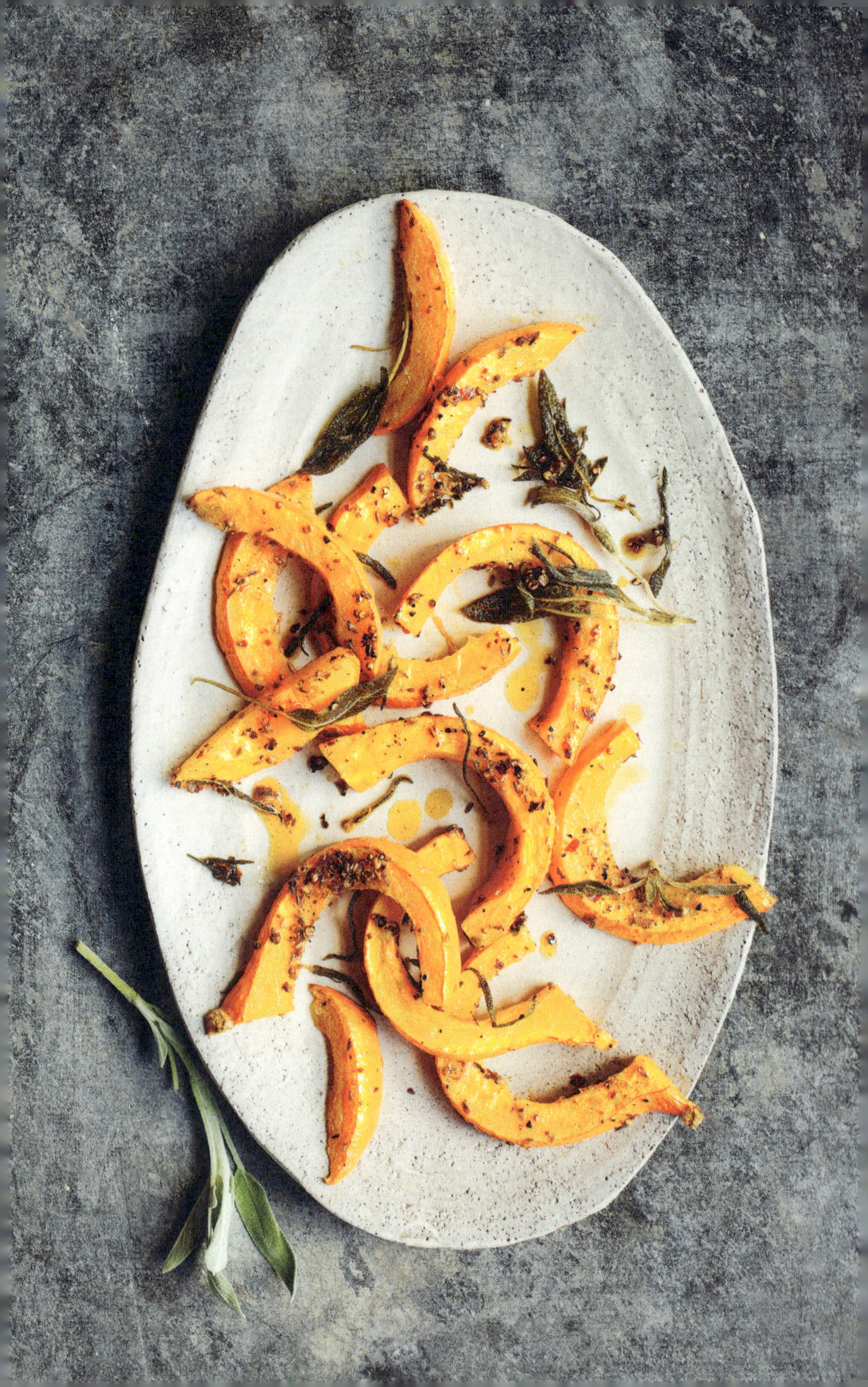

HOKKAIDO-KÜRBIS MIT SALBEI AUS DEM OFEN

ZUTATEN

250 g Hokkaido-Kürbis
½ TL Koriandersaat
½ TL schwarzer Pfeffer
½ TL Kreuzkümmel
¼ TL Meersalz
½ Chilischote, getrocknet
1 EL Olivenöl
10 Salbeiblätter

Ofen auf 180 °C Ober-/Unterhitze vorheizen. Kürbis waschen, halbieren und entkernen und in ca. ½ cm dicke Scheiben schneiden. Beim Hokkaido-Kürbis kann man die Schale auch dranlassen, wenn der Kürbis in Bio-Qualität ist.

Alle Gewürze und Chili in einem Mörser fein vermahlen und mit ½ EL Olivenöl vermengen. Den Kürbis auf einem Blech mit Backpapier verteilen, gleichmäßig mit Gewürzpaste bestreichen und in den Ofen geben. Ca. 15 Min. garen lassen.

Den Salbei nur abschütteln (nur sehr verschmutzte Blätter waschen, da er sonst wie alle Wildkräuter einen Großteil seiner Vitamine schon im Waschwasser lässt), in feine Streifen schneiden und mit dem restlichen Olivenöl vermengen. Salbei in dem Backrohr auf dem Kürbis verteilen und weitere 10 Min. garen.

KOHLRABI-BIRNEN-CARPACCIO

ZUTATEN
1 kleiner Kohlrabi
1 Birne
1 EL Olivenöl
1 TL Dijon-Senf
1 TL Hanfsamen
1 TL Zitronensaft
Salz, Pfeffer
1 Handvoll Kapuzinerkresseblätter
20 g Mandeln

Kohlrabi schälen und in hauchdünne Blättchen hobeln. Ebenso die Birne fein hobeln. Beides auf einem Teller abwechselnd auflegen. Zutaten für Dressing vermischen und abschmecken und über Kohlrabi und Birne verteilen. Kapuzinerkresse grob hacken und über Carpaccio geben. Mandeln grob hacken und Carpaccio damit toppen.

Tipp: Statt der Birne kann natürlich auch ein Apfel verwendet werden. Auch Mango oder Orange schmecken sehr gut dazu.

KÜRBIS-MARONI-TAJINE MIT WILDREIS

• • • (2 Portionen)

ZUTATEN

½ Tasse Vollkornwildreis, gut durchgespült und für 2 Stunden eingeweicht (verkürzt die Kochzeit)
2½ Tassen Wasser
1 Prise Salz
2 EL Olivenöl
400 g Hokkaido- oder Butternut-Kürbis, grob gewürfelt
1 rote Zwiebel, fein geschnitten
1 Knoblauchzehe, fein gehackt
1 TL Dattelsirup
2½ EL Tomatenmark
1 EL Rosinen
1 TL Kreuzkümmelsamen, gemahlen
½ TL Zimtpulver
2 EL Harissa (scharfe orientalische Gewürzmischung)
350 ml Gemüsebrühe
200 g Maroni, vorgegart, halbiert
3 Aprikosen, getrocknet, geviertelt
Salz, Pfeffer
1 EL Koriander, gehackt

Wildreis mit Wasser und Salz zum Kochen bringen und ca. 45 Min. köcheln lassen, bis die Flüssigkeit aufgesogen und der Reis gar ist.

Währenddessen Olivenöl in Tajine oder einer großen Pfanne mit Deckel erhitzen. Kürbis darin scharf anbraten. Zwiebeln und Knoblauch dazugeben und weitere 3 Min. braten, bis Röstaromen entstehen. Dattelsirup dazugeben und karamellisieren lassen. Tomatenmark, Rosinen, Kreuzkümmel, Zimt und Harissa unterrühren. Mit Gemüsebrühe ablöschen und aufkochen. Maroni und Aprikosen dazugeben. Tajine oder Pfanne zudecken und 10 Min. köcheln lassen, bis das Gemüse weich ist und die Soße sämig. Mit Salz und Pfeffer abschmecken. Mit Koriander toppen und mit Wildreis servieren.

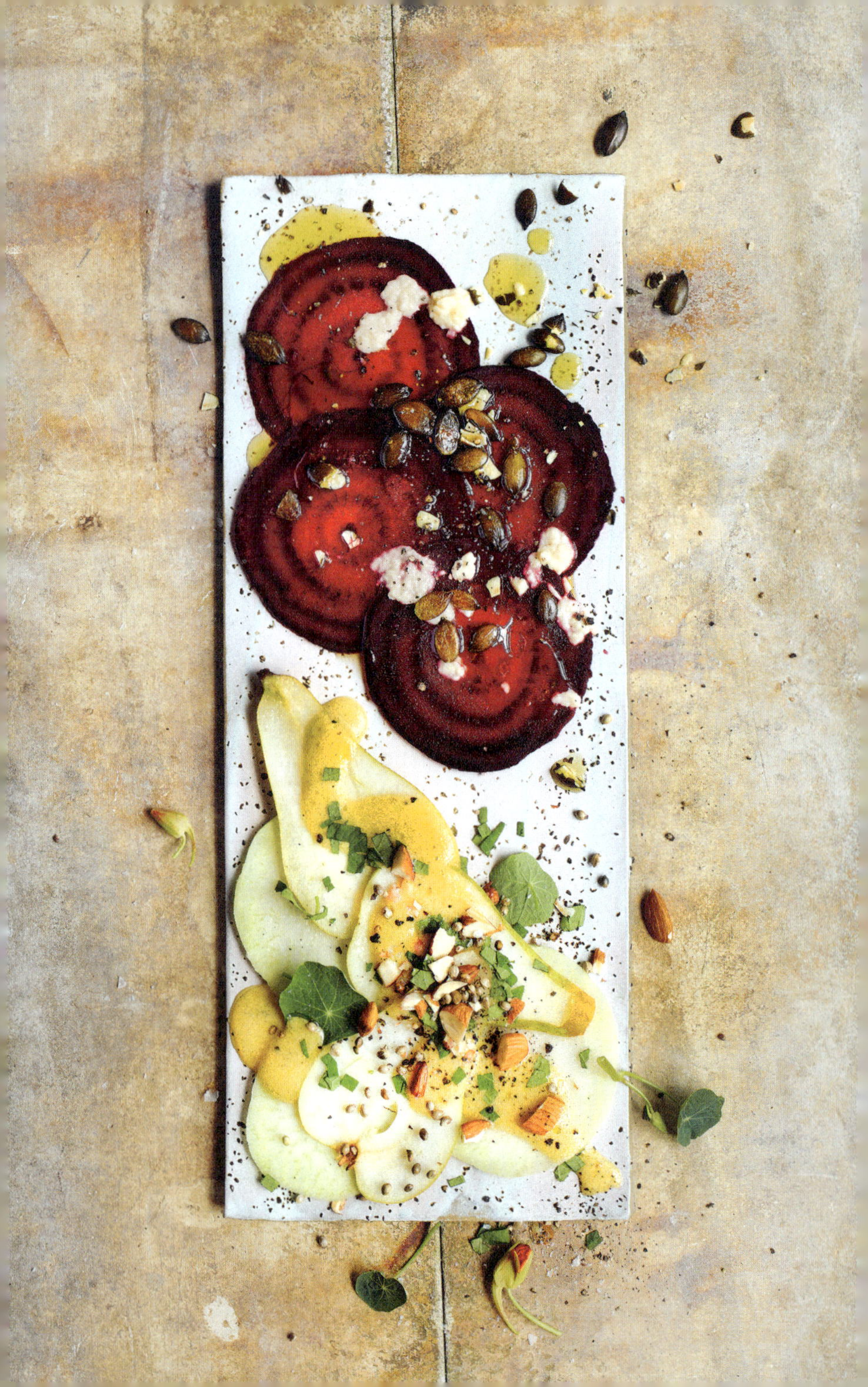

ROTE-BETE-CARPACCIO MIT MEERRETTICH UND KÜRBISKERNEN

ZUTATEN
1 Rote Bete
1 EL Olivenöl
Saft von 1 Zitrone
Salz, Pfeffer
1 EL Meerrettich, frisch gerieben
1 EL Kürbiskerne, geröstet

Rote Bete gut abbürsten und im Backofen bei 180 °C Ober-/Unterhitze ca. 50–60 Min. garen. Danach mit kaltem Wasser abschrecken und schälen. Nun die Rote Bete hauchdünn hobeln. Mit einer Vinaigrette aus Olivenöl, Zitronensaft, Salz und Pfeffer beträufeln. Meerrettich und Kürbiskerne darüberstreuen – und fertig.

POLENTASCHNITTEN MIT TOFUGESCHNETZELTEM

ZUTATEN

150 ml Gemüsebrühe
80 g Polentagrieß
10 Cocktailtomaten
Olivenöl
½ Rosmarinzweig, Nadeln klein gehackt
Salz, Pfeffer
1 Knoblauchzehe, klein gehackt
50 g Zuckerschoten (alternativ Pilze)
1 Schalotte
100 g Tofu natur
½ Thymianzweig
1 EL Apfelsüße
150 ml Gemüsebrühe
½ EL Mandelmus
1 EL Rosinen

Gemüsebrühe aufkochen und Polentagrieß einrühren. 15 Min. ausquellen lassen. Danach in eine mit Wasser ausgespülte oder mit 1 TL Olivenöl eingefettete eckige Auflaufform füllen und glatt streichen. Nach 10 Min. auf ein großes Brett oder die Arbeitsfläche stürzen. Mit einem nassen Messer in Rechtecke schneiden. (Wem das Stürzen zu gefährlich ist, kann auch in der Auflaufform die Rechtecke oder Rauten ausschneiden und mit einem Spatel vorsichtig herausheben.)

Cocktailtomaten in eine Auflaufform legen, mit 1 TL Olivenöl beträufeln, Rosmarin darüberstreuen, salzen und pfeffern. Bei 150 °C im Backofen ca. 4–5 Min. backen. Polentarauten mit Knoblauch in Öl ein paar Minuten beidseitig anbraten.

Erbsenschoten vierteln und Schalotte klein schneiden. Tofu in 2 cm lange Streifen schneiden und mit Schalotten und Thymian in zweiter Pfanne mit Öl 2 Min. anbraten. Erbsenschoten, Apfelsüße, ½ TL Gemüsebrühe, ca. 75 ml Wasser hinzugeben und 2 Min. mitköcheln lassen. Zum Schluss Mandelmus und Rosinen untermischen.

Polentaschnitten mit Tomaten und Tofugeschnetzeltem servieren.

ZUCCHINI-RÖLLCHEN MIT CASHEW-KRÄUTER-CREME

• • • (am Vorabend vorbereiten)

ZUTATEN

100 g Cashewkerne, über Nacht eingeweicht
1 mittelgroße Zucchini
1 EL Sojajoghurt, ungesüßt
1 Knoblauchzehe, geschält und gepresst
1 EL Hefeflocken
1 EL Zitronensaft
1 Prise Salz
1 Handvoll frische Kräuter
1 EL Kürbiskerne, geröstet, klein gehackt

Die mindestens 2 Stunden oder auch über Nacht in Wasser eingeweichten Cashews vor Gebrauch noch einmal gut abspülen.

Von der Zucchini mit einem Gemüseschäler dünne, circa 3 Zentimeter breite Streifen schneiden. Auf einen Teller oder ein Brett legen, einsalzen und für mindestens 15 Min. ziehen lassen. Danach mit Küchenrolle trocken tupfen.

Cashews zusammen mit dem Sojajoghurt, der Knoblauchzehe, den Hefeflocken, dem Zitronensaft, dem Salz und den frischen Kräutern (Kapuzinerkresse, Kresse, Liebstöckel, Petersilie, Salbei, Schnittknoblauch, Schnittlauch … was gerade verfügbar ist) in einen Hochleistungsmixer geben und so lange mixen, bis die Kräutercreme eine cremige Konsistenz hat. Gehackte Kürbiskerne unterheben.

1 TL Frischkäse auf den Anfang jedes Zucchinistreifens geben, danach zusammenrollen. Vor dem Servieren noch im Kühlschrank kalt stellen.

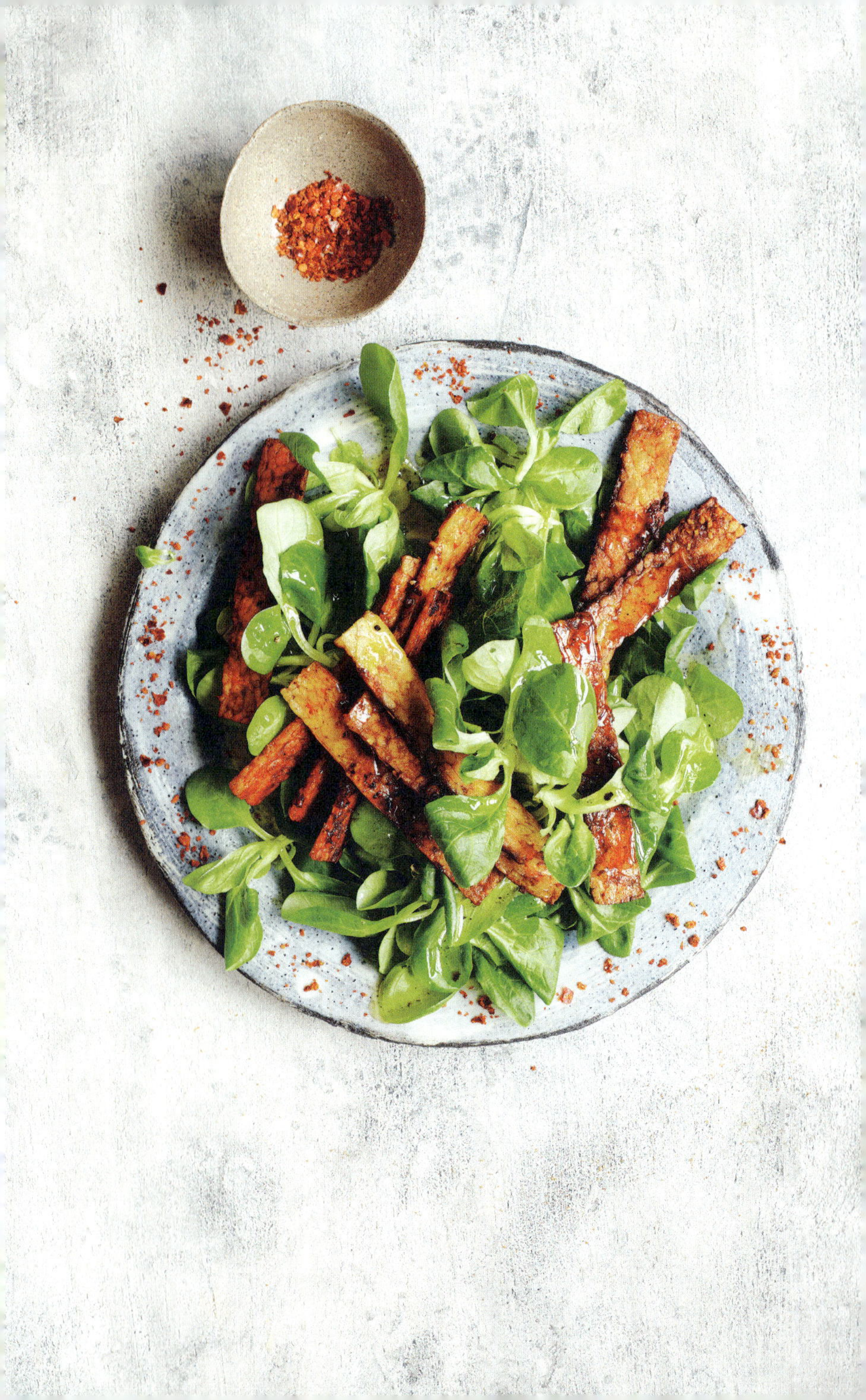

GEBRATENER TEMPEH AUF FELDSALAT (Abbildung links)

ZUTATEN

Für die Marinade:

1 EL Sojasoße
½ TL Paprikapulver
1 TL Ingwer, fein gerieben
1 Knoblauchzehe, fein gehackt
1 Prise Chiliflocken

Für Tempeh und Salat:

150 g Lupinen-tempeh natur, in ca. 3 mm breite Streifen geschnitten
1 EL Olivenöl
3 Handvoll Feldsalat, gewaschen

Zutaten für Marinade mischen. Eine beschichtete Pfanne stark erhitzen. Olivenöl in Pfanne und Tempeh dazugeben. Scharf anbraten, bis er braun und knusprig ist. Pfanne von der Hitze nehmen und mit Marinade ablöschen und gut durchschwenken. Herd auf mittlere Hitze drehen und Pfanne drauflassen, bis Marinade komplett aufgesogen ist. Tempeh (ausgekühlt oder warm) auf Feldsalat servieren. (Wenn der Tempeh warm auf dem Salat angerichtet wird, kann es sein, dass der Salat zusammenfällt. Es ist also Geschmackssache, ob warm oder kalt. Es schmeckt beides sehr gut.)

BÄRLAUCHPESTO AUF CHAMPIGNONS

ZUTATEN

100 g Bärlauch
1 EL Pinienkerne
1 EL Hefeflocken
1 EL natives Olivenöl
1 Spritzer Zitronensaft
Salz nach Geschmack
400 g Champignons
Evtl. 1 TL Olivenöl

Bärlauch grob hacken und mit Pinienkernen, Hefeflocken, Olivenöl, Zitronensaft und Salz im Mixer zu Pesto verarbeiten, das heißt grob sämig zerkleinern. Champignons trocken putzen und in Scheiben schneiden. In einer beschichteten Pfanne ohne Öl (oder mit 1 TL Olivenöl) scharf anbraten. Fertiges Pesto darübergeben und servieren.

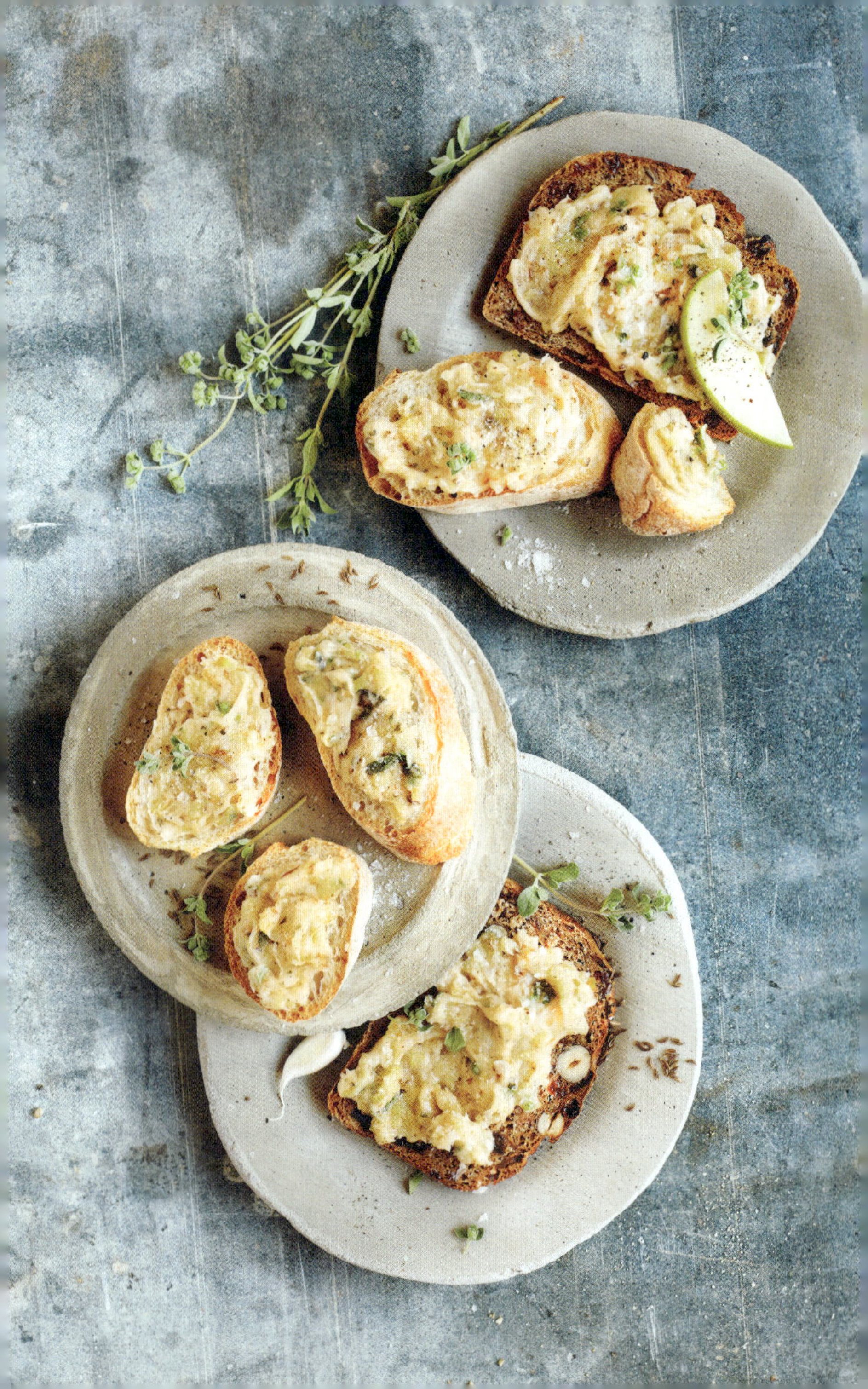

ZWIEBELSCHMALZBROTE

• • • für ca. 2 Gläser »Zwiebelgrammelkräuterschmalz« auf Vorrat

ZUTATEN

3 Zwiebeln, fein gewürfelt
150 ml Olivenöl
250 g Kokosöl, desodoriert
1 Apfel
40 g Haferflocken, feinblättrig
5 Knoblauchzehen, fein gehackt
1 EL fein gehackter frischer Majoran oder Oregano
1 EL fein gehackter Schnittknoblauch
1 Prise fein gehackter Thymian
2 TL Kräutersalz
2 TL Kümmel ganz, halbfein gemörsert
4 EL Sojasoße, glutenfrei

Zwiebeln bei mittlerer Hitze in einer mittelgroßen, etwas höheren Pfanne im Olivenöl goldbraun anbraten (wenn das Öl zu heiß wird, verbrennt die Zwiebel und wird bitter). Herd auf kleine Flamme schalten und Pfanne beiseitestellen. Währenddessen das Kokosöl bei mittlerer Hitze in einer anderen Pfanne schmelzen. Apfel schälen und klein würfeln oder mit der Reibe grob raspeln. Hitze wieder etwas raufschalten und dann die Haferflocken, den Apfel und den gepressten oder fein gewürfelten Knoblauch in die Zwiebelpfanne geben und für ca. 5 Min. unter ständigem Rühren weiterbraten, bis die Haferflocken »kross« zu werden beginnen. Kräuter und Salz dazugeben und kurz weiterbraten. Mit Sojasoße ablöschen und Hitze sofort reduzieren. Geschmolzenes Kokosöl dazugeben, gut verrühren und in Gläser umfüllen.

Wenn das Kokosöl beginnt fest zu werden, Gläser ein paarmal gut durchschütteln, damit sich die Stückchen mit dem »Schmalz« vermischen.

Gut verschlossen im Kühlschrank gelagert ist das Schmalz für mehrere Monate haltbar.

ERKLÄRUNGEN, AUSBLICK UND VISION

FRÜH DIE WEICHEN STELLEN

Wer heute Kinder in diese sich so rasch ändernde und erneuernde Welt setzt, die sich schon so sehr von der vor fünfzig oder gar siebzig Jahren unterscheidet, kann sie natürlich – mit dem modernen Wissen – viel geschickter prägen. Rund ist immer noch gesund, aber nur im übertragenen Sinne eines runden Lebens. Die Anlage von Fettzellen brauchen wir nicht mehr so zu übertreiben. Kinder sollten weiterhin rot-, aber nicht unbedingt pausbackig sein durch viel frische Luft, schlank durch sinnvolle gesunde pflanzlich-vollwertige Nahrung à la *Peace Food* und genug Bewegung in frischer Luft, am besten im – nachweislich – gesunden Wald. So tragen wir gleich auch noch dazu bei, ihnen Diabetes Typ 1 und Allergien weitestgehend zu ersparen, machen ihr Immunsystem fit, statt es zu schwächen durch unkritisch verabreichte Mehrfach-Impfungen, Antibiotika und fiebersenkende Mittel (die alle nur da zur Anwendung kommen sollten, wo es tatsächlich sinnvoll beziehungsweise lebensrettend ist). Ein gesundes Kind lernt – unter ärztlicher Aufsicht – zu fiebern und kann diese Fähigkeit ein Leben lang nutzen, um sogar der Entstehung von Krebs vorzubeugen. Also, die Weichenstellung zu Beginn ist wichtig, und wir wissen heute im Gegensatz zu unseren Eltern diesbezüglich viel besser Bescheid.

Der Anfang unseres Erden-Lebens ist aber noch weit darüber hinaus prägend. Und es lohnt sich, hier näher nachzusehen, um zu verstehen, wie es zu den heutigen Idealen kam. Zum Heilwerden im

Sinn der bereits beschriebenen Salutogenese ist Durchschauen der erste Schritt, bevor (Ver)wandeln möglich wird und die Einordnung in den Sinnzusammenhang des Lebens. Auch Fehler haben einen Sinn und erlauben, Fehlendes zu integrieren.

Noch zu meiner Kinderzeit wurde wenig eingegriffen. Wir spielten mit unserer Großmutter, die wirklich eine »Große Mutter« war, »Mensch ärgere Dich nicht«, ein Spiel mit fast buddhistischer Tendenz, und lernten dabei – ohne es recht zu merken – Uppekha, die buddhistische Tradition des Gleichmuts. Flogen wir raus, lernten wir, uns immer weniger und schließlich nicht mehr zu ärgern, sondern fingen wieder von vorn an. Schluss war erst, wenn alle mit ihren Spielsteinen zu Hause angekommen waren. Fast wie im wundervollen indischen Film »Best Exotic Marigold Hotel«, in dem der so reizend inkompetente Manager zum Schluss sagt: »Am Ende wird alles gut, und wenn nicht, ist es nicht das Ende.« Insofern war »Mensch ärgere Dich nicht« eine angemessene Vorbereitung für das Leben.

Die nächste Generation – in der Kindheit schon vom deutschen Wirtschaftswunder geprägt – lernte dann dem neuen Zeitgeist entsprechend Monopoly. Kinder, die etwa im Zoo mehr zum Geben als zum Nehmen neigen, das heißt zum Füttern und Streicheln, mussten umlernen. Beim Monopoly lernten sie dem neuen Zeit- und (Un)geist entsprechend möglichst viele Häuser zu besitzen, am besten ganze Straßen, am allerbesten die Schlossallee. Denn am Ende kann nur einer gewinnen, nämlich der Reichste – auf dem Friedhof. Lange und früh genug trainiert lernten sie auch das – an sich – verrückte Konzept und verinnerlichten es. Moderne Kids sind nicht mehr auf Symbole der abendländisch-christlichen Tradition und Kultur geprägt, sondern wollen Markenklamotten. »Haste was, biste was«, wurde zur wichtigsten gesellschaftlichen Maxime, und Geiz wurde geil.

Das Ergebnis ist beeindruckend und wichtig zum Verständnis des neuen Ideals. Viele sterben jetzt innerlich schon Anfang ihrer Vierzigerjahre und lassen sich dann erst Mitte achtzig eingraben. Die längste Zeit dazwischen ist dem gesellschaftlichen Monopoly gewidmet, das aber eben letztlich nur Verlierer kennt. Wie viel verlockender wäre da Paulo Coelhos Vorschlag, auf seinem Grabstein möge stehen: »Er starb, während er am Leben war«!

Was aus der Generation wird, die auf Computerspiele geprägt wird, steht in den Sternen, immerhin sind es weitgehend Abfallprodukte von Trainingsprogrammen der US-Armee und damit Anleitungen zu möglichst effektivem Töten.

Was Ernährung angeht sind die Babyboomer wohl die letzte Generation, eben die der Nachkriegszeit, die auf Knappheit und Nahrungsbesessenheit geprägt wurde. Anschließend kamen schon Generationen, die Überfluss von Anfang an erlebten. Da er neu war, wurden sie im Überschwang der Erleichterung wohl richtig vollgestopft und haben daran bis heute schwer zu tragen. Einmal angelegte Fettzellen sind von Anfang an da und bleiben das auch. Selbst wenn sie fastend ausgehungert werden, überstehen sie das doch und sind jederzeit bereit, wieder entsprechend anzuschwellen.

Wer mit Knappheit aufgewachsen ist, wird immer ein Auge auf Essen haben und dafür sorgen, dass es nicht mehr zu knapp wird. Hier liegt also die Gefahr der Gier nahe. Die nächsten satten Generationen erlebten wohl eher die Gefahr auf Essensüberfluss geprägt, sich leicht aus Gewohnheit zu übernehmen. Als Ergebnis sind beide auf Zunehmen geprägt und neigen zu Übergewicht, während sie einem ehrgeizig schlanken Ideal nacheifern – fast wie der Esel, der die Rübe, die an seinem Rücken an der Angel angebracht ist, auch nie erreicht, sosehr er ihr auch nachrennt. Diese Situation gilt es vorerst einmal zu durchschauen und uns dort – verständnis- und sogar liebevoll – abzuholen.

Das Gesetz des Anfangs, das dritte der Schicksalsgesetze, das darauf hinausläuft, dass in jedem Beginn schon der ganze weitere Verlauf festgelegt ist, hat inzwischen viel wissenschaftliche Bestätigung erhalten. Mittlerweile ist gut belegt, wie entscheidend sich die bereits erwähnte »Kost der ersten tausend Tage« lebenslang auf alles Weitere auswirkt. Und da sie wirklich von der Empfängnis an berechnet werden, also die ganze Schwangerschaft einschließen, kommt dieser und den ersten beiden Lebensjahren und damit den Eltern eine ganz besondere Bedeutung zu.

Diese »Theorie der tausend Tage« gewinnt zunehmend an wissenschaftlicher Bestätigung und in diesem Zusammenhang an Popularität. Dass die frühkindliche Lebensphase in Sachen Ernährung noch viel entscheidender sein könnte als bisher angenommen, halten Mediziner für immer wahrscheinlicher. Prof. Dr. Berthold Koletzko, Chef der Abteilung für Stoffwechsel und Ernährung am Haunerschen Kinderspital der Universität München, sagt, über diese Zeit hätten wir in den vergangenen Jahren viel dazugelernt. Wie sehr sich die Ernährung in dieser kurzen Zeitspanne von Anfang der Schwangerschaft bis Ende des zweiten Lebensjahres auf die spätere Gesundheit auswirkt, ist neu. Konrad Lorenz hatte dieses Ausmaß der Prägung für Graugänse belegt. Inzwischen kennen wir Ähnliches auch für die Ernährung von Primaten. Der Hamburger Ernährungsmediziner und Internist Dr. med. Matthias Riedl sagt, ein junger Orang-Utan beispielsweise lerne von seiner Mutter, welche Pflanzen sich im Urwald als Nahrung eignen, und diese Art der Prägung laufe bei allen Primaten ähnlich ab, also auch beim Menschen. Wir sollten wie Orang-Utans offenbar auch früh lernen, was giftig, schädlich und unbekömmlich, aber auch was im Gegenteil gut und sehr bekömmlich ist. »Orang-Utan« heißt auf Indonesisch in Bahasa und auf Malaiisch »Waldmensch«. Was die jungen »Waldmenschen« in dieser frühen Phase der ersten tausend Tage nicht bekommen haben, halten sie auch nicht für bekömmlich und werden es später gar nicht mehr kosten. Das ist bei modernen Stadt- und Landmenschen offenbar ganz ähnlich. Deshalb wäre zu wünschen, der Gedanke von Berthold Koletzko würde sich in der Medizin durchsetzen, der sagt, Übergewicht zu bekämpfen sei sehr viel schwieriger, als ihm vorzubeugen, und dass in der frühkindlichen Ernährung ein »irres Präventionspotenzial« stecke. Bedenken wir, wie viel Elend aus Fehlernährung nicht nur im Hinblick auf Gewichtsprobleme, sondern für so viele Krankheitsbilder folgt, wäre es unerhört wichtig, Mütter schon gleich zu Beginn der Schwangerschaft für die überdurchschnittliche Bedeutung dieser ersten tausend Tage zu sensibilisieren.

Die Journalistin Nina Himmer, die beide Mediziner für die *Süddeutsche Zeitung* (Nr. 3/2020) interviewte, fasste die Ergebnisse der Forschungen für die Schwangerschaftszeit zusammen: Die metabolische Programmierung beginnt bereits im Mutterleib. Mütter, die schon bei der Zeugung des Kindes gut mit Folsäure und Eisen versorgt sind, beeinflussen dadurch den Stoffwechsel ihres Kindes und senken sein Risiko für späteres Übergewicht. Ein Mangel an Folsäure dagegen – und das ist schon lange bekannt – erhöht andererseits das Risiko für schwere Missbildungen des Kindes wie offenliegendes Rückenmark. Jodmangel der Mutter etwa behindert das kindliche Nervenwachstum. Genug Omega-3-Fettsäuren in der mütterlichen Kost fördern andererseits die kognitive Entwicklung des Kindes. Süße, fettreiche und stark verarbeitete Lebensmittel aber haben den gegenteiligen Effekt. Nina Himmer betont: »Schon im Mutterleib ist außerdem eine Überernährung des Kindes möglich. Übergewichtige Mütter prägen ihre Kinder durch eine Veränderung der epigenetischen Informationen auf Diabetes und Übergewicht. Ihre Kinder haben später ein 3,5-fach höheres Risiko, an Typ-2-Diabetes zu erkranken und selbst übergewichtig zu werden.« Riedl bestätigt, dass viele dieser Kinder bereits im Grundschulalter Störungen des Zuckerstoffwechsels zeigen.

Wie sollte – aus heutiger Sicht – die Ernährung nach der Geburt weitergehen? Wurde ich noch bis vor wenigen Jahrzehnten für meine

Stillempfehlung und bis vor wenigen Jahren für »unzumutbar lange Stillzeitempfehlungen« von einem Jahr kritisiert, ist heute unter Fachleuten wie gesagt unbestritten: »Breast is best.« – »Mindestens sechs Monate«, ist heute oft zu hören, und das ist schon weit besser als die bisherigen drei Monate. Muttermilch ist in ihrer Zusammensetzung hauptsächlich aus Galaktose, aber auch Antikörpern, Enzymen, Hormonen und relativ wenig Fett, Protein und viel weniger Wachstumsfaktor IGF-1 als etwa in Kuhmilch bisher von der Industrie nicht annähernd zu kopieren. Nach meiner Einschätzung besteht da auch für die Zukunft keine Chance.

Die positive Wirkung des Stillens ist immunologisch bestens belegt. Stillkinder leiden deutlich seltener unter Typ-1-Diabetes, Darmproblemen, Infekten und Gewichtsproblemen. Studien offenbaren, dass mit Ersatzmilch ernährte Kinder im Einschulalter einen deutlich höheren Body-Mass-Index haben als Stillkinder. Ihr Risiko für Übergewicht liegt damit signifikant höher.

Die Anbahnung gesunder Ernährung kann demnach nicht früh genug beginnen. Was Schwangere essen, hat direkte Konsequenzen für ihr Kind, und zwar lebenslänglich. Kinder schmecken und essen bei ihren Müttern gleichsam mit. Vom Teller der Mutter gelangen Aromen über das Fruchtwasser und später über die Muttermilch direkt zum Fötus. US-Forscher zeigten, dass Säuglinge, deren Mütter während Schwangerschaft und Stillzeit viel Karottensaft tranken, im Kleinkindalter lieber Getreideflocken mit Karottenaroma aßen als andere Kinder. Riedl rät, das Kind also schon im Mutterleib mit einer großen Vielfalt gesunder Nahrungsmittel vertraut zu machen. Im Anfang liegt tatsächlich alles.

»Mit Beginn der Beikost geht es dann richtig rund (Stichwort: Orang-Utan) – mit dem Unterschied, dass der Dschungel des Menschen der Supermarkt ist. Jetzt zählen vor allem drei Dinge: gute Vorbilder, klare Regeln und eine große Vielfalt an Geschmäckern«, schreibt Nina Himmer. »Sobald Kinder mit drei bis vier Monaten beidäugig sehen können, fangen sie an, ihre Eltern nachzuahmen«, sagt der Internist Riedl. Das geht weiter, als wir uns meist träumen lassen. Essen Eltern viel Gemüse, verdoppelt sich die Wahrscheinlichkeit, dass ihre Kinder das später nachmachen. Genauso umgekehrt: Stehen Eltern auf Softdrinks und Gebäck aus raffinierten Kohlenhydraten, entfachen sie im Nachwuchs ebenfalls die Lust auf derlei Ungesundes. Hilfreich dabei ist, dass wir Dinge im Laufe der Zeit positiver bewerten, wenn wir sie wiederholt schmecken und sie uns so vertraut werden. Es lohnt also, viel Neues immer wieder in kleinen Portionen anzubieten und mit schon vertrauten Geschmacksrichtungen zu kombinieren. Dann werden sie leichter angenommen. Das wurde von dem dänischen Geschmacksforscher Per Møller an Kleinkindern erforscht.

So lässt sich sogar die angeborene Abneigung gegen Saures und Bitteres der Gesundheit zuliebe überwinden. »Wer es in dieser Phase versäumt, eine gesunde Bandbreite an Gemüse und Kräutern anzubieten, überlässt die Geschmacksvorlieben seines Kindes der Industrie mit ihren Hauptrichtungen süß und salzig«, warnt Riedl.

Nina Himmers Fazit aus ihrem Gespräch mit den beiden Experten in Form praktischer Tipps für Eltern:

- *Starten Sie schon früh:* Was Sie während Ihrer Schwangerschaft essen, hat direkte Auswirkungen auf das Ungeborene.
- *Vermeiden Sie eine Essdressur:* Nahrung sollten Sie grundsätzlich nicht als Belohnung, Bestechung oder zum Trost einsetzen.
- *Feiern Sie die Vielfalt:* In den ersten beiden Lebensjahren sollten Kinder mit so vielen gesunden Lebensmitteln wie möglich bekannt gemacht werden.
- *Stellen Sie klare Regeln auf:* Ungesundes sollte als Ausnahme erlaubt sein. Diese müssen aber selten sein und klar definiert werden, zum Beispiel dass es Limonade nur auf Festen gibt.

- *Beobachten Sie auch das soziale Umfeld:* Verwandte und Betreuungspersonen können die beste Prägung »versauen«, wenn sie sich nicht an die Ernährungsregeln halten. Deshalb sollten Sie alle mit einbeziehen.
- *Seien Sie Vorbild:* Kinder machen nach, was Erwachsene tun – und essen.
- *Verzichten Sie auf Snacks:* Hochkalorische Lebensmittel zwischendurch sollten tabu sein.

Was heißt das für all jene, die von Eltern großgezogen wurden, bevor diese Erkenntnisse vorlagen, und für all die Kleinkinder heute, deren Eltern nicht von verantwortungsvollen Ärzten, sondern von Schulmedizinern beraten werden, die Ernährungsmedizin und ihre Studien weiterhin ignorieren?

Zum Glück gibt es auch einiges, was uns von Affen und sogar Menschenaffen unterscheidet. Zum Beispiel können wir unsere frühen Prägungen als Erwachsene durchschauen und bewusst Einfluss darauf nehmen im Sinn von Veränderung. Heilung ist immer aufwendiger als Vorbeugung, aber sie ist möglich, wenn auch mühsamer. Mit viel Erfolg empfehle ich seit Jahrzehnten hier einen rituellen Relaunch, also ganz bewusst einfach nochmals neu anzufangen.

DIE WERTSCHÄTZUNG DER PSYCHOSOMATIK

Nach vierzig Jahren als Begleiter bei Wachstumsproblemen aller Art und besonders auch solchen mit (Über)gewicht habe ich nun gegen Ende meiner Arztzeit mit der Initiation der Idealgewicht-Challenge und dem Online-Fasten plötzlich sehr große Teilnehmerzahlen und kann so doch noch hoffen, Felder ansteckender Gesundheit zu bauen, wozu für mich immer auch das des Individualgewichts gehört. Habe ich etwa 35 Jahre lang in meinen Fastenkursen mit entsprechendem anschließendem Ernährungsaufbau jährlich an die 300 Menschen begleitet, so wurden es durch die Webinare via Internet rasch Tausende. Mit ihnen wächst meine Vision, die christliche Fastenzeit wieder mit Leben zu erfüllen. So wie das Wandern und der Jakobsweg wiederbelebt wurden, wünsche ich mir und uns das so sehr auch für den Fastenweg.

Während ich aber die TeilnehmerInnen meiner Fastenwochen von der Wichtigkeit der ausschlaggebenden Seelenebenen weitgehend überzeugen kann, gelingt das bei den durchschnittlich jüngeren Webinar-TeilnehmerInnen bisher leider noch weniger. Ich spüre ihre Sehnsucht nach raschen Ergebnissen, der Weg unter Einschluss der Seele dauert ihnen oft zu lange, und man kann ihn auch nicht herunterladen.

Ganz offensichtlich nimmt bei der jüngeren Generation die Überbewertung materieller Möglichkeiten noch zu. Bei Gewichtsproblemen ist das besonders schade, führt es doch zu weit weniger überzeugenden Ergebnissen, aber es ist noch weniger schlimm als beim anderen großen Wachstumsthema: *Krebs – Wachstum auf Abwegen*. Doch bietet der Ernährungsweg über pflanzlich-vollwertiges *Peace Food* die wundervolle Chance, über die materielle Ebene der Ernährung und die Körperebene einzusteigen und dennoch bei der Seele zu landen.

Die wirksamste Ebene der Intervention, die der Seele, liegt in unseren materialistischen Zeiten noch immer nicht annähernd so im Trend wie die materielle mit ihren käuflichen und schluckbaren Möglichkeiten. Die mit großem Werbeaufwand – besonders in den USA – so dramatisch angepriesenen Wundermittel zum Abnehmen halten offenbar nicht, was ihre Produzenten so vollmundig versprechen, was aber die Seele fast spielend ermöglichen kann. Würden sie wirklich wirken, wären wohl nicht so viele Amerikaner und mittlerweile auch zahlreiche Bewohner anderer Länder der sogenannten »Ersten Welt« so mitleiderregend übergewichtig.

MEINE VISION FÜR EINE LEICHTERE ZUKUNFT

Ich muss gestehen, gute vierzig Arztjahre lang habe ich mich gewundert, warum wir Menschen (es) uns so schwer machen. Und gern habe ich vielen Erleichterung verschafft von ihrer eigenen (Körper)schwere und durfte sie in leichtere Zeiten begleiten sowie andere mehr Raum einnehmen sehen und wachsen. Noch lieber habe ich mit ihnen geträumt und sie dazu animiert, ihren Traum von sich und einem leichte(re)n Leben in einer erleichternden Zukunft zu träumen und zu verwirklichen.

Diese Vision für uns alle zu träumen ist meine große Leidenschaft und Lebensfreude und Schritte dazu aufzuzeigen mein hoher Anspruch.

Wir könnten so leicht und doch anspruchsvoll, wie hier beschrieben, wieder unser Gewicht bekommen – jeder für sich, aber noch lieber auch alle zusammen. Nähmen wir uns nicht so überwichtig, wäre auch unsere Mutter Erde noch leicht zu retten. Wie es in Afrika heißt: »Wenn eine(r) träumt, ist es ein Traum, wenn viele träumen, eine neue Wirklichkeit.«

Lange und gern habe ich geträumt, wenn alle ihre Krankheitsbilder verstünden und deren Energie in konstruktiv-erlöste Bahnen lenkten, wie viel Ressourcen ließen sich sparen und für überfällige Rettungsmaßnahmen für unsere geschundene Um- und Mitwelt freisetzen. Und auch wenn Millionen dem gefolgt sind und die Bücher von *Krankheit als Weg* bis *Krankheit als Symbol* zu Best- und Longsellern machten, waren es doch insgesamt – für unsere Welt – immer noch zu wenige.

Weiter habe ich geträumt, was wäre, wenn alle die Spielregeln des Lebens, die *Schicksalsgesetze* und das *Schatten-Prinzip* verstünden und auf ihr eigenes Leben anwendeten? Allen wäre so nachhaltig geholfen. Viele haben sich darangemacht, aber auch wenn die gleichnamigen Bücher ebenfalls Best- und Longseller wurden, sind es doch insgesamt noch immer zu wenige, um das große Feld ansteckender Gesundheit zu bauen.

Nun, wo uns die Probleme über den Kopf wachsen, wir immer schwerer und kränker werden und uns damit zu Opfern machen, nicht nur, aber auch von Grippewellen, träume ich, was wäre, wenn wir alle unser Individualgewicht verwirklichten, unseren persönlichen Raum einnähmen und anfingen, diese neu gewonnene Leichtigkeit zu verbreiten. Es wäre solch eine Erleichterung für jede(n) Einzelne(n) und für uns alle und Mutter Erde. Sie trägt mindestens so schwer an uns wie wir.

Als Nebenwirkung könnten wir noch die nächste Grippewelle absagen und in Zukunft persönlich einfach nicht mehr daran teilnehmen, denn pflanzlich-vollwertige Ernährung stärkt unser Immunsystem, sichtbar am sinkenden Entzündungsmarker CRP-Wert. Wenn das die meisten machten, wären Grippewellen, ob Vogel-, Schweine- oder Fledermausgrippe, in Zukunft abzusagen. Und das ist mehr als eine unwahrscheinliche Utopie.

In den Jahren 1917 und 1918 riet der Arzt und Ernährungsforscher Dr. Mikkel Hinhede (1862–1945) der dänischen Regierung, die Ernährung weitgehend auf pflanzliche und damals automatisch noch vollwertige Kost umzustellen, um eine Hungersnot während der Blockade im Ersten Weltkrieg zu vermeiden. Die Dänen ersparten sich mit dieser Ernährungsumstellung aber nicht nur den Hunger, sondern auch die Katastrophe der Spanischen Grippe. Als einziges Land hatte Dänemark keine erhöhte Sterblichkeit, während im übrigen Europa über zwanzig Millionen, auch junge Menschen starben. Die schon damals renommierteste Medizin-Zeitschrift der Welt, *Lancet,* berichtete darüber.[1]

Dieses Wunder von Dänemark ließe sich in jedem Land mittels einfacher Kostumstellung verwirklichen als Wunder von Deutschland, Österreich, Italien, Schweiz … Und es beginnt bei jedem Einzelnen oder nicht – und mit einem Land, das diesen Schritt wagt. Von dort könnte sich das Feld auf Europa ausbreiten, und wir könnten so leicht und uns so vieles erleichternd ein riesengroßes Feld ansteckender Gesundheit bauen und ein Weltwunder wirken.

Wer, wenn nicht wir?

Wann, wenn nicht jetzt?

Und nur du allein kannst es schaffen, aber du kannst es nicht allein schaffen.

Die beschriebenen Lösungen sind leicht und so erleichternd umsetzbar, wie ich mit so vielen Einzelnen miterleben durfte, und ich lade so gern dazu ein. Auch all jene, die meine sozialpolitischen Einschätzungen nicht teilen, können diese Methoden erfolgreich anwenden und umsetzen. Nicht einmal die *Schicksalsgesetze* und Ur- oder *Lebensprinzipien* müsste man annehmen, und es würde immer noch mit dem Individualgewicht funktionieren, selbst nur über den *Peace-Food*-Weg. Das würde Sie und mich glücklich machen und niemanden auch nur ein bisschen böse. Mein eigener Vater, überzeugter Naturwissenschaftler und Direktor eines großen Stahlwerks, sagte mir sinngemäß – nachdem er eins meiner Bücher gelesen hatte –: »Sohnemann, ich gratuliere dir von Herzen zu deinen Erfolgen, aber wenn ich deiner Grundannahme folge, muss ich mein ganzes Weltbild über

Bord werfen. Sei mir nicht bös, das möchte ich nicht.« Wir blieben Vater und Sohn und sehr befreundet bis zu seinem Abschied.

Es würde wie gesagt schon reichen, um das große Ziel unserer Erleichterung und das von Mutter Erde zu verwirklichen, die Ernährung umzustellen auf pflanzlich-vollwertiges *Peace Food.* Allein damit könnten wir Frieden schließen zwischen uns und unserem Immunsystem, zwischen uns in der reichen und den vielen in der armen Welt, zwischen uns und unserer Umwelt und zwischen uns und den Tieren. Die Themen unserer größten Angst vor Alzheimer und Krebs, Herzattacken und Diabetes – alle wären sie allein mit diesem Schritt zu erleichtern, wir könnten weit werden und leicht und auf den Flügeln unserer Gedanken und Träume vorausreisen in eine neue Welt des Friedens, die wir uns doch tatsächlich alle so sehr wünschen.

DANK

Mein großer Dank gilt unserer *Peace-Food*-Ernährungstrainerin Eva Gassmann für ihre Rezepte zum Ernährungsprogramm, Agnes Weber für Korrekturen und Anregungen, Claudia für Verbesserungen, Anregungen und die Gelegenheit, ihr alles vorzulesen. Ralf Lay danke ich fürs Lektorat.

ANHANG

VERÖFFENTLICHUNGEN VON RUEDIGER DAHLKE

Neuerscheinungen 2022

Gesund und glücklich älter werden, Arkana • Angst frisst Seele - Wie wir uns von (ir)realen und geschürten Ängsten befreien, Scorpio • Mind Food – Wie wir unsere mentale Gesundheit gegen Manipulation und Brainwash des Systems stärken, Scorpio • Heilsame Tugenden – In zwölf Schritten zur Heilung des Körpers und zur Entwicklung der Seele • Mein Buch der Selbstheilung (beide GU) • Die Spielfilm-Therapie – was Filme über Krankheit und Heilung verraten (mit Margit Dahlke), Edition Einblick, www.heilkundeinstitut.at

Neuerscheinungen 2021

Corona als Weckruf – Warum wir doch noch zu retten sind (GU) • Glücklich mit mir selbst (Terzium) • Peace Food - Das vegane Gesundheitskochbuch für die ganze Familie (GU) • Immunbooster vegan – Vegane Ernährung kurz und knapp (Knaur Leben).

Grundlagenwerke

Die Schicksalsgesetze – Spielregeln fürs Leben, 2009 • Das Schatten-Prinzip – Die Aussöhnung mit unserer verborgenen Seite, 2010 • Die Lebensprinzipien – Wege zu Selbsterkenntnis, Vorbeugung und Heilung (mit Margit Dahlke), 2011 (alle Arkana).

Krankheitsdeutung und Heilung

Krankheit als Symbol (C. Bertelsmann), 2018 • Krankheit als Sprache der Seele, 2008 • Krankheit als Weg (mit T. Dethlefsen), 2000 • Das Alter als Geschenk • Frauen-Heil-Kunde (mit M. Dahlke und V. Zahn), 2003 • Wenn wir gegen uns selbst kämpfen, 2015 • Schattenreise ins Licht: Depressionen überwinden, 2014 • Krankheit als Sprache der Kinderseele, 2010 • Herz(ens)probleme, 2011 • Das Raucherbuch, 2011 (alle Arkana) • Verdauungsprobleme (Knaur 2001) • Seeleninfarkt – Zwischen Burn-out und Bore-out, 2013 (Scorpio)

Gesundheit und Ernährung

Peace Food, 2011 • Peace-Food-Ketokur, 2018 • Peace Food – das vegane Kochbuch, 2011 • Vegan für Einsteiger, 2014 • Peace Food – vegan einfach schnell, 2015 • Das große Peace-Food-Buch, 2019 (alle GU) • Mein Individualgewicht – Zur Wohlfühlfigur finden, ohne Hungern, Frustessen und falschen Verzicht, 2020 (Arkana) • Das Geheimnis der Lebensenergie in unserer Nahrung, 2015 • Das Lebensenergie-Kochbuch – Vegan und glutenfrei (beide Arkana) • Schutz vor Infektionen – Immunkraft steigern – natürlich und nachhaltig • Meine besten Gesundheitstipps 2.0, 2020 (beide Terzium) • Endlich wieder richtig schlafen – das Selbstheilungsprogramm, 2014 • Die Notfallapotheke für die Seele, 2020 (beide Goldmann) • Immunbooster vegan – Vegane Ernährung kurz und knapp, 2021 (Knaur Leben) • Krebs – Wachstum auf Abwegen, 2020 • Körper-Geist-Seele-Detox, 2019 (beide Arkana) • Jetzt einfach atmen, 2019 • Jetzt einfach fasten, 2019 • Jetzt einfach meditieren, 2018 (alle ZS) • Vegan schlank, 2015 (www.heilkundeinstitut.at) • Medizin und Menschlichkeit – Ein Gespräch über neue Wege der Heilung, 2020 (Crotona).

Filmtherapie

Die Spielfilm-Therapie – Was Filme über Krankheit und Heilung verraten, 2022 • Die Hollywood-Therapie – Was Filme über uns verraten, 2018 (beide mit Margit Dahlke, beide Edition Einblick, www.heilkundeinstitut.at).

Fasten

Das große Buch vom Fasten, 2019 (Arkana) • Kurzzeit-Fasten, 2018 (Südwest) • Jetzt einfach fasten, 2017 (ZS) • Fasten-Wandern, 2017 (Knaur) • Bewusst Fasten, 2016 (Urania) • Ganzheitliche Wege zu ansteckender Gesundheit, 2011 (www.heilkundeinstitut.at).

Krisenbewältigung

Die Liste vor der Kiste, 2014 (Terzium) • Von der großen Verwandlung, 2011 (Crotona) • Wenn Sex und Liebe sich wieder finden, 2017 (Goldmann).

Meditation, Mandala und Aphorismen

Jetzt einfach meditieren, 2018 (ZS) • Weisheitsworte der Seele, 2012 (Crotona) • Worte der Heilung (www.heilkundeinstitut.at) • Die Kraft der vier Elemente (mit Bruno Blums Bildern), 2011 (Crotona) • Mandala-Malblock (www.heilkundeinstitut.at)

Roman

Habakuck und Hibbelig – das Märchen von der Welt, 2004 (Allegria).

Nützliche Adressen

Informationen zu Ruediger Dahlke, Seminaren, Ausbildungen:

www.dahlke.at

Seminar- und Gesundheits-Zentrum TamanGa, Labitschberg 4, A-8462 Gamlitz (ca. 25 Minuten vom Airport Graz) www.tamanga.at, office@dahlke.at,

Seminarwochen mit Ruediger Dahlke, TamanGa-Natur-Kur, Regenerationsferien für (Seminar)gruppen und Einzelgäste

Für Psychotherapien

Heilkunde-Zentrum Johanniskirchen, Schornbach 22, D-84381 Johanniskirchen, Tel.: +49 8564 819
www.dahlke-heilkundezentrum.de; info@dahlke-heilkundezentrum.de

Internet-Community

www.dahlke4you.com

Online-Ausbildungen

https://www.younity.com/ausbildungen

Webshop

www.heilkundeinstitut.at – von Ruediger Dahlke empfohlene Bücher, Filme, CDs und Gesundheitsprodukte.

Homepage der Stiftung Green Ethiopia

www.greenethiopia.org – Diese Organisation wird einen Baum für jedes verkaufte Buch pflanzen.

Download-Link zum Zusatzcontent

http:/www. randomhouse.de/Mein-Individualgewicht

QUELLEN

I. Die seelische Ebene der Gewichtsprobleme

1. Wendy Wood: *Good Habits, Bad Habits. The Science of Making Positive Changes That Stick,* Farrar, Straus and Giroux, New York 2019.
2. Vgl. zum Beispiel Deutsche Gesellschaft für Neurologie (DGN): »Gibt es eine Fernseh-bedingte Demenz?«, https://www.dgn.org/presse/pressemitteilungen/60-pressemitteilung-2019/3757-gibt-es-eine-fernseh-bedingte-demenz, 12.4.2020, Zugriff: 8.6.2020; D. Fancourt und A. Steptoe: »Television viewing and cognitive decline in older age: findings from the English Longitudinal Study of Ageing«, *Nature Scientific Reports,* 9, Artikel-Nr. 2851 (2019).
3. Vgl. Kathrin Gießelmann: »Frühkindliche Ernährung: Die ersten 1000 Tage entscheiden«, *Deutsches Ärzteblatt* 113 (43), 2016, A-1920/B-1617/C1605.
4. Vgl. zum Beispiel Natalia Frumkina: »Wer finanziert die WHO?«, 23.4.2020, https://www.tagesschau.de/faktenfinder/who-finanzierung-101.html, Zugriff: 10.6.2020.
5. Vgl. zum Beispiel N. N.: »WHO-Behörde stuft rotes Fleisch und Wurst als krebserregend ein«, 26.10.2015, https://www.aerzteblatt.de/nachrichten/64572/WHO-Behoerde-stuft-rotes-Fleisch-und-Wurst-als-krebserregend-ein, Zugriff: 10.6.2020.
6. Vgl. Eva-Maria Zurhorst: *Soulsex. Die körperliche Liebe neu entdecken,* Arkana, München 2014.
7. Karen Duve: *Anständig essen. Wie ich versuchte, ein besserer Mensch zu werden. Ein Selbstversuch,* Kiepenheuer & Witsch, Köln [5]2011.

II. Die körperliche Ebene der Gewichtsprobleme

1. Vgl. zum Beispiel Stéphanie Jenzer: »Zucker macht ähnlich süchtig wie harte Drogen«, 23.9.2019, https://www.nau.ch/news/forschung/zucker-macht-ahnlich-suchtig-wie-harte-drogen-65588110, Zugriff: 8.6.2020.

2. Dr. Shird Schindler und Dr. Iris Zachenhofer: *Abnehmen für hoffnungslose Fälle. Hardcore-Tipps aus der Suchtmedizin,* edition a, Wien 2019, S. 39.
3. Petre Cristian Ilie et al.: »The role of Vitamin D in the prevention of Coronavirus Disease 2019 infection and mortality«, 8.4.2020, https://www.researchsquare.com/article/rs-21211/v1, Zugriff: 8.6.2020; siehe auch »Vitamin-D-Mangel kann tödlich enden: Studie mit erschreckendem Ergebnis«, 8.6.2020, https://www.infranken.de/ratgeber/gesundheit/toedlicher-vitamin-d-mangel-studie-mit-erschreckendem-ergebnis;art154607,4457916, Zugriff: 8.6.2020.
4. Timothy S. Church et al.: »Changes in Weight, Waist Circumference and Compensatory Responses with Different Doses of Exercise among Sedentary, Overweight Postmenopausal Women«, 18.2.2009, https://journals.plos.org/plosone/article/authors?id=10.1371/journal.pone.0004515, Zugriff: 16.5.2020.

III. Die Praxis der Individualgewicht-Verwirklichung

1. Prof. Dr. med. Richard Béliveau und Dr. med. Denis Gingras: *Krebszellen mögen keine Himbeeren. Nahrungsmittel gegen Krebs. Das Immunsystem stärken und gezielt vorbeugen,* Goldmann, München 2018.

Erklärungen, Ausblick und Vision

1. Vgl. auch Jörg Melzer: »Mikkel Hindhede: naturwissenschaftliche Ernährungsforschung«, *Vollwerternährung. MedGG-Beihefte* 20, Institut für Geschichte der Medizin der Robert Bosch Stiftung, 2003, S. 104–113.

REGISTER

BRIGITTE WINDT

MACH DICH SELBST-STÄNDIG!

DAS PRAXISHANDBUCH
FÜR GRÜNDERINNEN UND
KARRIEREFRAUEN

ARISTON

Bibliografische Information der Deutschen Bibliothek

Die Deutsche Bibliothek verzeichnet diese Publikation
in der Deutschen Nationalbibliografie;
detaillierte bibliografische Daten sind im Internet unter
http://dnb.ddb.de abrufbar.

FSC
www.fsc.org
MIX
Papier aus verantwortungsvollen Quellen
FSC® C083411

Verlagsgruppe Random House FSC® N001967
Das für dieses Buch verwendete
FSC®-zertifizierte Papier *Super Snowbright*
liefert Hellefoss AS, Hokksund, Norwegen.

Redaktion: Evelyn Boos-Körner
Illustrationen: Brigitte Windt
Umschlaggestaltung: Hauptmann & Kompanie
Werbeagentur, Zürich
Satz: Leingärtner, Nabburg
Druck und Bindung: CPI books GmbH, Leck
Printed in Germany 2015

ISBN 978-3-424-20120-8